Jimmy Moore
mit Eric C. Westman

KETOGENE ERNÄHRUNG

für Einsteiger

Vorteile und Umsetzung von
Low-Carb/High-Fat
verständlich erklärt

Aus dem Amerikanischen von Lea Bodora

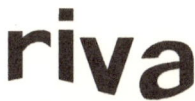

Bibliografische Information der Deutschen Nationalbibliothek

Die Deutsche Nationalbibliothek verzeichnet diese Publikation in der Deutschen Nationalbibliografie.
Detaillierte bibliografische Daten sind im Internet über http://dnb.d-nb.de abrufbar.

Für Fragen und Anregungen:
info@rivaverlag.de

Wichtiger Hinweis
Sämtliche Inhalte dieses Buches wurden – auf Basis von Quellen, die die Autoren und der Verlag
für vertrauenswürdig erachten – nach bestem Wissen und Gewissen recherchiert und sorgfältig
geprüft. Trotzdem stellt dieses Buch keinen Ersatz für eine individuelle Fitnessberatung und
medizinische Beratung dar. Wenn Sie medizinischen Rat einholen wollen, konsultieren Sie bitte
einen qualifizierten Arzt. Der Verlag und die Autoren haften für keine nachteiligen Auswirkungen, die in einem direkten oder indirekten Zusammenhang mit den Informationen stehen, die
in diesem Buch enthalten sind.

2. Auflage 2018
© 2016 by riva Verlag, ein Imprint der Münchner Verlagsgruppe GmbH
Nymphenburger Straße 86
D-80636 München
Tel.: 089 651285-0
Fax: 089 652096

© der Originalausgabe
Die amerikanische Originalausgabe erschien 2014 bei Victory Belt Publishing Inc. unter dem
Titel *Keto Clarity: Your Definitive Guide to the Benefits of a Low-Carb, High-Fat Diet.*
German Translation copyright © 2014 by Victory Belt Publishing Inc.
Keto Clarity: Your Definitive Guide to the Benefits of a Low-Carb, High-Fat Diet
Copyright © 2014 by Jimmy Moore and Dr. Eric Westman
All Rights Reserved.
Published by arrangement with the original publisher, Victory Belt c/o Simon & Schuster, Inc.

Übersetzung: Lea Bodora
Redaktion: Dr. Kirsten Reimers
Umschlaggestaltung: Kristin Hoffmann
Umschlagabbildung: shutterstock/Yuliya Gontar
Satz: inpunkt[w]o, Haiger
Druck: GGP Media GmbH, Pößneck
Printed in Germany

ISBN Print: 978-3-86883-971-5
ISBN E-Book (PDF): 978-3-95971-320-7
ISBN E-Book (EPUB, Mobi): 978-3-95971-321-4

——— *Weitere Informationen zum Verlag finden Sie unter* ———

www.rivaverlag.de

Beachten Sie auch unsere weiteren Verlage unter www.m-vg.de

Dieses Buch ist all denjenigen gewidmet, die unnötigerweise immer noch an die konventionellen Ernährungsweisheiten glauben, auch wenn diese ihnen nie beim Abnehmen oder Gesundwerden geholfen haben ... und höchstwahrscheinlich alles sogar erheblich verschlechtert haben!

Inhalt

Über dieses Buch

Betrachten Sie *Ketogene Ernährung für Einsteiger* als eine Einladung an Sie, Ernährung und Gesundheit aus einem anderen Blickwinkel zu betrachten und gleichzeitig eine Ernährungsweise kennenzulernen, von der Sie zuvor vermutlich nicht viel gehört haben. Dieses Buch erklärt Ihnen die entscheidende Rolle, die eine kohlenhydratarme, fettreiche Ernährung mit mäßig Eiweiß – mit anderen Worten: eine ketogene Ernährung – bei der Verbesserung Ihrer Gesundheit insgesamt und der Umkehr der schädlichen Auswirkungen vieler Krankheiten und chronischer Erkrankungen spielen kann. Lassen Sie dieses Buch auf Ihrem Weg zu einer verbesserten Gesundheit eine Quelle der Beruhigung, der Ermutigung und von Ratschlägen sein, wenn Sie wegen Ihrer Ernährungsweise auf Gegenwind stoßen (und das werden Sie).

Viele Prinzipien, die in unserer Gesellschaft lange für die Wahrheit einer gesunden Ernährung gehalten wurden, basieren auf keinerlei wissenschaftlichem Beweis und funktionieren im echten Leben für echte Menschen einfach nicht. Wie unser vorheriges Buch *Cholesterol Clarity* bringt auch dieses Buch Ihnen in klarer Sprache die neueste Forschung nah und lässt viele bekannte Wissenschaftler, Ärzte, Ernährungsberater und Forscher zu Wort kommen, um die vielfältige therapeutische Anwendung von Ketonkörpern zur Gesundheitsförderung zu erklären.

Seien Sie dazu bereit, alles zu hinterfragen, was Sie in Sachen Ernährung jemals für wahr gehalten haben, und lassen Sie sich auf dieses neue Ernährungsmodell ein, dessen positive wissenschaftliche Nachweise stetig zunehmen. Es ist nur noch eine Frage der Zeit, bevor die Informationen, die Sie in diesem Buch erhalten, zur neuen Normalität werden. Es sind topaktuelle Neuigkeiten über gesunde Ernährung, und mit *Ketogene Ernährung für Einsteiger* sind Sie ganz vorne mit dabei.

Einleitung

Haben Sie sich schon einmal gefragt, wie Sie sich zurechtfinden sollen bei all den unterschiedlichen Informationen, was denn eine gesunde Ernährung sei? In einer Woche erfahren wir von einer Studie, die belegt, welchen unglaublichen gesundheitlichen Nutzen beispielsweise der Verzehr von Kokosnüssen und kokosbasierter Nahrungsmittel wie Kokosöl hat. Aber ein paar Monate später werden wir von Schlagzeilen überflutet, dass eine neue Studie nachgewiesen hat, dass Kokos-Nahrungsmittel viel zu viel gesättigtes Fett enthalten und somit unsere Arterien verstopfen und zu Herzerkrankungen führen. Es sind einfach zu viele Informationen – wie in aller Welt soll ein normaler Mensch, der arbeitet und eine Familie hat, das durchschauen?

Ich kenne das, vertrauen Sie mir. Ich habe mehr als 180 Kilogramm gewogen, obwohl ich dachte, dass ich ernährungstechnisch alles richtig machen würde – bei mir hat einfach nichts funktioniert, egal wie sehr ich es versuchte.

Mein Name ist Jimmy Moore, und ich habe mein Gewicht und meine Gesundheit dadurch verändert, dass ich das genaue Gegenteil von all den Dingen tat, die ich mein ganzes Leben lang tun sollte, um gesund zu bleiben.

Die Ernährungsrichtlinien von 2010: einfach falsch

Am 8. Juli 2010 war ich einer von nur fünfzig US-amerikanischen Bürgern, die sich zu den »2010 Dietary Guidelines for Americans«, den Ernährungsrichtlinien der US-Regierung, in Washington, D. C., äußern durften. Diese Richtlinien werden alle fünf Jahre veröffentlicht und stellen die offizielle Haltung der Regierung der Vereinigten Staaten zu gesunder Ernährung dar. Von Lebensmittelmarken über Schulmittagessen bis hin zur Verpflegung von Mitgliedern des US-Militärs und ihrer Familien durchdringen sie jeden Teil der US-amerikanischen Gesellschaft.

Ja, das ist ein großes Ding, und deshalb hielt ich es für wichtig genug, um auf eigene Kosten den weiten Weg nach Washington auf mich zu nehmen und dem Komitee für Ernährungsempfehlungen meine Sicht der Dinge darzulegen. Von den fünfzig Personen, die an diesem heißen Sommertag vor dem Komitee im Landwirtschafts-ministerium der Vereinigten Staaten (USDA) aussagten, waren nur zwei als Privat-personen anwesend – der Rest vertrat überwiegend eine besondere Interessengruppe (die Soja-Lobby, die Milch-Lobby, die Ei-Lobby, die Salz-Lobby und so weiter).

Die überwiegende Mehrheit hielt extrem langweilige und monotone Reden darüber, warum ihre Vorschläge in den offiziellen Ernährungsrichtlinien, bla, bla, bla, berücksichtigt werden sollten. Man konnte richtig fühlen, dass sie nicht mit dem Herzen dabei waren – sie wurden einfach bezahlt für ihre Anwesenheit und für das Vortragen dessen, was im größten Interesse ihrer Unternehmenskunden ist. Authentische Aussagen gab es an diesem Tag nur ganz vereinzelt.

Nachdem ich diese Qualen ein paar Stunden lang erduldet hatte, war endlich ich an der Reihe, um als Redner Nummer 26 für drei Minuten meinen Standpunkt darzulegen. Ich wollte die Aufmerksamkeit der Ausschussmitglieder erregen, die während der meisten Aussagen nach unten gesehen und sich Notizen gemacht und nur gelegentlich zur Parade der Lemminge aufgeblickt hatten, die vor ihnen entlangdefilierte. Nervös, aber zuversichtlich ging ich ans Mikrofon, um (ohne jegliche Hilfe durch Notizzettel) eine leidenschaftliche Rede darüber zu halten, wie sich mein Leben grundlegend geändert hatte, weil ich mich weigerte, das Konzept zu akzeptieren, das den Amerikanern als einziger Weg zu optimaler Gesundheit an-gepriesen wurde. Ich sprach aus vollem Herzen, denn ich hatte gelebt, was ich sagte, und war Zeuge der mächtigen Auswirkungen gewesen, die meine Erfahrungen auf die Leben vieler hatte, die meine Arbeit verfolgten. Ich kann mich nicht an den genauen Wortlaut erinnern, weil ich so von den Gefühlen des Augenblicks überwäl-tigt war. Aber einer meiner anwesenden Freunde sagte, dass jedes einzelne Mitglied des wissenschaftlichen Beirats und die Regierungsvertreter aufgesehen und dem, was ich sagte, aufmerksam zugehört hatten, als ich zu sprechen begann.

Hier die wörtliche Niederschrift laut dem Gerichtsstenographen des USDA:

»Hi, mein Name ist Jimmy Moore, und ich komme aus Spartanburg, South Carolina. Ich habe eine Webseite, die Livin' La Vida Low-Carb heißt. Im Januar 2004 begann ich mit einer Low-Carb-Ernährung, weil ich jahrelang frustriert war, weil ich beim Versuch, mich an die Ernährungsrichtlinien zu halten, die Ihr Leute alle fünf Jahre *veröffentlicht, scheiterte. Es funktionierte einfach nicht für mich. Ich wog 185 Kilogramm, hatte hohe Cholesterinwerte und Bluthochdruck. Im Alter von 32 Jahren war ich in einer echt schlechten Verfassung, und erst, nachdem ich über den Tellerrand geschaut und das hinter mir gelassen hatte, was meine Regierung mir als gesund weismachen wollte, konnte ich mir endlich mein Leben und meine Gesundheit zurückerobern. Heute stehe ich hier nicht nur in meinem Namen, sondern im Namen der hunderttausend Menschen, die mein Blog lesen und meine Radiosendung hören. Das sind echte Menschen, und ich wollte, dass Sie einen echten Menschen sehen, dessen Leben sich dadurch verändert hat, dass er nicht die Dinge getan hat, die Sie ihm gesagt haben, sondern durch mehr Fett, weniger Kohlenhydrate und kein Herz-Kreislauf-Training bis zum Umfallen. Das hat für mich nicht funktioniert. Und wissen Sie, erst als ich herausgefunden hatte, was für mich funktionierte, habe ich erkannt, dass die Experten in diesem Ausschuss vielleicht doch nicht die wahren Experten zu diesem Thema sind.*

Wir müssen von einer Richtlinie für alle Amerikaner wegkommen. Ich schlage Ihnen mehrere Richtlinien vor, aus denen die Menschen wählen können; mehrere Möglichkeiten, denn wir haben nicht alle dieselbe Schuhgröße. Ich habe Größe 47. Haben hier alle Schuhgröße 47? Nein. Das Gleiche gilt für unsere Ernährung. Wir brauchen eine Ernährung, die an die Stoffwechselbedürfnisse des Einzelnen angepasst ist, ob man fettleibig ist oder Diabetes hat. Das sind die Dinge, die berücksichtigt werden müssen. Wenn wir diese Dinge tun, würde es uns besser gehen, denke ich.

Ansonsten kommen wir hier in fünf Jahren genau mit denselben Menschen zusammen, und jeder tritt mit genau demselben Lobbying für all diese Dinge vor Sie. Und was wird sich ändern? Ich wage zu behaupten, dass sich die Fettleibigkeit verschlimmert, sich Diabetes verschlimmert, sich Herzkrankheiten verschlimmern, und ich werde Sie fragen: Warum?«

Es war sehr befriedigend, nach meinem Statement von vielen Menschen zu hören, dass sie gut fanden, was ich zu sagen hatte. Das machte die Anstrengungen wett, dort zu sein. Mich bat sogar ein Sicherheitsmann um meine Visitenkarte, damit er sich auf meinem Blog mehr über meine Arbeit informieren konnte. Er sagte, bei mir und meiner Geschichte sei es anders gewesen als bei den anderen, die sich vor dem Ausschuss geäußert hatten. Das war eine fantastische Bestätigung, dass meine Wahl, aus dem Herzen zu sprechen und die Worte frei fließen zu lassen, die richtige gewesen war. Ich bin sehr froh darüber!

Ich mache mir keine großen Hoffnungen, dass das, was ich gesagt habe, in die »2010 Dietary Guidelines for Americans« eingeflossen ist. Aber ich bin glücklich darüber, dass ich dort gesprochen und all die Menschen da draußen vertreten habe, denen das geschadet hat, was das USDA und das Ministerium für Gesundheitspflege und Soziale Dienste der Vereinigten Staaten zu einer gesunden Ernährung erklärt haben. Ich hoffe, dass diese Regierungsbürokraten eines Tages die Auswirkungen der Hingabe, mit der sie Getreide anpreisen und Fett verteufeln, erkennen. Wir nähern uns einem Wendepunkt, an dem es für sie nahezu unmöglich werden wird, die Wissenschaft zu ignorieren. Dieses Buch wird hoffentlich dabei helfen, diesen Prozess zu beschleunigen.

Denken Sie mal einen Moment über Folgendes nach: Wäre das USDA ein Unternehmen und der Zustand der öffentlichen Gesundheit ein Spiegelbild seiner Rentabilität, dann wäre es schon vor vielen Jahren bankrott gegangen. Allein in den letzten Jahrzehnten hat sich die Quote an Fettleibigkeit, Diabetes, Herzerkrankungen und anderen chronischen Krankheiten erheblich erhöht. Und wissen Sie, was das Schockierendste daran ist? Der Anstieg all dieser Leiden deckt sich fast perfekt mit der Einführung der Ernährungsrichtlinien durch die Regierung im Jahr 1980. Zufall? Ich denke nicht.

Es gibt eine Redewendung, nach der es ein Zeichen von Wahnsinn sei, immer wieder und wieder dasselbe zu tun und andere Ergebnisse zu erwarten. Doch genau das kennzeichnet die nationale Ernährungspolitik der Vereinigten Staaten in den letzten Jahren. Die Regierung ignoriert Studien, die nicht in das vorgefasste Muster einer fettarmen, salzarmen, kalorienreduzierten, kohlenhydratreichen, pflanzenbasierten Ernährung passen. Aber wenn es um Gesundheit geht, funktioniert dieser Einheitsansatz für den großen Teil der Bevölkerung, der unter Fettleibigkeit und anderen chronischen Stoffwechselproblemen leidet, nicht. Tatsächlich beweisen Statistiken, dass diese Richtlinien ein totaler und bedrückender Misserfolg für Amerika waren. Es ist an der Zeit, dass das USDA und das Ministerium für Gesundheitspflege und Soziale Dienste erkennen, dass sie auf dem falschen Weg sind.

Meine Geschichte: Veteran jeder Trenddiät und immer noch 185 Kilogramm schwer

Ich bin wirklich froh, dass ich vor einem Jahrzehnt die Berg- und Talfahrt der Ernährungsrichtlinien und der schlechten Gesundheit hinter mir lassen konnte. Im Januar 2004, als ich 32 Jahre alt war, war mein Gewicht auf 185 Kilo angestiegen. Ich bin in einer Familie aufgewachsen, die immer mit Gewichtsproblemen zu kämpfen hatte. Meine Mutter hat jede Low-Fat-Diät gemacht, die je erfunden wurde, und in unserer Küche gab es immer Reiswaffeln und fettarme Milch. Schließlich war sie durch ihre Unfähigkeit abzunehmen so frustriert, dass sie sich im Dezember 2003 für eine Magenbypass-Operation entschied. Ich erinnere mich, dass ich mir zu diesem Zeitpunkt vornahm, es ihr nachzumachen, wenn mein nächster Abnehmversuch nicht erfolgreich war. Zum Glück kam es nie dazu.

Jahrzehnte schlechter Ernährungsgewohnheiten mit wenig Sport und einer allgemeinen Teilnahmslosigkeit, wenn es darum ging, gesund zu leben, hatten mich eingeholt. Ich war überzeugt, mein Gewicht wäre einfach das genetische Kartenblatt, das mir zugeteilt worden war, und dass es absolut keine Hoffnung gäbe, dies je zu überwinden. Zu glauben, dass man immer fett und ungesund sein wird und nichts dagegen tun kann, ist ein echtes Gefühl der Hilflosigkeit und des Gefangenseins. Und genau so hatte ich mich fast mein ganzes Leben lang gefühlt.

Verstehen Sie mich nicht falsch: Ich hatte trotzdem alle Diättrends mitgemacht, einschließlich SlimFast zu trinken, die Diätpille Dexatrim zu nehmen und den ganzen Tag nur Karnickelfutter zu essen – aber nichts davon schien zu helfen. 1999 probierte ich eine Ultra-Low-Fat-Diät (fast null Fett) aus, weil uns immer erklärt worden war, dass Fett zu essen fett macht. Überraschenderweise fuhr ich damit recht gut und nahm in nur neun Monaten 77 Kilo ab. Aber es gab ein größeres Problem: Ich war ständig hungrig, was mich reizbar und müde machte, und ich hatte das Gefühl, verrückt zu werden! Meine Frau Christine würde Ihnen sagen, dass ich »wungrig« war – dermaßen hungrig, dass es mich wütender machte als den unglaublichen Hulk! Mein Bauch war so aufgebläht und groß, dass ich mich viel *schlimmer* fühlte als vor dem Abnehmen. Eines Tages fragte mich Christine, ob ich ihr von McDonald's ein Burger-Menü mitbringen könnte, und ich fragte sie, was sie davon hielt, wenn ich »nur dieses eine Mal« ein BigMac-Menü essen würde. Nun ja, jeder, der einmal dick gewesen ist, weiß genau, was dann passierte.

Es war das Ende meiner fettarmen Diät. Ich nahm wieder das ganze Gewicht zu, das ich abgenommen hatte, und noch etwas mehr, bis ich zum ersten Mal in meinem Leben Ende 2003 die 181-Kilo-Marke überschritt. Christine machte sich immer mehr Sorgen um meine Gesundheit, und das aus gutem Grund. Obwohl ich zu dieser Zeit keine größeren gesundheitlichen Probleme hatte, nahm ich verschreibungspflichtige Medikamente gegen hohes Cholesterin, Bluthochdruck und Atemprobleme. Damals wusste sich schon seit Jahren, genauer: seit dem Jahr 1999, dass ich einen wirksamen, sicheren und langfristig durchhaltbaren Weg finden musste, um gesund zu werden. Denn damals sah ich, wie mein Bruder Kevin mit den Auswirkungen einer Reihe von fast tödlichen Herzinfarkten zu kämpfen hatte. Aber um zu dem Punkt zu gelangen, an dem mir eine echte Veränderung möglich war, mussten noch ein paar Dinge geschehen, die im Herbst 2003 ihren Anfang nahmen.

Zu dieser Zeit war ich Vertretungslehrer für Englisch in einer Klasse der Mittelstufe. Als ich an jenem Tag damit begann, die Aufgaben für die Stunde an die Tafel zu schreiben, hörte ich aus dem hinteren Teil des Raumes eine Stimme rufen: »Mann, Herr Moore ist echt ffffett!« Es folgten etwa zwei Sekunden Totenstille und dann das lauteste grölende Gelächter, das ich je gehört hatte. Ganz langsam drehte ich mich um in Richtung des Jungen, der das gesagt hatte, und fiel nervös in das Gelächter mit ein – hauptsächlich, um nicht zu weinen!

Das war der erste Funken, der mich ernsthaft zur Suche eines Wegs antrieb, um mein Gewicht und meine Gesundheit langfristig unter Kontrolle zu bringen. Schon bald folgten andere Zeichen, die ich verzweifelt benötigte, um etwas gegen meine Fettleibigkeit zu unternehmen. In meinem Alltag gab es unzählige Erinnerungen daran, dass schnell eine Veränderung geschehen musste: das ständige Aufreißen des Hosenbodens, wenn ich in mein Auto ein- oder ausstieg, die Probleme beim Aufstehen vom Sofa ohne fremde Hilfe, nicht ins Kino gehen oder mit dem Flugzeug fliegen zu können, weil ich nicht in die Sitze passte, und am Verstörendsten: die abwertenden Blicke der Menschen, denen ich begegnete. All dies brachte mich dazu, die Tatsache anzuerkennen, dass ich es weit genug hatte kommen lassen.

Eine hervorstechende und bleibende Erinnerung ist die an das jährliche Herbstfest in meiner Kirche. Dort gab es eine Kletterwand, und ich sah den Kindern und Erwachsenen dabei zu, wie sie dort wie Spiderman hoch- und runterkrabbelten. Ich fand, dass es sehr einfach aussah und es wohl jeder schaffen könnte. Also stellte ich mich in die Warteschlange, um selbst die Wand zu erklimmen. Nach dem Anlegen der Sicherheitsleinen und Ausrüstung trat ich an die Kletterwand und fasste weit nach oben, um mich irgendwo festzuhalten. Als ich dann versuchte, auf einen der unteren Felsvorsprünge zu steigen, hatte ich wegen meines Gewichts Schwierigkeiten, mich nach oben zu stemmen, und mein Fuß rutschte fast augenblicklich weg. Ich versuchte es erneut, und dieses Mal rutschte mein Fuß verdreht zur Seite, was einen kleinen Schmerz in meinem Knöchel verursachte. Ich drehte mich zur Menschenmenge um, die jede meiner Bewegungen beobachtete, und musste beschämenderweise meinen Kletterversuch abbrechen. Dieses Ereignis bleibt eine unauslöschliche Erfahrung, und zu jenem Zeitpunkt war sie ein eindeutiges Signal, dass in sehr naher Zukunft etwas drastisch verändert werden musste. Aber was konnte ich tun, das besser war als all die vergeblichen Versuche der Vergangenheit, um abzunehmen?

Allein beim Gedanken daran, schon wieder eine Diät zu machen, wurde mir übel. Es gilt als allgemein bekannt, dass man Kalorien reduzieren, Fett in der Ernährung verringern und mehr Sport treiben muss (also mehrere Stunden pro Woche auf dem Laufband), um Gewicht zu verlieren. Der standardmäßige Abnehmplan, auf den viele von uns zurückgreifen, ist also eine fettarme, kalorienarme Diät mit regelmäßigen Besuchen des Fitnessstudios an mehreren Tagen die Woche.

Ich konnte mich jedoch noch lebhaft an den starken Hunger und den Frust erinnern, den ich 1999 genau dabei empfunden hatte, und ich erkannte, dass es einen besseren Weg geben musste. Zufällig beschloss meine Schwiegermutter, mir in diesem Jahr zu Weihnachten ein Diätbuch zu schenken. Gibt es noch andere Schwiegersöhne, die von der Mutter ihrer Frau Abnehmbücher als Weihnachtsgeschenk bekommen? Ich jedenfalls bekam eines! Und im Rückblick betrachtet bin ich froh und dankbar für dieses Weihnachtsgeschenk, das den Verlauf meines Lebens für immer verändert hat. Danke, Libby!

Die Wende: der kohlenhydratarme, fettreiche Ansatz von Dr. Atkins

Meine Schwiegermutter hatte mir bereits in der Vergangenheit Diätbücher zu Weihnachten geschenkt – ein nicht gerade unauffälliger Wink mit dem Zaunpfahl, dass sie den Mann, den ihre Tochter geheiratet hatte, für zu fett hielt. Ich tat so, als würde es mich nicht verletzen, aber das tat es. Hey, ich wusste, dass ich ein sehr beleibter Mann war und mein Gewicht unter Kontrolle bekommen musste. Ich musste nur einen gesunden Plan finden, der für mich funktionierte. Aber in diesem Jahr gab sie mir genau den Plan, den ich brauchte. Das Buch war *Die neue Aktins-Diät* und fasste die vom großartigen Dr. Robert C. Atkins entwickelte Diät zusammen. Ich hatte viel (Gutes und Schlechtes) von dieser Diät gehört, mir aber nie die Zeit genommen, mich damit zu beschäftigen. Jetzt, da ich das Buch bekommen hatte, gab es keine Entschuldigung mehr: Ich begann herauszufinden, worum es bei der Atkins-Diät tatsächlich ging.

Lustigerweise hatte mich 1999, als ich gerade die nahezu Null-Fett-Diät machte, einer meiner Freunde gefragt, ob mein Gewichtsverlust ein Ergebnis der Atkins-Diät sei. »Machst du Witze?«, hatte ich geantwortet. »Nein! Das ist eine der ungesündesten Möglichkeiten, abzunehmen.« Außerdem hatte ich hinzugefügt: »Ich würde niemals eine Low-Carb-Diät wie die von Atkins machen, weil sie zu ungesund ist.« Die berühmten letzten Worte. Sie zeigten meine Ignoranz und die sture Weigerung, mich anderen Möglichkeiten als den herkömmlichen Diätweisheiten zu öffnen. Bedenkt man, dass ich heute bestens als »Low-Carb-Guy« bekannt bin, liegt in diesen Worten eine gewisse Ironie. Sag niemals nie.

Als ich das Buch von Dr. Atkins in der Woche zwischen Weihnachten und Neujahr las, war meine erste Reaktion auf das Konzept einer kohlenhydratarmen, fettreichen Ernährung die völlige Verachtung. Wie um Gottes willen kann man ohne negative Auswirkungen auf die Gesundheit große Mengen Fett wie Butter, Vollfettkäse und rotes Fleisch essen? Weiß dieser Atkins-Typ denn nicht, dass diese Dinge die Arterien verstopfen, zu Herzerkrankungen und Krebs führen und dich letztendlich umbringen? Und wie kommt er darauf, kohlenhydratbasierte Nahrungsmittel stark zu reduzieren? Wer könnte jemals ohne Brot, Nudeln, Zucker und stärkehaltige Nahrungsmittel leben? Sind sie nicht genau das, was dem Körper die Energie für seine Arbeit liefert? Was für eine völlige Farce eines Ernährungsplans! Unwissenheit ist ein Segen, sagt man – und das alles hat eine humoristische Note, wenn man nun ein Jahrzehnt später darauf zurückblickt.

Nachdem ich ein paar Tage über das Buch gegrübelt hatte, kam ich zu der einfachen Erkenntnis, dass jeder einzelne meiner vorherigen Abnehmversuche darin bestanden hatte, meine Gesamtfettaufnahme zu verringern, insbesondere gesättigte Fette zu vermeiden, viel ›gesunde‹ Vollkornprodukte zu essen und jede einzelne Kalorie zu zählen, die ich mir in den Mund steckte. Diese Art zu essen führte zwar anfänglich zu einem Gewichtsverlust, endete jedoch immer mit der Rückkehr zu meinen alten Essgewohnheiten und somit schließlich mit der Rückkehr zum Gewicht von vor Beginn der Diät (und letztendlich sogar mehr). Bei diesem Versuch wollte ich diese Falle vermeiden, und die kohlenhydratarme, fettreiche Ernährung war die erste Abnehmstrategie, die ich noch nie wirklich ausprobiert hatte. Auch wenn ich nur fünf Jahre zuvor erklärt hatte, dass ich nie die Atkins-Diät machen würde, fand ich mich nun hier wieder: bereit dazu, das Abnehmen mit dem berühmten Low-Carb-Plan zu meinem Vorsatz für das neue Jahr zu machen.

Am 1. Januar 2004 sprang ich ins kalte Wasser und begann mit der Atkins-Diät. Für mein System war es ein totaler Schock. Bis zu diesem Zeitpunkt hatte ich täglich zwei ganze Packungen voller Minikuchen, große Teller Nudeln, Sausage & Egg McMuffins von McDonald's, Zuckerschnecken und große Chocolate-Chip-Cookies aus dem Supermarkt gegessen und 16 Dosen Coca-Cola getrunken. Ja, ich war ein echter Kohlenhydrat-Junkie, durch und durch. Auf diese Weise nahm ich mehr als 1.500 Gramm Kohlenhydrate täglich zu mir und dachte nicht einmal darüber nach. Ist es überraschend, dass mein Gewicht auf über 181 Kilo anstieg?

Jetzt veränderte ich plötzlich meine Ernährung: weg von dieser furchtbaren Menge zuckerhaltiger, verarbeiteter Kohlenhydrate, hin zu nur 20 Gramm pro Tag. Wenn Sie glauben, dass das keine physiologischen Auswirkungen auf Ihren Körper hat, dann lassen Sie mich Ihnen sagen: Hat es doch! Ich habe nie in meinem Leben irgendwelche Drogen genommen, aber wenn ein Crack- oder Heroinentzug auch nur im Entferntesten ähnlich ist, dann erinnern Sie mich bitte daran, nie mit Drogen anzufangen.

Zum Glück hielten die Schmerzen des Wechsels von meiner alten Ernährung zur Atkins-Diät nur eine kurze Weile an, bevor ich mich wieder energiegeladen und lebendig fühlte. Es war, als wäre eine dunkle Wolke der Verzweiflung aus meinem Kopf verschwunden, und ich verstand, dass sich »normal« so anfühlte. Zum ersten Mal in meinem Leben spürte ich die Hoffnung, dass ich endlich wieder die Zügel übernehmen und mein Gewicht und meine Gesundheit unter Kontrolle bringen könnte.

Hauptsächlich dank der ständig gleichen Wiederholungen in den Massenmedien hat die Atkins-Diät den Ruf, dass es nur um den Verzehr von Unmengen von Fleisch, Eiern, Käse und Speck geht. Entgegen der allgemeinen Ansicht ist das *nicht* die Atkins-Diät – nicht im Geringsten! Da die Atkins-Diät zu kompliziert ist, um sie in nur wenigen Sätzen zu beschreiben, behandeln wir sie in Kapitel 2 genauer. Fürs Erste reicht es zu wissen, dass Dr. Atkins nicht nur einfach über die Verringerung der Kohlenhydratzufuhr, das Essen abgepackter »Low-Carb«-Lebensmittel und den Verzehr von ausschließlich Fleisch, Eiern und Käse geschrieben hat.

Welche Auswirkungen die kohlenhydratarme, fettreiche Atkins-Diät bei mir hatte? Am Ende des ersten Monats hatte ich insgesamt 16 Kilogramm abgenommen. Heiliger Strohsack! Am Ende des zweiten Monats, als ich damit begonnen hatte, ins Fitnessstudio zu gehen, um all die zusätzliche Energie loszuwerden, die mich plötzlich durchströmte, waren weitere 18 Kilogramm weg. Nach 100 Tagen hatte ich 45 Kilogramm abgenommen und wusste, dass hier etwas Besonderes geschah.

Es ist nicht mit Worten zu beschreiben, wie ich mich auf diesem unglaublichen Weg fühlte, und ich werde wirklich nie mehr der Alte sein. Obwohl es beim besten Willen kein Spaziergang war, bin ich sehr dankbar, dass ich diesen gesunden Low-Carb-Lebensstil für mich entdeckt habe, denn in einem Jahr nahm ich insgesamt 81 Kilogramm ab. Nach nur neun Monaten Atkins-Diät waren alle Medikamente, die ich gegen hohes Cholesterin, Bluthochdruck und Atemprobleme genommen hatte, Geschichte. Wer will da behaupten, die Gesundheit würde sich bei einem kohlenhydratarmen Lebensstil nicht verbessern? (Darüber gibt es später in diesem Buch noch einiges mehr zu sagen.)

Lassen Sie mich an dieser Stelle meine unglaubliche Dankbarkeit gegenüber Dr. Atkins dafür ausdrücken, dass er mir dabei geholfen hat, mit seiner Ernährung mein Leben zu verändern. Seitdem ich das Buch gelesen habe, ist mein Leben nicht mehr dasselbe. Ich fühle mich geehrt und damit gesegnet, ein sehr beliebtes Gesundheitsblog und drei sehr angesehene iTunes-Gesundheitspodcasts zu haben, die sich dem Verbreiten der Botschaft vom Low-Carb-Leben widmen.

Auch wenn ich nie die Gelegenheit hatte, Dr. Atkins persönlich kennenzulernen, wäre ohne die Inspiration und das Wissen dieses unglaublichen Mannes keiner dieser Erfolge auch nur im Geringsten möglich gewesen. Auch über ein Jahrzehnt nach seinem tragischen Tod – er starb an den Folgen eines Sturzes auf einem vereisten Bürgersteig in New York City – schlägt sein Erbe immer noch Wellen. Sein Andenken lebt in denjenigen von uns weiter, die den Staffelstab übernommen haben und das Rennen für ein kohlenhydratarmes Leben weiterlaufen. Gott segne Sie dafür, Dr. Atkins, dass Sie mein Leben und die Leben Millionen anderer Menschen gerettet haben, die immer noch von Ihrer leidenschaftlichen Begeisterung für kohlenhydratarme Ernährung und ihre gesundheitlichen Auswirkungen profitieren.

Und Hut ab vor Jackie Eberstein, einer examinierten Krankenschwester, die drei Jahrzehnte lang mit Dr. Atkins in seiner Klinik in New York City zusammengearbeitet hat und auch heute noch die kohlenhydratarme Lebensweise unterrichtet. Des Weiteren war Veronica Atkins beim Weiterführen des Erbes ihres verstorbenen Mannes entscheidend, indem sie die Veronica and Robert C. Atkins Foundation gründete und Forschungsprofessuren an bekannten Universitäten in den Vereinigten Staaten finanziert, darunter sind die Universität von Kalifornien (Berkeley), die Universität von Texas (Southwestern), die Columbia-Universität, die Universität von Michigan, die Washington-Universität und die Duke-Universität.

Etwas zurückgeben: Anderen zeigen, wie ich »Livin' La Vida Low-Carb« meistere

Als das Jahr 2005 begann und die Menschen meinen sehr sichtbaren Gewichtsverlust bemerkten, wollten sie wissen, wie ich das geschafft hatte. Nachdem ich meine kohlenhydratarme Atkins-Abnehmerfolgsgeschichte mindestens zig Millionen Mal erzählt hatte, beschloss ich, ein Onlinetagebuch oder eine Website zu erstellen, um über das zu schreiben, was ich getan hatte, und anderen dabei zu helfen, ebenso erfolgreich zu sein wie ich. Ich hatte gerade das erste Mal von Blogs gehört, als ich mich Ende April 2005 entschied, selbst eins zu beginnen. Einer meiner Freunde erklärte mir, wie unglaublich einfach es sei, ein Blog einzurichten und sofort loszuschreiben. Meine Gedanken schriftlich mitzuteilen, ist seit der Highschool eine meiner Leidenschaften, lange bevor die Atkins-Diät auf meinem Radarschirm auftauchte. Es machte also einfach Sinn, meine Begeisterung für das geschriebene Wort und meine Begabung mit meinem neuen Engagement für ein gesundes Leben auf Low-Carb-Art zu verbinden. Das war eine vom Himmel geschlossene Verbindung, und ich war dazu bereit, die Welt zu erobern! Und ich habe nie zurückgeblickt.

Fast augenblicklich strömten die Menschen auf mein neues Blog, das ich »Livin' La Vida Low-Carb« nannte. Seit es im April 2005 online ging, ist seine Leserschaft exponentiell gewachsen und umfasst fast 200.000 Besucher pro Monat. Es hat mir immer Spaß gemacht, andere übergewichtige, fettleibige und ungesunde Menschen über das aufzuklären, was ich getan habe, sie zu ermutigen und zu inspirieren. Ich kenne aus erster Hand die Probleme, die man als kranker, krankhaft fettleibiger Mann hat, was es erforderte, aus diesem Loch herauszuklettern, und den Triumph, als ich es geschafft hatte – denn ich habe es selbst erlebt. Es ist meine Leidenschaft, für diejenigen ein Leuchtturm der Hoffnung zu sein, die wie ich damals denken, dass es ihr Schicksal sei, für immer fett und ungesund zu leben. Geben Sie niemals auf!

Im Oktober 2006 begann ich mit dem, das mich vielleicht am bekanntesten machte: Ich startete meinen iTunes-Podcast *The Livin' La Vida Low-Carb Show with Jimmy Moore*. Er ist seitdem eine der heute am höchsten gelisteten Internetsendungen mit mehr als 1.000 Folgen, die überwiegend aus zwanglosen Interviews mit den besten und klügsten Köpfen aus den Bereichen Ernährung, Fitness und Gesundheit bestehen. Ich habe noch zwei weitere iTunes-Podcasts: *Low-Carb Conversations with Jimmy Moore & Friends* und *Ask the Low-Carb Experts*, die ich auch dazu nutze, die Botschaft eines gesunden Lebens überall zu verbreiten.

Im August 2013 veröffentlichte ich mein Buch *Cholesterol Clarity: What the HDL Is Wrong with My Numbers?*. Es enthält insbesondere das Fachwissen meines Mitautors Dr. Eric C. Westman, einem Internisten und Forscher an der Duke University in Durham, North Carolina, sowie exklusive Interviews mit 29 der weltweiten Topexperten in Sachen Cholesterin. Ich habe das Privileg, wirklich gute Beziehungen sozusagen zum Who-is-Who derjenigen zu pflegen, die in der Welt der Gesundheit von Bedeutung sind. Dazu gehört Dr. Westman.

Das erste Mal traf ich ihn persönlich im Januar 2006 auf einer wissenschaftlichen Konferenz zu kohlenhydratarmer Ernährung in Brooklyn, New York. Ich hatte weniger als ein Jahr gebloggt, hatte aber den starken Wunsch, mehr über das kohlenhydratarme Essen zu erfahren, das mir beim Abnehmen meiner Pfunde und Wiedererlangen meiner Gesundheit geholfen hatte, damit ich dies mit meinen Bloglesern teilen konnte. Ich war zu einem Symposium der Nutrition and Metabolism Society eingeladen worden, bei dem extrem fachliche Vorträge von Medizinern, Ernährungswissenschaftlern und verschiedenen anderen Fachleuten gehalten wurden. Meine Augen waren von dem medizinischen Kauderwelsch, mit dem sie um sich warfen, völlig glasig geworden. Mein Studium von Politikwissenschaft und Englisch war keine große Hilfe, während ich versuchte, mir alles zusammenzureimen.

Als einer der Vortragenden während seiner Ausführungen begann, über ein als PEP-C bekanntes Behandlungskonzept zu sprechen, lehnte sich der zu meiner Rechten sitzende Mann zu mir herüber und flüsterte: »Sollte das nicht eher ›PEP-C light‹ heißen?« Dieser Mann war Dr. Eric Westman. Ich wusste augenblicklich, dass er etwas Besonderes an sich hatte. Als ich ihn kennenlernte und von ihm hörte, wie sein Interesse für kohlenhydratarme Ernährungsformen geweckt worden war, wurde mir bewusst, dass er einen ähnlichen Antrieb hatte, diese Botschaft zu den Menschen da draußen zu bringen, die sie am meisten benötigten. Und es waren seine Erfahrungen mit Patienten wie mir, die durch die Lektüre von Dr. Atkins' Buch erfolgreich abnahmen und ihre Gesundheit wiedererlangten, die Dr. Westman nach Antworten suchen ließen, weshalb die Diät so gut funktionierte. Diese Suche hatte dazu geführt, dass er 1999 Kontakt mit Dr. Atkins aufnahm.

Dr. Westman schrieb einen Brief an den Diätspezialisten, der ihn daraufhin anrief und persönlich einlud, sich anzusehen, wie er Patienten durch eine Ernährungsumstellung behandelte. Also machte Dr. Westman eine Reise nach New York City, um das Atkins Center for Complementary Medicine zu besuchen. Dort bekam er mit, wie Dr. Atkins und seine Mitarbeiter mit kohlenhydratarmen Ernährungstherapien als Teil der medizinischen Behandlung Patienten halfen, die unter Fettleibigkeit, Diabetes und vielen anderen chronischen Krankheiten litten. Nachdem er all die unglaublichen gesundheitlichen Verbesserungen gesehen hatte, die Dr. Atkins bei seinen Patienten erreichte, fragte Dr. Westman, ob er Interesse hätte, eine Studie zum wissenschaftlichen Nachweis der Auswirkungen einer kohlenhydratarmen, fettreichen Ernährung zu fördern. Dr. Atkins willigte ein, und Dr. Westman begann damit, die allererste klinische Studie zur Atkins-Diät durchzuführen.

Die Ergebnisse der ursprünglichen Pilotstudie, die fünfzig Personen während einer kohlenhydratarmen Ernährung über einen Zeitraum von sechs Monaten beobachtete, wurden im November 2002 auf der Jahresversammlung der American Heart Association in Chicago vorgestellt. Sie zeigten, dass Patienten mit einer kohlenhydratarmen, fettreichen Diät Gewicht verloren und sich ihre Cholesterinwerte verbesserten.

Aber Dr. Westman wollte sehen, wie die von ihm beobachteten Ergebnisse im Vergleich zur bekannten fettarmen Diät abschnitten. Also führte er die Pilotstudie mit einer vollwertigen randomisierten, kontrollierten Studie mit 120 Personen weiter. Die Teilnehmer wurde darin geschult, eine kohlenhydratarme oder eine fettarme Diät durchzuführen, die sie sechs Monate einhielten. Dr. Westman fand heraus, dass beide Gruppen Verbesserungen zeigten, dass aber die kohlenhydratarme Diät besser für den Gewichtsverlust war und das metabolische Syndrom am stärksten verbesserte. Die Ergebnisse dieser Studie wurden 2004 in den *Annals of Internal Medicine* veröffentlicht und bereiteten den Weg für ein Füllhorn bahnbrechender Forschungen zur Ernährung mit verringerter Kohlenhydrataufnahme.

Der nächste Schritt: Eine ketogene Ernährung

Sie mögen jetzt vielleicht denken: »Dass Sie Gewicht verloren und Ihre Gesundheit verbessert haben, ist großartig, aber was zum Teufel hat das alles mit dem Titel Ihres Buches zu tun, mit *Ketogene Ernährung für Einsteiger*? Darüber habe ich bislang noch nichts gehört!« Ich bin froh, dass Sie das fragen. Sobald Sie Ihre eigenen Erfahrungen mit der Ernährung machen und die positiven Auswirkungen verstehen, die sie auf Ihre Gesundheit haben kann, werden Sie erkennen, warum eine kohlenhydratarme, fettreiche Ernährung genau das sein kann, was Ihre Gesundheit verbessert – und hier kommt die Keto-Idee (also der *ketogene Aspekt*) ins Spiel. Genau wie wir es in *Cholesterol Clarity* mit Cholesterin und Herzerkrankungen gemacht haben, werden wir die Grundgedanken der Keto-Idee und die Gründe, weshalb sie funktioniert, einfach verständlich darlegen und auf Ihre Situation übertragen.

Wir werden die gewaltige Verwirrung beseitigen, die durch die vielen Falschinformationen über die Keto-Idee entstanden ist. Ja, dieses Buch wird sehr wahrscheinlich die Grundfesten all dessen erschüttern, was Sie über Ernährung und Gesundheit zu wissen glaubten. Aber nun, da Sie gehört haben, wie wir dazu gekommen sind, uns für eine kohlenhydratarme, mäßig eiweißreiche, fettreiche, ketogene Ernährung zu interessieren, ist es an der Zeit, dieses Wissen, die Erfahrung und die Weisheit, die wir auf diesem Weg erlangt haben, mit Ihnen zu teilen, um Sie auf Ihrem Weg zu einer optimalen Gesundheit zu unterstützen.

Die Wahrheit über ketogene Ernährungsweisen verdient es, weitergetragen zu werden, denn sie könnte sehr wohl das fehlende Puzzleteil für Sie, ein Familienmitglied oder einen Freund sein. Noch nie gab es ein Buch wie dieses, das alle Teilstücke darüber verbindet, wie man eine ketogene Ernährung für die Verbesserung der Gesundheit umsetzt. Betrachten Sie dieses Buch als Ihren ultimativen Leitfaden zu den gesundheitlichen Vorteilen einer kohlenhydratarmen, fettreichen Ernährung. Lassen Sie uns mit der Reise beginnen.

Unsere Keto-Experten

Dank meiner Podcasts hatte ich das Privileg, hunderte der besten und klügsten Experten zu einer Vielzahl wichtiger Gesundheitsthemen zu interviewen. Als ich beschloss, dieses Buch zu schreiben, wusste ich daher genau, an wen ich mich wenden musste, um die neuesten Informationen über ketogene Ernährungsformen und ihre Auswirkungen auf die Gesundheit zu erfahren. Ich freue mich sehr, Ihnen diese 22 Experten aus aller Welt vorzustellen. Ihre Zitate finden Sie im gesamten Buch unter der Überschrift: »Expertenwissen – kurz & klar«.

Zeeshan (»Zee«) Arain

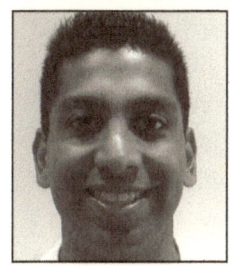 Dr. Arain machte seinen Medizinabschluss an der Monash University im australischen Melbourne und seinen Master in Public Health and Tropical Medicine an der James Cook University. Er arbeitet als Allgemeinmediziner und ist Teamarzt des Melbourne Football Club in der Australian Football League, einer der angesehensten Profisportorganisationen der Welt. Ihn interessiert besonders die Rolle von Ernährung und Sport bei der Vorbeugung und Behandlung chronischer Erkrankungen und bei Fettleibigkeit. Dr. Arain hat hunderte Patienten persönlich mit einer sorgfältig ausgearbeiteten kohlenhydratarmen, fettreichen, ketogenen Ernährung behandelt, um eine Vielzahl an medizinischen Problemen unter Kontrolle zu bringen, darunter Diabetes, polyzystisches Ovarsyndrom, Fettleibigkeit, Bluthochdruck, Epilepsie, Refluxösophagitis und Reizdarmsyndrom. Er hat etliche öffentliche Vorträge zur ernährungsbedingten Ketose gehalten und ist dabei, eine Forschungsstudie in diesem Bereich zu entwickeln. Er selbst befindet sich seit 2012 in einer ernährungsbedingten Ketose.

Bryan Barksdale

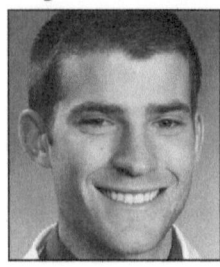

Bryan Barksdale strebt an der medizinischen Fakultät der University of Texas seinen Doktor der Medizin an und promoviert an der University of Texas in Austin in Neurowissenschaften. Er interessiert sich für den Einfluss von Ernährungsweise und Lebensstil auf die Behandlung neurologischer Erkrankungen, mit einem besonderen Schwerpunkt auf ketogene Ernährung. Er ist Gründer der Austin Primal Living Group (*www.meetup.com/de-DE/Austin-Primal-Living-Group/*). Mehr über Bryan Barksdale erfahren Sie auf seinem Blog *From Bench to Bedside*: *frombenchtobedside.wordpress.com.*

Dominic D'Agostino

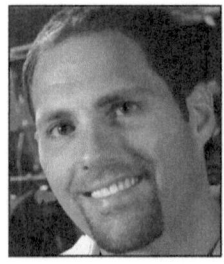

Dr. D'Agostino ist Assistant Professor am Department of Molecular Pharmacology and Physiology der University of South Florida, wo er Neuropharmakologie, medizinische Biochemie sowie Stoffwechsel- und Ernährungsphysiologie lehrt. Seine Forschung legt den Schwerpunkt auf die Entwicklung und Untersuchung ketogener Ernährungsweisen, Ernährung mit Kalorieneinschränkung und Ketonkörper-Supplementen als Stoffwechseltherapien bei neurologischen Erkrankungen und Krebs. Zum Verstehen der physiologischen, zellulären und molekularen Mechanismen von Stoffwechseltherapien nutzt sein Labor In-vivo- und In-vitro-Verfahren, einschließlich Radiotelemetrie (EEG, EMG), Elektrophysiologie, Fluoreszenzmikroskopie, konfokale Laser-Scanning-Mikroskopie, Rasterkraftmikroskopie (Atomic Force Microscopy [AFM]), biochemische Assays, In-vivo-Biolumineszens-Imaging, Verhaltenstests und motorische Leistungsfähigkeit. Mehr über Dr. D'Agostino erfahren Sie unter: *dominicdagostino.com.*

William Davis

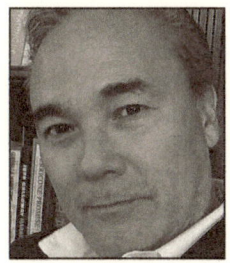

Dr. Davis ist Kardiologe und Autor des *New-York-Times*-Bestsellers *Weizenwampe: Warum Weizen dick und krank macht* – dem Buch, das als Erstes auf die Gefahren von genetisch verändertem Hochleistungsweizen aufmerksam machte. Er ist Absolvent der St. Louis University School of Medicine, hat am Ohio State University Hospital Praktika, seinen Arzt im Praktikum und die Facharztweiterbildung absolviert, eine Zusatzausbildung in kardiovaskulärer Medizin an der Ohio State University und Angioplastie-Fortbildungen am Metro Health Medical Center und Case Western Reserve University Hospital gemacht, wo er anschließend als Director of the Cardiovascular Fellowship und Assistant Professor tätig war. Derzeit praktiziert er am Stadtrand von Milwaukee als Kardiologe. Mehr über Dr. Davis erfahren Sie auf *www.wheatbellyblog.com*.

Jacqueline Eberstein

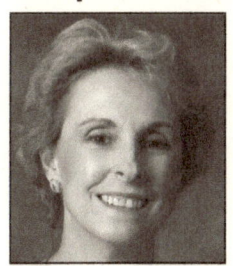

Bis zum Tod von Dr. Robert Atkins im Jahr 2003 war die examinierte Krankenschwester Jacqueline Eberstein Leiterin der medizinischen Ausbildung am Atkins Center for Complementary Medicine. Ihre Arbeit mit Dr. Atkins begann sie im Jahr 1974. Ihre Erfahrungen sind vielfältig und beinhalten die Weiterbildung von Ärzten, Arzthelfern, studierten Pflegeexperten (Nurse Practitioners) und Ernährungsberatern zu den Grundsätzen und Verfahren des Atkins-Lebensstils und der Komplementärmedizin. Sie trug zu einer Reihe von Dr. Atkins' Büchern, Newslettern und anderen Medien bei. 2004 war sie Mitautorin des Buchs *Die Atkins Diabetes Revolution*, und sie hält sowohl national als auch international weiterhin Vorträge und schreibt und berät zur Atkins-Philosophie. Bei der Kreuzfahrt Low-Carb Cruise ist sie regelmäßig als Teilnehmerin und Vortragende dabei. Aktuell ist sie außerdem Autorin beim elektronischen CarbSmart-Magazin. Aufgrund ihrer umfassenden Erfahrung beim Verfolgen des Atkins-Lebensstils ist sie eine der führenden Autoritäten zu kohlenhydratarmen, fettreichen, ketogenen Ernährungsformen. Mehr über Jacqueline Eberstein erfahren Sie unter *controlcarb.com*.

Maria Emmerich

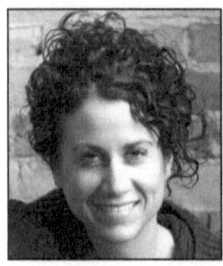

Maria Emmerich ist Expertin für Ernährung und Sportphysiologie und von der Leidenschaft erfüllt, anderen beim Erreichen ihrer optimalen Gesundheit zu helfen. Während ihrer gesamten Kindheit hatte sie Gewichtsprobleme und entschied dann, sich in Gesundheit und Wellness weiterzubilden, um so anderen zu helfen, ihre Zeit nicht damit zu verschwenden, sich von ihrem Äußeren entmutigen zu lassen und sich unwohl zu fühlen. Maria Emmerich kennt den Zusammenhang von Nahrung und wie sie sich auf unser Befinden auswirkt. Zu ihrem Fachgebiet gehören Neurotransmitter und wie sie von den Nahrungsmitteln beeinflusst werden, die wir zu uns nehmen. Sie ist Autorin von acht Büchern, darunter *Das Keto-Kochbuch*. Bei einer Diät zur Behandlung vieler Gesundheitsprobleme, einschließlich des metabolischen Syndroms, Alopezie, Hashimoto-Thyreoiditis, Autoimmunerkrankungen, Magen-Darm-Problemen und vielen anderen Erkrankungen, ist Gewichtsverlust oftmals nur eine Nebenwirkung. Mehr über Maria Emmerich erfahren Sie auf *mariamindbodyhealth.com*.

Richard Feinman

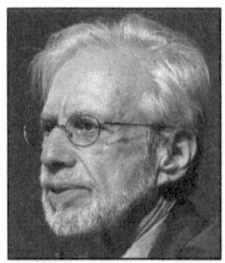

Dr. Feinman ist Professor für Zellbiologie (Biochemie) am Downstate Medical Center der State University of New York (SUNY) in Brooklyn. Er ist Absolvent der University of Rochester und besitzt einen Doktor in Chemie von der University of Oregon. Dr. Feinmans ursprüngliches Forschungsgebiet waren Proteinchemie und Enzymmechanismen und deren Anwendung bei der Blutgerinnung und Hämostase. Sein derzeitiges Interesse an Ernährung und Stoffwechsel, besonders hinsichtlich Ernährungszusammensetzung und Energiebilanz, wird durch seine Lehrtätigkeit an der medizinischen Hochschule angetrieben und beeinflusst diese; er war ein Pionier bei der Integration von Ernährung in den Biochemielehrplan. Dr. Feinman ist Gründer der Nutrition and Metabolism Society *(www.nmsociety.org)* und ehemaliger Co-Chefredakteur der Fachzeitschrift *Nutrition & Metabolism*. Mehr über Dr. Feinman erfahren Sie unter *feinmantheother.com*.

Nora Gedgaudas

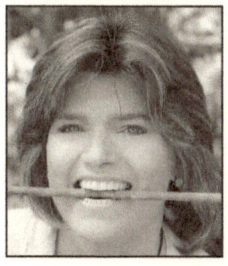

Nora Gedgaudas ist eine weithin anerkannte Expertin in dem, was gemeinhin als die »Paläo-Diät« bekannt ist. Sie ist Autorin des internationalen Bestsellers *Primal Body, Primal Mind: Beyond the Paleo Diet for Total Health and a Longer Life*. Außerdem ist sie eine höchst erfolgreiche und erfahrene Ernährungsberaterin, Rednerin und Lehrerin, die viele Interviews in nationalen und internationalen Radiosendungen, bei populären Podcasts, im Fernsehen und in Filmen gegeben hat. Ihre eigenen Podcasts sind auf iTunes sehr beliebt, und ihre zahlreichen kostenlosen Artikel auf ihrer Website erreichen eine große Leserschaft. Sie praktiziert als zertifizierte Ernährungsberaterin und zertifizierte Neurofeedback-Spezialistin in einer Privatpraxis in Portland, Oregon. Mehr über Nora Gedgaudas erfahren Sie unter *www.primalbody-primalmind.com*.

Ben Greenfield

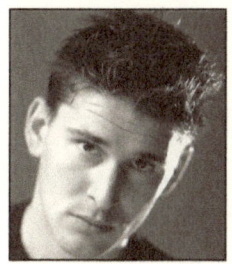

Ben Greenfield ist Coach, Autor, Redner, ehemaliger Bodybuilder und Ironman-Triathlet. Er hat einen Masterabschluss der University of Idaho in Sportphysiologie und Biomechanik und ist zertifizierter Sporternährungswissenschaftler (C-ISSN) und zertifizierter Kraft- und Konditionstrainer (CSCS). Er verfügt über mehr als ein Jahrzehnt Erfahrung im Unterrichten von Berufs-, und Freizeitsportlern sowie von Sportstudenten aus allen Sportarten darin, wie sie innerlich und äußerlich gesund bleiben. Ben Greenfield ist Berater bei WellnessFX, Moderator der iTunes-Podcasts *Get-Fit Guy* und *Ben Greenfield Fitness* und Autor von mehr als einem Dutzend Programmen und Büchern zur Optimierung von Gesundheit und Ausdauer, darunter das 2014 veröffentlichte *Beyond Training: Mastering Endurance, Health & Life*. Darüber hinaus ist er über sein Superhuman Coach Network *(superhumancoach.com)* Trainer und Mentor von Ärzten, Personal Trainers und Physiotherapeuten aus aller Welt. Mehr über Ben Greenfield erfahren Sie unter *bengreenfieldfitness.com*.

John Kiefer

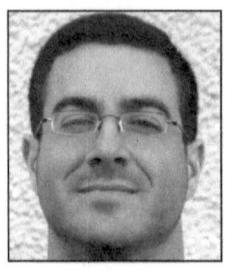

John Kiefer ist ein zum Experte für Ernährung und Leistungsfähigkeit gewordener Physiker. Seit mehr als zwei Jahrzehnten erforscht und untersucht er den Zusammenhang von Ernährung und körperlicher Leistung. Seine Erkenntnisse werden häufig bedingungslos akzeptiert. Und er hilft anderen dabei, seine Ergebnisse in Spitzenleistungen umzusetzen: Rekord-Olympiagoldgewinnern, Kraftdreikämpfern, führenden Bodybuildern, Mixed-Martial-Arts-Kämpfern und sogar CEOs von Fortune-500-Unternehmen. Er ist Autor der zwei Diät-Handbücher *The Carb Nite Solution* und *Carb Back-Loading*, dem kostenlosen Trainingshandbuch *Shockwave Protocol* und dem Ultra-Low-Carb-Rezeptbuch *Transforming Recipes*. Für die Themen menschlicher Stoffwechsel, Macronutrient Cycling und Macronutrient Manipulation gilt er als einer der führenden Experten der Branche. Mehr über John Kiefer erfahren Sie unter *body.io*.

William Lagakos

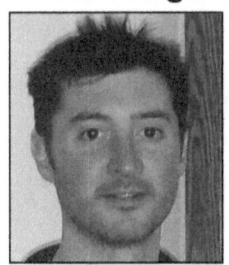

Dr. Lagakos hat seinen Doktor in Ernährungsbiochemie und Ernährungsphysiologie auf der Rutgers, der State University of New Jersey, erworben. Es ging dabei um den Fettstoffwechsel und den Energieverbrauch. Seine Forschung an der University of California im Anschluss an die Promotion legte ihren Schwerpunkt auf Fettleibigkeit, Entzündungen und Insulinresistenz. Dr. Lagakos hat mehrere Artikel geschrieben, die in Peer-Review-Fachzeitschriften veröffentlicht wurden, sowie ein Sachbuch mit dem Titel *The Poor, Misunderstood Calorie*. Derzeit arbeitet er als Forscher in der Ernährungswissenschaft, als Berater und Blogger. Mehr über Dr. Lagakos erfahren Sie unter *caloriesproper.com*.

Charles Mobbs

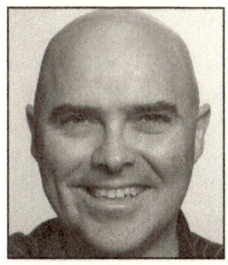 Dr. Mobbs ist Professor für Neurowissenschaften, Endokrinologie und Geriatrie am Mount Sinai Hospital in New York. Seinen Bachelor of Science in Life Sciences machte er am Massachusetts Institute of Technology und seinen Doktor in Cellular and Molecular Science an der University of Southern California bei Dr. Caleb Finch; im Anschluss an die Promotion forschte er mit Dr. Donald Pfaff an der Rockefeller University. Zu seinen jüngsten Auszeichnungen gehören der Preis Outstanding Mentorship 2010 am Mount Sinai, der Glenn Award for Basic Research in Aging im Jahr 2012 und die Berufung als Stellvertreter der China Strategic Alliance for Prevention and Treatment Technology for Diabetes, des Zusammenschlusses aus chinesischer Zentralregierung, Universitäten, Forschung, Instituten und der Regierung, im Jahr 2013. Seine auf neuroendokrine und Stoffwechselmechanismen des Alterns und altersbezogene Erkrankungen konzentrierten Forschungen werden in der PBS-Dokumentation *A Life-Saving Diet?* aus dem Jahr 2011 genauer beschrieben. Mehr über Dr. Mobbs erfahren Sie unter *neuroscience.mssm.edu/mobbs*.

Mary Newport

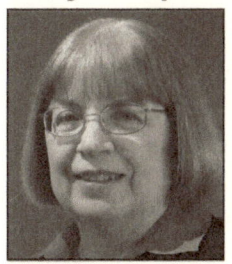 Dr. Newport machte 1978 ihren Hochschulabschluss am College of Medicine der University of Cincinnati. Ihre Weiterbildung in Pädiatrie absolvierte sie am Children's Hospital Medical Center in Cincinnati und die Weiterbildung in Neonatologie, der Versorgung kranker und frühzeitig geborener Babys, am Medical University Hospital in Charleston, South Carolina. Sie ist Mitglied im Verband US-amerikanischer Pädiater. Seit 1983 arbeitet sie in der Versorgung Neugeborener in Florida. Als bei ihrem Mann eine Frühform der Alzheimer-Krankheit diagnostiziert wurde, nahm sie sich eine Auszeit, auch um sich auf das Schreiben zu konzentrieren und die Botschaft von Ketonkörpern als alternativer Energiequelle für das Gehirn zu verbreiten. 2008 erschien ihr Artikel »What If There Was a Cure for Alzheimer's Disease and No One Knew?«, der sich im Internet viral verbreitete. Dieser Artikel führte 2011 zur Veröffentlichung ihres Buches *Alzheimer vorbeugen und behandeln*, das von einer

Ernährungsintervention berichtet, die ihrem Mann und vielen anderen Menschen mit Alzheimer und bestimmten neurodegenerativen Erkrankungen geholfen hat. Außerdem erklärt es die Wissenschaft von Ketonkörpern als alternativer Energiequelle für das Gehirn und wie mittelkettige Fettsäuren in die Ernährung eingebunden werden können. Dr. Newport ist eine sehr gefragte internationale Rednerin zur therapeutischen Verwendung von Ketonkörpern. Mehr über Dr. Newport erfahren Sie unter *coconutketones.com*.

David Perlmutter

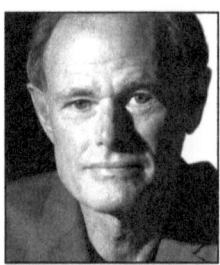 Dr. Perlmutter ist Autor des *New-York-Times*-Bestsellers *Dumm wie Brot: Wie Weizen schleichend Ihr Gehirn zerstört.* Er ist Facharzt für Neurologie und Mitglied der amerikanischen Ernährungsakademie und erhielt seinen Doktor der Medizin von der School of Medicine der University of Miami, an der er auch mit dem Leonard G. Rowntree Research Award ausgezeichnet wurde. Er ist regelmäßig als Dozent an medizinischen Einrichtungen tätig und hat umfassend zur medizinischen Literaturwelt beigetragen. Er wurde in vielen amerikanischen Fernsehsendungen interviewt, darunter *20/20*, *Larry King Live*, CNN, Fox News, *Fox and Friends*, *The Today Show*, *Oprah*, *The Dr. Oz Show* und *The CBS Early Show*. Für seine innovativen Ansätze bei neurologischen Erkrankungen erhielt er den Linus Pauling Award, und für seine bahnbrechende Arbeit bei der Anwendung der Wissenschaft der freien Radikale in der klinischen Medizin wurde er mit dem Denham Harmon Award ausgezeichnet. Er ist Preisträger der Auszeichnung Clinician of the Year 2006 der National Nutritional Foods Association und erhielt im Jahr 2010 vom American College of Nutrition die Auszeichnung Humanitarian of the Year. Dr. Perlmutter arbeitet als medizinischer Leiter der *Dr. Oz Show*. Mehr über Dr. Perlmutter erfahren Sie unter *www.drperlmutter.com*.

Stephanie Person

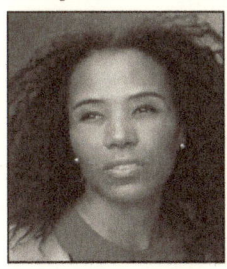

Stephanie Person ist eine autodidaktische Expertin auf dem Gebiet kohlenhydratarmer, fettreicher, ketogener Ernährung. Sie erfuhr von den therapeutischen Auswirkungen der Ketose, als ihr erklärt wurde, ihre unter einem unheilbaren Hirntumor leidende Mutter hätte nur noch sechs Monate zu Leben. Ihre Mutter entschied sich für eine ketogene Diät und besiegte nicht nur den Krebs, sondern blüht seit 2007 wegen dieser Ernährungsänderung auf. Heute ist Stephanie Person eine aktive Befürworterin und persönliche Vertreterin eines ketogenen Lebensstils. Sie empfiehlt ihn Klienten aller Altersklassen beim Personal Training und teilt ermutigende YouTube-Videos über die Vorteile der Ketose (*www.youtube.com/fitsk8chick*). Mehr über Stephanie Person erfahren Sie unter *www.stephanieperson.com*.

Ron Rosedale

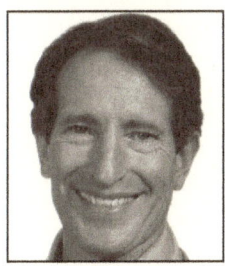

Dr. Rosedale ist ein international bekannter Fachmann für Ernährungs- und Stoffwechselmedizin und gründete 1996 in Asheville, North Carolina, das erste Zentrum für Stoffwechselmedizin in den USA. Sein Interesse an diesem Fachgebiet entwickelte sich während seines Studiums an der Feinberg School of Medicine der Northwestern University, als er mit einem der weltweit führenden Experten für die Epidemiologie von Ernährung, Cholesterin und Herzerkrankungen zusammenarbeitete. Dr. Rosedale ist ein Pionier für Behandlungsmethoden, die auf der Biologie des Alterns zur Umkehrung von Diabetes und Herzerkrankungen durch eine Ernährungsmethode basieren, die er zur Verbesserung der Zellantwort auf Insulin, Leptin und mTOR entwickelt hat. Er hat das vielgepriesene Buch *The Rosedale Diet* veröffentlicht und wurde für viele Zeitschriften- und Zeitungsartikel sowie Dutzende Radio- und Fernsehshows interviewt. In den letzten zwei Jahrzehnten hat er weltweit Vorträge gehalten, unter anderem als Keynote-Speaker in Russland, Belgien, Brasilien, Deutschland und Indien. Insbesondere sein Vortrag »Insulin and Its Metabolic Effects« hat weltweit Anerkennung erfahren. Mehr über Dr. Rosedale erfahren Sie unter *drrosedale.com*.

Dr. Keith Runyan

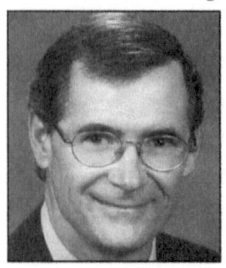

Dr. Runyan ist Arzt mit einer Privatpraxis in St. Petersburg, Florida, wo er sich auf innere Medizin, Nephrologie und Obesity Medicine spezialisiert hat. Bevor er 2001 seine Privatpraxis eröffnete, arbeitete er zehn Jahre lang als Notfallmediziner. 1998 entwickelte er mit 38 Jahren einen Diabetes Typ 1. Auch wenn er seinen Diabetes mit intensiver Insulintherapie ganz gut im Griff hatte, litt er unter häufigen hypoglykämischen Anfällen. Als er 2011 für einen Triathlon über die Ironman-Distanz trainierte, suchte Dr. Runyan nach einer besseren Möglichkeit der Behandlung seines Diabetes in Verbindung mit Ausdauersport und beschloss, die kohlenhydratarme, fettreiche, ketogene Ernährung auszuprobieren. Im Februar 2012 begann er mit der Ernährung und bemerkte, dass sich auch Auswirkungen auf zahlreiche andere Erkrankungen zeigten, einschließlich Fettleibigkeit. Er fügte die Adipositasmedizin seinen Praxisfeldern hinzu und ist seit Dezember 2012 zertifizierter Arzt für Adipositasmedizin. Am 20. Oktober 2012 absolvierte Dr. Runyan in einer ernährungsbedingten Ketose einen Triathlon über die Ironman-Distanz und fühlte sich hervorragend.

Thomas Seyfried

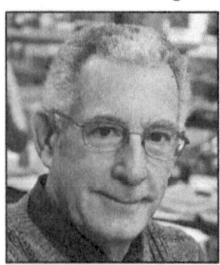

Dr. Seyfried machte seinen Doktor in Genetik und Biochemie 1976 an der University of Illinois in Urbana. Sein Grundstudium absolvierte er an der University of New England. Er besitzt außerdem einen Masterabschluss in Genetik von der Illinois State University. Dr. Seyfried war Postdoktorand im Department of Neurology der Yale University School of Medicine und arbeitete dann als Assistant Professor der Neurologie an dieser Fakultät. Weitere Auszeichnungen und Ehrungen erhielt er von so unterschiedlichen Organisationen wie der American Oil Chemists Society, den National Institutes of Health, der American Society for Neurochemistry und der Ketogenic Diet Special Interest Group of the American Epilepsy Society. Dr. Seyfried ist Autor des Buches *Cancer as a Metabolic Disease: On the Origin, Management, and Prevention of Cancer.* Die Forschungen von Dr. Seyfried konzentrieren sich auf die Wechselwirkung von Genen und Umwelt bei komplexen Erkrankungen wie Epilepsie, Autismus, Hirntumore und neurodegenerative

Erkrankungen. Mehr über Dr. Seyfried erfahren Sie unter *www.bc.edu/schools/cas/ biology/facadmin/seyfried.html.*

Franziska Spritzler

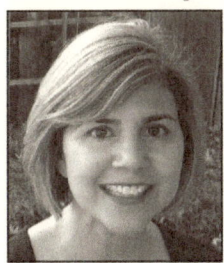

Franziska Spritzler ist staatlich geprüfte Diätassistentin und geprüfte Diabetesberaterin, die die Ernährung mit Kohlenhydrateinschränkung stark bei Menschen befürwortet, die an Diabetes, Insulinresistenz, Fettleibigkeit und anderen endokrinen Problemen leiden. Sie persönlich verfolgt zur Blutzuckerkontrolle eine sehr kohlenhydratarme, ketogene Ernährung und hat im Ergebnis Verbesserungen ihrer Gesundheit festgestellt. Ende 2013 gab sie ihre Arbeit als Diätassistentin für ambulante Patienten an einem großen Krankenhaus für ehemalige US-Soldaten auf, um in einer Privatpraxis zu arbeiten, in der sie einen kohlenhydratarmen Vollwertkostansatz praktiziert. Sie ist außerdem freiberufliche Autorin, deren Artikel online sowie in Diabetes-Fachblättern und Zeitschriften erschienen sind. Mehr über Franziska Spritzler erfahren Sie unter *www.lowcarbdietitian.com.*

Terry Wahls

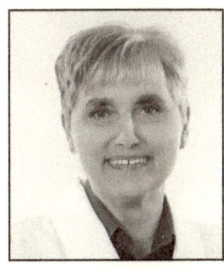

Dr. Wahls ist klinische Professorin für Medizin an der University of Iowa und Oberärztin am Iowa City Veterans Affairs Hospital, wo sie Medizinstudenten und Assistenzärzte unterrichtet. Sie betreut Patienten mit Schädel-Hirn-Traumata und Patienten in Kliniken für therapeutische Lebensstiländerung, die unter komplexen chronischen Krankheiten leiden, die oftmals multiple Autoimmunerkrankungen beinhalten, und führt außerdem klinische Studien durch. Sie ist selbst von einer chronisch fortschreitenden neurologischen Erkrankung betroffen: Sie hat sekundär progrediente Multiple Sklerose, die sie vier Jahre lang an einen Pflegerollstuhl fesselte. Sie führt ihre Genesung auf das Wahls Protocol zurück, das auf funktioneller Medizin basiert. Es ermöglicht ihr, heute täglich zehn Kilometer mit dem Fahrrad zur Arbeit zu fahren. 2014 veröffentlichte sie das Buch *Multiple Sklerose erfolgreich behandeln mit dem Paläo-Programm* über ihre Erfahrungen. Mehr über Dr. Wahls erfahren Sie unter *terrywahls.com.*

William Wilson

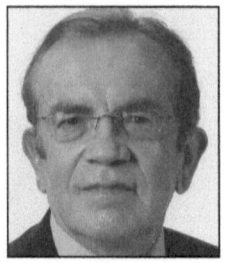

Dr. Wilson ist ein erfahrener Allgemeinmediziner, dem es am Herzen liegt, seinen Patienten beim Erlangen einer optimalen Gehirnfunktion zu helfen. Er machte 1970 seinen Abschluss am Macalester College und erwarb seinen Doktortitel 1974 an der University of Minnesota. Seine Facharztweiterbildung schloss er 1977 am Regions Hospital in St. Paul ab und verbrachte danach mehr als 30 Jahre als Hausarzt in der Region Iron Range im Norden Minnesotas, wo er einen Ansatz entwickelte, der durch einfache Änderungen in der Ernährung gleichzeitig die Stoffwechsel- und Hirngesundheit seiner Patienten verbesserte. 2008 zog er in die Region Boston, wo er jetzt als Krankenhausarzt arbeitet und über Gesundheit Vorträge hält, Artikel schreibt und bloggt. Dr. Wilson war einer der ersten Ärzte der Welt, die mit Hilfe eines revolutionären neuen Krankheitsmodells (das er Carbohydrate-Associated Reversible Brain Syndrome oder CARB-Syndrom nennt) nachweisen konnten, dass unsere moderne Ernährung voller verarbeiteter Nahrungsmittel die Hirnfunktion negativ beeinflusst. Mit dem CARB-Syndrom-Krankheitsmodell als Richtlinie hat Dr. Wilson tausenden Menschen dabei geholfen, durch das Befolgen seines einfachen und sicheren Behandlungsprogramms ihre Gesundheit und ihre Hirnfunktion zu verbessern. Mehr über Dr. Wilson erfahren Sie unter *www.carbsyndrome.com*.

Jay Wortman

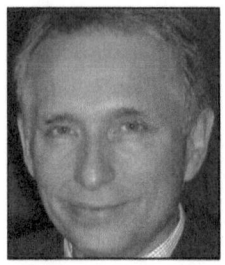

Dr. Wortman erhielt seinen Bachelor of Science in Chemie und Biologie von der University of Alberta und seinen Doktortitel von der University of Calgary; seine Weiterbildung als Facharzt in Allgemeinmedizin absolvierte er an der University of British Columbia. Aufgrund seines Interesses an den Ernährungswissenschaften erhielt er dort eine Stelle an der Faculty of Medicine, wo er die Wirksamkeit der traditionellen Ernährung der Namgis-Indianer zur Behandlung von Fettleibigkeit, dem metabolischen Syndrom und Diabetes Typ 2 untersuchte. Die Studie war Thema der CBC-Dokumentation *My Big Fat Diet*. Dr. Wortman ist anerkannter Fachmann auf dem Gebiet kohlenhydratarmer, ketogener Ernährungsformen zur Behandlung von Fettleibigkeit, dem metabolischen Syndrom und Diabetes Typ 2. 2010 erhielt er den Award for Excellence der Nutrition and Metabolism Society und 2002 den National Aboriginal Achievement Award for Medicine. Dr. Wortman praktiziert derzeit in West Vancouver, wo er mit seiner Frau und seinen Kindern lebt. Mehr über Dr. Wortman erfahren Sie unter *www.drjaywortman.com.*

Dies sind wirklich 22 Topexperten, was kohlenhydratarme, fettreiche, ketogene Ernährungsformen mit mäßig Eiweiß zur therapeutischen Anwendung angeht. Zusätzlich wird mein Mitautor Dr. Eric Westman, der auch ein wahrer Experte auf diesem Gebiet ist, zwischendurch seine Gedanken und Erfahrungen im gesamten Buch unter der Überschrift »Dr. Eric Westman« mit Ihnen teilen. Hier seine erste Anmerkung:

Dr. Eric Westman
Es ist mir ein Vergnügen, Jimmy Moore zu helfen, die Wissenschaft der ketogenen Ernährungsweisen in eine einfache Sprache zu übersetzen, die jeder verstehen kann.

Die Zitate unter der Überschrift »Expertenwissen – kurz & klar« können manchmal vielleicht etwas wissenschaftlich geraten sein, da sie von Ärzten und Fachleuten stammen. Aber lassen Sie sich davon nicht abschrecken. Der Zweck dieses Buches ist, Ihnen eine grundlegende Erklärung dessen zu geben, was Ketonkörper sind, wie die Ketose funktioniert und was Sie tun können, um eine ketogene Ernährung einzuhalten. Ich möchte diese Ideen so kristallklar und verständlich für Sie machen, dass Sie sogar noch mehr über die Ketose erfahren möchten. Deshalb gibt es am Ende dieses Buches ein Glossar, das Ihnen Wörter oder Sätze erklärt, über die Sie möglicherweise stolpern.

Sind Sie bereit für etwas ketogene Ernährung für Einsteiger? Dann lassen Sie uns anfangen!

Kapitel 1

Was ist eine Ketose und warum ist sie erstrebenswert?

EXPERTENWISSEN – KURZ UND KLAR   »Ich glaube, dass Ketose auf einem geringen Niveau der natürlichste und optimale Stoffwechselzustand für Menschen ist. Historisch betrachtet hat sich unser Genom so entwickelt, dass es sich auf Grundlage der verfügbaren Nahrungsmittel perfekt exprimiert. Daher ist es aus epigenetischer Perspektive der beste Weg zur Kommunikation mit unserer DNA, ihr die Signale zur Verfügung zu stellen, die sie seit Jahrtausenden von uns erwartet.«

Dr. David Perlmutter

Worum in aller Welt geht es also bei diesem ganzen Keto-, Ketonkörper-, Ketose-, ketogenen Ding genau? Innerhalb der medizinischen Branche ist es kein besonders verbreitetes Konzept, und oft wird auch nicht gerade positiv darüber gesprochen. Wenn es in den Medien oder von Gesundheitsbehörden thematisiert wird, dann meist in einem negativen Kontext (worüber wir in Kapitel 3 berichten). Ketogene Ernährungsformen wurden seit den 1920er Jahren sehr wirksam eingesetzt, um Epilepsieanfälle bei Kindern in den Griff zu bekommen, die auf keine andere Therapie ansprachen. Bei dieser Version der ketogenen Ernährung wurde Fett zu Eiweiß und Kohlenhydraten (kombiniert) in einem Verhältnis von 4:1 verwendet.

Die therapeutische Behandlung von epileptischen Anfällen im Zusammenhang mit dem »K«-Wort bei der Beschreibung von Dr. Atkins kohlenhydratarmem, fettreichem Ernährungsansatz haben dazu geführt, dass die ketogene Ernährung als »extreme« Ernährung betrachtet wurde. Nichts könnte weiter von der Wahrheit entfernt sein. Ab Kapitel 16 werden Sie sehen, dass inzwischen nachgewiesen wurde, dass dieser Ernährungsansatz bemerkenswert positive Ergebnisse bei einer großen Vielzahl der heute häufigsten chronischen Erkrankungen erzielt.

EXPERTENWISSEN – KURZ UND KLAR – Die ketogene Ernährung wurde in den 1920er und 1930er Jahren auch zur Behandlung bei Epilepsie angewendet, obwohl der Grund für ihre Wirksamkeit immer noch nicht gefunden wurde. Mit der Einführung des antikonvulsiven Medikaments Dilantin im Jahr 1937 fiel sie dann in Ungnade.

Dr. Keith Runyan

Wie so oft wurde aber leider die Öffentlichkeit nicht richtig über die Ketose aufgeklärt. Stattdessen wurde Panik geschürt wegen der Veränderungen in der Ernährungsweise, die zur Herbeiführung der Ketose notwendig sind. Ebenso wie Cholesterin, das nicht schuld an Herzerkrankungen ist (wie wir in *Cholesterol Clarity* erklärt haben), sind Ketonkörper giftige Substanz in Ihrem Körper, die Sie um jeden Preis vermeiden müssen. Wir werden versuchen, möglicherweise noch vorhandene Ängste zu zerstreuen, indem wir Ihnen in einfacher Sprache erklären, was Ketose wirklich ist und warum sie überhaupt nicht schlimm ist.

Dr. Eric Westman
Sogar in der medizinischen Literatur kommen Ketonkörper schlecht weg. Ein Artikel von Stoffwechselexperten aus dem Jahr 2003 trägt zum Beispiel den Titel: Ketonkörper: Das ›hässliche Entlein‹ des Stoffwechsels (Originaltitel: »Ketones: Metabolism's ›Ugly Duckling‹«).

Starten wir erst einmal mit einer genauen Definition von Ketose: Ketose ist der Stoffwechselzustand, der durch eine sehr kohlenhydratarme, fettreiche Ernährung mit mäßig Eiweiß entsteht, bei dem Ihr Körper von der Verwendung von Glucose als primärem Treibstoff zur Verwendung von Ketonkörpern übergeht. Ketonkörper werden produziert, indem der Körper Fett verbrennt. Sie werden hauptsächlich dann als alternative Energiequelle benutzt, wenn Glucose nicht verfügbar ist.

Anders gesagt wechselt Ihr Körper von der Zucker- zur Fettverbrennung. Die Umstellung kann – abhängig von Ihrer derzeitigen Ernährung und Ihrem Lebensstil – ein paar Tage oder aber mehrere Wochen oder gar Monate dauern. Das »in Ketose sein« bedeutet also einfach, dass Sie Fett verbrennen. Geduld und Ausdauer sind beim Verfolgen einer Ketose ein absolutes Muss.

Lassen Sie mich Ihnen eines ganz deutlich sagen, über das Sie wahrscheinlich bereits nachdenken: Ja, Ketose ist ein völlig *normaler* Stoffwechselzustand. Neugeborene, die ausschließlich gestillt werden, gelangen laut der Kinderärztin Dr. Mary Newport innerhalb von zwölf Stunden nach der Geburt in den Zustand einer Ketose, und die Ketonkörper liefern etwa 25 Prozent ihres Energiebedarfs. 10 Prozent der Fette der menschlichen Muttermilch bestehen nach der Geburt aus mittelkettigen Triglyceriden (MKT oder MCT), die von der Leber in Ketonkörper umgewandelt werden. Das ist einer der Gründe, weshalb nahezu jede auf dem Markt verkaufte Säuglingsnahrung MCT-Öle und Kokosöl enthält, die »den Fetten in der Muttermilch ähnlich sind«. Dr. Newport erklärt, dass dies ein klarer Hinweis darauf ist, dass »Ketonkörper von Geburt an und möglicherweise noch davor eine wichtige Rolle spielen«.

Wenn Sie jemals nach einem langen Ausschlafen das Frühstück weggelassen haben, dann haben Sie vermutlich bereits mit der Produktion von Ketonkörpern begonnen, und es befinden sich Spuren davon in Ihrem Blut. Ernähren Sie sich von sehr wenigen Kohlenhydraten, mäßigen Mengen Eiweiß und vielen gesunden gesättigten und einfach ungesättigten Fetten, dann fangen diese Ketonkörper an, sich zu vermehren, bis sie die Antriebsart Ihres Körpers dominieren; von nun an ist sehr wenig Glucose für die Körperfunktion nötig. Dieses Buch wird Ihnen zeigen, warum dies ein sehr guter und sogar empfehlenswerter Zustand für Ihren Körper ist. Außerdem ist es sinnvoll, dass unser Körper auf diese Art zu essen (genau wie unsere Vorfahren, die Jäger und Sammler, es taten) gemacht sind.

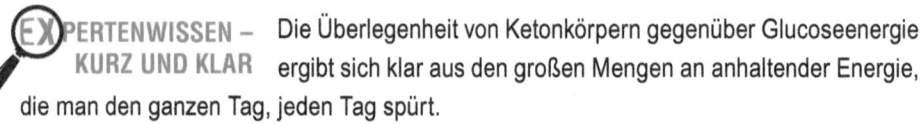

EXPERTENWISSEN – Die Überlegenheit von Ketonkörpern gegenüber Glucoseenergie
KURZ UND KLAR ergibt sich klar aus den großen Mengen an anhaltender Energie, die man den ganzen Tag, jeden Tag spürt.

Stephanie Person

Dr. William Wilson, Allgemeinmediziner und Experte für den Zusammenhang von Ernährung und Hirnfunktion, erklärt, dass »wir Menschen während des größten Teils unserer Evolutionsgeschichte sowohl Glucose als auch Ketonkörper zur Energiegewinnung verwendet haben«. Er geht davon aus, dass unsere Vorfahren in der Altsteinzeit Glucose als bevorzugten Treibstoff nutzten, wenn nichttierische Nahrung verfügbar war – aber wollen Sie raten, was sie in Zeiten von Nahrungsknappheit antrieb oder wenn tierische Nahrung ihre primäre Kalorienquelle war?

Richtig: Ketonkörper! »Somit haben unsere Vorfahren die meiste Zeit im Zustand der Ketose verbracht«, schließt Dr. Wilson. Er fügt hinzu: »Hätten unsere frühen Vorfahren keinen Weg entwickelt, um Ketonkörper für Energie zu nutzen, wäre unsere Spezies schon vor Ewigkeiten auf der Liste bedrohter Arten gelandet!«

Die Inuit sind ein perfektes Beispiel für ein ketogenes Volk. Seit tausenden von Jahren nehmen sie eine sehr fettreiche und sehr kohlenhydratarme Ernährung zu sich, die sie vollständig mit Energie und Ausdauer versorgt. 1879 machte sich Frederick Schwatka, Leutnant der US-Armee, Arzt und Anwalt, zu einer Arktisexpedition auf, um nach den Aufzeichnungen zweier Schiffe der Royal Navy zu suchen, die 1845 verschwunden waren. Schwatka begann seine Reise im April 1879 mit 18 Personen, einschließlich mehrerer Inuitfamilien. Sie hatten ausreichend Nahrung für einen Monat und reichlich Jagdausrüstung bei sich. Er stellte fest, dass der Verzehr der Inuit-Nahrung mit viel tierischem Fett ihm nach einer Anpassungszeit auch bei stundenlangen Fußmärschen Kraft gab. Dies war eines der ersten Erkenntnisse der Keto-Adaption, also der Umstellung des Stoffwechsels. Der Prozess des Übergangs von der Zucker- zur Fettverbrennung ist auch heute noch als das »Schwatka-Gebot« bekannt.

EXPERTENWISSEN – KURZ UND KLAR Ketonkörper stellen einen alternativen Treibstoff für das Gehirn, das Herz und die meisten anderen Organe dar, wenn der Glucose- und Insulinspiegel im Blutserum niedrig ist – das heißt bei einer sehr kohlenhydratarmen Ernährung. Ketonkörper werden vom Herzen gegenüber Glucose bevorzugt und können von den meisten Teilen des Gehirns genauso gut wie Glucose verwendet werden. Es gibt einen wachsenden Forschungsbestand, der ihre vorteilhaften Auswirkungen auf das Altern, Entzündungen, Stoffwechsel, Kognition und sportliche Leistung bestätigt.

Franziska Spritzler

Noch bevor eine entsprechende Technologie zur Messung überhaupt existierte, stellte Schwatka fest, dass sein Körper vermehrt Ketonkörper produzierte; sie tauchten im Blut überwiegend als β-Hydroxybutyrat (BHB) auf. (Über die verschiedenen Technologien zur Messung des Vorhandenseins von Ketonkörpern sprechen wir in Kapitel 8 ausführlicher.) BHB wird in der Leber synthetisiert und kann von fast jeder Zelle im Körper, einschließlich der Gehirnzellen, als Energiequelle verwendet werden. Betrachten Sie Ketonkörper also genau so, wie wir derzeit Glucose betrachten, nämlich als Energiequelle. Schauen Sie sich einmal an, wie unglaublich ähnlich die Molekülstrukturen von Ketonkörpern und Glucose tatsächlich sind. (Das ist ein bisschen streberhaft, aber es ist für Sie wichtig mit eigenen Augen zu sehen, warum Ketonkörper als Treibstoff verwendet werden, wenn keine Glucose vorhanden ist.)

Acetoacetat (Urinketon)

$$C-\overset{\overset{\displaystyle O}{\|}}{C}-C-\overset{\overset{\displaystyle O}{\|}}{C}-CoA$$

β-Hydroxybutyrat (Blutketon)

$$C-\overset{\overset{\displaystyle OH}{|}}{C}-C-\overset{\overset{\displaystyle O}{\|}}{C}-OH$$

Aceton (Atemketon)

$$C-\overset{\overset{\displaystyle O}{\|}}{C}-C$$

Acetyl-CoA (wichtiger Bestandteil des sogenannten Krebs- oder Citratzyklus' – dem Prozess, durch den Zellen Energie erzeugen)

$$H-\overset{\overset{\displaystyle H}{|}}{\underset{\underset{\displaystyle H}{|}}{C}}-\overset{\overset{\displaystyle O}{\|}}{C}-CoA$$

C	Kohlenstoffatom
O	Sauerstoffatom
H	Wasserstoffatom
CoA	Coenzym A
—	Einfachbindung
=	Doppelbindung

Glucose

$$H-\overset{\overset{\displaystyle H}{|}}{\underset{\underset{\displaystyle H}{|}}{C}}-\overset{\overset{\displaystyle OH}{|}}{\underset{\underset{\displaystyle H}{|}}{C}}-\overset{\overset{\displaystyle OH}{|}}{\underset{\underset{\displaystyle H}{|}}{C}}-\overset{\overset{\displaystyle OH}{|}}{\underset{\underset{\displaystyle H}{|}}{C}}-\overset{\overset{\displaystyle H}{|}}{\underset{\underset{\displaystyle H}{|}}{C}}-\overset{\overset{\displaystyle OH}{|}}{\underset{\underset{\displaystyle H}{|}}{C}}=O$$

Sehen Sie die große Ähnlichkeit im Aufbau dieser Moleküle? Sie bestehen alle aus denselben Elementen (Kohlenstoff, Wasserstoff und Sauerstoff) und haben alle etwa dieselbe Größe. Das ermöglicht dem Körper, sie alle als Energiequellen zu nutzen. Wir sollten vor dem einen nicht mehr Angst haben als vor dem anderen. Sind Sie ein Zuckerverbrenner, nutzt Ihr Körper Glucose als Treibstoffmolekül, um Ihnen die Energie zum Funktionieren zu liefern. Gewöhnen Sie Ihren Körper daran, stattdessen ein Fettverbrenner zu sein, werden Ketonkörper die Treibstoffmoleküle der Wahl. Egal ob Sie Glucose oder Ketonkörper als Haupttreibstoff verwenden – Ihr Körper verbrennt immer noch weitere Treibstoffe wie Fettsäuren und Alkohol.

Warum aber sollten Sie die verbrannten Zuckermengen verringern und in einen Zustand der Ketose übergehen? Welche Vorteile hat man davon, Ketonkörper anstelle von Glucose als primäre Energiequelle zu nutzen? Das ist wirklich die Eine-Million-Dollar-Frage. Sobald Sie verstehen, warum eine Verringerung der Zucker-verbrennung und eine Erhöhung der Ketose Ihnen bei bestimmten gesundheitlichen Aspekten helfen kann, werden Sie Ihre Ernährung sofort umstellen wollen.

Dr. Eric Westman
Es ist nicht überraschend, dass sich die Forschung so stark auf den Glucose-stoffwechsel und nicht auf den Keton- und Fettstoffwechsel konzentriert hat. In den letzten hundert Jahren, ungefähr seit die Standards der modernen Forschung entwickelt wurden, enthielt die Ernährung der meisten Menschen im Westen Kohlenhydrate, weshalb es einfach sinnvoll war, die Wirkung von Kohlenhydraten und Glucose zu untersuchen.

Ben Greenfield, ein Spitzentriathlet, der die Ketose zur Optimierung seiner sportlichen Leistung nutzt, erklärt, dass es für ihn drei Hauptgründe gibt, die Ketose anzu-streben: 1. die Überlegenheit von Fetten als Treibstoff im Stoffwechsel; 2. die mentale Verbesserung, die sich bei einem ausreichenden Ketonkörperspiegel einstellt; und 3. die größere Gesundheit und verlängerte Lebenszeit, die sich aus der natürlichen Kontrolle des Blutzuckerspiegels beim Vorhandensein von mehr Ketonkörpern ergibt.

Ketonkörper sind die bevorzugte Treibstoffquelle für Muskeln, Herz, Leber und Gehirn. Diese lebenswichtigen Organe können Kohlenhydrate nicht gut verarbei-ten; sie nehmen sogar Schaden, wenn wir zu viele Kohlenhydrate konsumieren.

EXPERTENWISSEN – KURZ UND KLAR Ketonkörper sind eine großartige und für viele Gewebe – wie das Gehirn – viel bessere Treibstoffquelle als die Alternative Glucose. Durch das Erforschen der Biologie des Alterns habe ich immer mehr Vorteile für die Gesundheit entdeckt. Das ist auch der Grund, weshalb ich darauf kam, Diabetes durch eine fettreiche Ernährung zu behandeln. Ich interessierte mich für Diabetes Typ 2 als Modell für eine beschleunigte Alterung. Seit über 20 Jahren bin ich überzeugt von der starken – vielleicht sogar ursächlichen – Verbindung zwischen einer fettreichen, sehr kohlenhydrat-armen Ernährung mit mäßig Eiweiß und dem Verlangsamen der biologischen Alterung.

Dr. Ron Rosedale

Die Ketose ist außerdem eine ausgezeichnete Möglichkeit, um Körperfett zu verlieren. Ketonkörper sind ein Nebenprodukt der Verbrennung von Fett als Treibstoff. Anders gesagt: Das Verbrennen von Fett erzeugt Ketone. Sind Sie keto-adaptiert, gewinnen Sie sowohl aus Ihrem Körperfett als auch aus dem Fett in der Nahrung Energie. Verzehren Sie jedoch überschüssige Kohlenhydrate, verwandeln sich diese in Körperfett, das nicht einfach als Treibstoff verbrannt werden kann. Deshalb möchten Sie den Zustand der Ketose erreichen: Er ist das Paradies der Fettverbrennung!

Eine kohlenhydratarme, fettreiche, ketogene Ernährung ist ein sehr kraftvoller und hocheffektiver Weg zur Fettverbrennung, der besonders für übergewichtige oder fettleibige Menschen geeignet ist. Als ich 2004 81 Kilogramm abgenommen habe, war das meiste des Gewichts, das ich verlor, Körperfett. Mein Körper funktionierte sehr gut mithilfe von Fettsäuren und Ketonkörpern, da ich ihm nicht die großen Mengen an Kohlenhydraten zuführte, die ihn weiter als Zuckerverbrenner hätten laufen lassen. In Kapitel 5 erklären wir genauer, wie viele Kohlenhydrate Sie zu sich nehmen sollten, um in die Ketose zu gelangen.

EXPERTENWISSEN – KURZ UND KLAR — Auch bei Gewichtsproblemen ist die Reaktion auf den ketogenen Ansatz tendenziell sehr gut. Schließlich ist es schwer, die Verbrennung von Körperfett anzukurbeln, wenn man die ganze Zeit damit beschäftigt ist, Zucker und Stärke zu verbrennen. Sobald diese alternativen Treibstoffe aus dem Weg geräumt sind, ist der Körper mehr als froh darüber, stattdessen zur Verbrennung von Ketonkörpern und freien Fettsäuren überzugehen.

Nora Gedgaudas

Hier einige der vielen gesundheitlichen Vorteile, die sich in der Ketose einstellen:

▶ natürliche Kontrolle von Hunger und Appetit
▶ müheloser Gewichtsverlust und müheloses Gewichthalten
▶ mentale Klarheit
▶ tieferer, erholsamerer Schlaf
▶ normalisierte Stoffwechselfunktion
▶ stabiler Blutzucker und wiederhergestellte Insulinsensitivität
▶ weniger Entzündungen

- ▶ Glücksgefühle und allgemeines Wohlbefinden
- ▶ niedrigerer Blutdruck
- ▶ erhöhtes HDL-Cholesterin (gutes Cholesterin)
- ▶ verringerte Triglyceride
- ▶ Verringerung oder Beseitigung von LDL-Cholesterin (schlechtes Cholesterin)
- ▶ Fähigkeit, zwölf bis 24 Stunden ohne Mahlzeiten auszuhalten
- ▶ Verwendung gespeicherten Körperfetts als Treibstoffquelle
- ▶ endlos Energie
- ▶ Beseitigung von Sodbrennen
- ▶ verbesserte Fruchtbarkeit
- ▶ Vorbeugung von Schädel-Hirn-Traumata
- ▶ gesteigerter Sexualtrieb
- ▶ verbessertes Immunsystem
- ▶ verringerte Alterung durch geringere Produktion freier Radikale
- ▶ Verbesserung der Blutchemie
- ▶ optimierte kognitive Funktion und verbessertes Gedächtnis
- ▶ Verringerung von Akne und anderen Hautproblemen
- ▶ erhöhtes Verständnis der Auswirkungen von Nahrungsmitteln auf Ihren Körper
- ▶ Verbesserung der Gesundheitsmarker im Stoffwechsel
- ▶ schnellere und bessere Regeneration nach dem Sport
- ▶ verringerte Angstgefühle und Stimmungsschwankungen

Ich könnte noch lange weitermachen, aber ich denke, Sie haben mich verstanden. Die Ketose ist etwas, das für Sie erstrebenswert ist, wenn Sie mit Gewichts- oder Gesundheitsproblemen zu kämpfen haben und mit Ihrer aktuellen Strategie nicht die Ergebnisse erzielen, die Sie sich wünschen. Später in diesem Buch werden wir auf verschiedene Erkrankungszustände eingehen, die durch eine ketogene Ernährung drastisch verbessert werden und auf sie sogar besser ansprechen als auf einige der besten verfügbaren Medikamente. Es ist spannend, darüber nachzudenken, dass man solche unglaublichen Erfolge durch die Ernährung und nicht durch ein Medikament erzielen kann.

EXPERTENWISSEN – KURZ UND KLAR   Ich begann mich für die Ketose zu interessieren, weil ich neugierig war. Ich hatte Berichte darüber gehört, die mich gefesselt hatten – aber würde sie tatsächlich in der klinischen Praxis funktionieren? Bei jedem? Und wie gut? Ich wollte helfen, diese Fragen für mich und den Rest der Wissenschaftsgemeinschaft zu beantworten.

Bryan Barksdale

Wenn die Ketose also derart erstrebenswert ist, warum schweigen dann die Gesundheitsbehörden darüber oder äußern sich sogar negativ? Ganz unverdient hat sie einen schlechten Ruf bekommen. Das ist besonders unglücklich, wenn man an all die unzähligen Leben denkt, die sie verbessern könnte. Wie bei vielen Dingen im Leben sind schlichtweg Angst und Missverständnis dessen, was eine Ketose wirklich bedeutet, die Ursache.

Ein Teil des Problems liegt im Wort *Ketose* selbst, denn es ähnelt stark der *Ketoazidose*, einem medizinischen Ausdruck, der einen lebensbedrohlichen Zustand bei Typ-1-Diabetikern beschreibt. Viele Ärzte finden den Gedanken erschreckend, zuzulassen, dass einer ihrer Patienten sich in den Zustand der Ketose begibt, weil sie sofort an all die negativen Nebenwirkungen der Ketoazidose denken. Diese Verwirrung hat möglicherweise viele Patienten in einem Krankheitszustand gefangen gehalten – während eine ketogene Ernährung gewaltige Verbesserungen für ihre Gesundheit hätte bringen können. Es ist eine traurige Tatsache, dass es auch unter Ärzten viele Ignoranten gibt – ebenso wie unter den Menschen, auf deren Rat wir in Gesundheitsfragen vertrauen.

EXPERTENWISSEN – KURZ UND KLAR   Wenn ich Patienten frage, ob sie schon einmal von ketogener Ernährung gehört haben, ernte ich als Antwort normalerweise einen leeren Blick. Interessiert sich jemand dafür, diese Ernährungsweise auszuprobieren, bekommt er vermutlich von seinem herkömmlich ausgebildeten Hausarzt nicht viel Unterstützung. Die meisten Ärzte sind kaum in Ernährungsfragen ausgebildet, und Ketose kennen sie nur im Zusammenhang mit Diabetespatienten und der Ketoazidose. Schlussendlich haben viele Ärzte Vorurteile gegenüber der Ketose. Das bedeutet, dass die meisten Menschen sich selbst informieren müssen. Ich denke, dass dieses Buch, das Sie gerade in der Hand halten, diese Informationslücke deutlich auffüllen wird.

Dr. Bill Wilson

Einer meiner Blog-Leser ist ein 60 Jahre alter Mann namens Chris aus Austin in Texas, der mir erzählte, was passierte, als er zu seinem Arzt ging, nachdem er sich bereits eine Weile ketogen ernährt hatte. Bei einer ärztlichen Untersuchung, die er für seine Arbeit benötigte, gab Chris der Arzthelferin eine Urinprobe, in der sie das Vorhandensein von Ketonen entdeckte und ihn darüber zu belehren begann, wie gefährlich das sei. Der Arzt fragte ihn, ob er hungern würde, aber Chris erklärte, dass er sich kohlenhydratarm und fettreich ernähren würde. Der Arzt drang nun sofort darauf, dass Chris damit beginnen müsse, die Ketone aus seinem Körper zu spülen, weil er ansonsten riskieren würde, Diabetes zu bekommen. Der Arzt drohte Chris damit, eine schlechte Gesundheit zu attestieren, sollte er sich nicht fügen.

»Ich war fassungslos«, berichtete mir Chris. Der Arzt meinte es todernst.

Wenn er an diese Begegnung zurückdenkt, frustriert es Chris, dass so viele andere Patienten, die ebenfalls versuchen, mit Ketose ihre Gesundheit zu verbessern, gerade von den Menschen davon abgehalten werden, die ihnen eigentlich helfen sollten. »Es zeigt, wie ignorant Ärzte sein können«, sagte Chris. »Eine einfache Fehleinschätzung der Ketonkörper kann im Leben eines Menschen verheerenden Schaden anrichten.« Die Uninformiertheit seines Arztes über Ketonkörper im Urin verdeutlicht eines der größten Hindernisse von Menschen, die sich konsequent ketogen ernähren möchten.

EXPERTENWISSEN – KURZ UND KLAR Die ernährungsbedingte Ketose ist keine Ketoazidose. Trotzdem gibt es viele Ärzte, die auf Ketonkörper reflexartig reagieren. Ihr Wissen ist eingeschränkt und vermutlich voreingenommen. Hoffentlich werden die Informationen in diesem Buch sowohl Verbraucher als auch Menschen in medizinischen Berufen weiterbilden und ihre Bedenken gegenüber einer ketogenen Ernährung verringern. Sie ist ein sicherer und gesunder Weg, um die Fettleibigkeitskrise anzugehen, in der wir uns befinden.

Jackie Eberstein

Warum aber sind Ärzte bei einer Ketoazidose besorgt? Erhält ein Diabetiker nicht die notwendige Menge Insulin, reagiert sein Körper, als würde er verhungern. Der Körper denkt, es gäbe gar keine Glucose mehr, weder aus der Nahrung noch aus den Glykogenspeichern; deshalb stellt er sich um auf die Fettverbrennung und beschleunigt die Ketonkörperproduktion, damit sie als alternative Energiequelle genutzt werden können. Das Problem dabei ist, dass bei diesem Diabetiker kein

Mangel an Glucose besteht – tatsächlich hat er einen erhöhten Blutzuckerspiegel. Das Hormon Insulin ermöglicht der Glucose, in die Zellen zu gelangen; ohne es weiß der Blutzucker nicht, wohin, und sammelt sich im Blut an; das geschieht selbst dann, wenn der Körper immer weiter Ketonkörper produziert. Sobald der Gehalt des Blutketons β-Hydroxybutyrat (BHB) sich 20 mmol/l nähert, wird der Diabetes-patient sehr krank und kann ins Koma fallen. Die Ketoazidose kann sogar lebens-bedrohlich sein. Man sollte unter keinen Umständen mit ihr spaßen. Aber denken Sie daran, dass dieser Zustand nur Typ-1-Diabetiker betrifft und nur sehr selten vollständig von Insulin abhängige Typ-2-Diabetiker.

Bei Nichtdiabetikern ist es unmöglich, dass diese Ereignisse eintreten. Können Sie in Ihrem Körper auch nur eine kleine Menge an Insulin produzieren, bleiben die Ketonkörper auf natürliche Art und Weise in einem sicheren Bereich. Wie Sie in Kapitel 9 lesen werden, habe ich während meines einjährigen Experiments, in eine Ketose zu gelangen, den Ketongehalt in meinem Blut zwei Mal täglich gemessen – und der höchste Wert, den ich dabei jemals gesehen habe, waren 6,4 mmol/l. Das ist weniger als ein Drittel der als gefährlich angesehenen Menge.

EXPERTENWISSEN – KURZ UND KLAR Tausende Menschen halten kohlenhydratarme Ernährungswei-sen ein, und auch wenn ein wesentlicher Teil der medizinischen Gemeinschaft nach Nachteilen sucht: Es wurden keine gefunden. Das sind starke, wahr-scheinlich unwiderlegbare Beweise dafür, dass kohlenhydratarme Ernährungsformen si-cher sind. Das ist der Grund, weshalb wir uns damit beschäftigen.

Dr. Richard Feinman

Ein weiterer wichtiger Punkt ist, dass der Anstieg der Ketonwerte im Blut, der bei Diabetikern zur Ketoazidose führt, zusammenhängt mit einem gleichzeitigen Anstieg des Blutzuckerspiegels. Wird die Ketose aber für therapeutische Zwecke bei Nichtdiabetikern angewendet, sinkt der Blutzucker. Das ist ein großer Unterschied, der Ihre Bedenken verringern sollte, wenn Sie sich überhaupt Sorgen wegen stren-ger Warnungen Ihres Arztes machen.

Im nächsten Kapitel sehen wir uns die Unterschiede zwischen einer ketogenen Ernährungsweise und der traditionellen Atkins-Diät an. Manche Menschen ver-wenden beides synonym, und es gibt wirklich ein paar Ähnlichkeiten. Wir werden Ihnen aber dabei helfen, die kleinen, aber sehr wichtigen Unterschiede zu verste-hen.

EXPERTENWISSEN – KURZ UND KLAR Sie haben vielleicht gehört, dass die Ketose ein ›gefährlicher Zustand‹ für den Körper ist. Aber Ketose bedeutet einfach, dass Ihr Körper eine große Menge natürlicher, fettbasierter Energiequellen verstoffwechselt. Ketonkörper sind Moleküle, die während des Fettstoffwechsels erzeugt werden – und das kann Fett aus der Avocado sein, die Sie gerade gegessen haben, oder Fett aus dem Fettgewebe an Ihrer Taille.

Ben Greenfield

Keto in Kürze

→ **Ketogene Ernährungsformen wurden früher zur Behandlung von Epilepsie angewendet.**

→ **Kohlenhydratarme, fettreiche Ernährungsweisen werden oftmals als »extrem« angesehen, sie sind es aber nicht.**

→ **Die Ketose bringt Ihren Körper dazu, von der Zuckerverbrennung auf die Fettverbrennung umzustellen.**

→ **Die Ketose ist ein völlig normaler Stoffwechselzustand.**

→ **Ketonkörper spielen in der Gesundheit des Menschen von Geburt an eine wichtige Rolle.**

→ **Dank der Ketonkörper konnten unsere altsteinzeitlichen Vorfahren Nahrungsmittelknappheiten durchstehen.**

→ **Die Inuit haben die Bedeutung der Keto-Adaption erkannt.**

→ **Die Strukturformeln von Glucose und den Ketonkörpern sind sehr ähnlich.**

→ **Ketonkörper sind die bevorzugte Treibstoffquelle für Muskeln, Herz, Leber und das Gehirn.**

→ **Wenn Sie keto-adaptiert sind, kommt Ihre Energie aus dem Körperfett und dem Fett, das Sie verzehren.**

→ **Sie sollten über eine Ketose nachdenken, wenn Sie mit Ihrem Gewicht oder der Gesundheit Probleme haben.**

→ **Die Bezeichnung Ketose wird unglücklicherweise häufig mit der Ketoazidose verwechselt.**

→ Im Gesundheitswesen tätige Menschen denken manchmal (fälschlicherweise), dass Ketonkörper schädlich sind.

→ Zur Ketoazidose kommt es, wenn sehr hohe Ketonwerte gleichzeitig mit einem sehr hohen Blutzuckerspiegel auftreten.

→ Zur ernährungsbedingten Ketose kommt es, wenn erhöhte Ketonwerte gleichzeitig mit einem niedrigen Blutzuckerspiegel auftreten.

Kapitel 2

Was unterscheidet eine ketogene Ernährung von der Atkins-Diät?

EXPERTENWISSEN – KURZ UND KLAR Bei unseren Forschungsmäusen zeigten die üblichen Eiweißmengen der Atkins-Diät keine ketogene Wirkung. Sie förderten sogar Übergewicht. Die Atkins-Diät ist nicht wirklich ketogen, zumindest nicht bei Mäusen.

Dr. Charles Mobbs

Eine ketogene Ernährungsweise ist im Grunde nichts Neues, und dies dank des verstorbenen Dr. Robert C. Atkins. Er hat maßgeblich am Bekanntwerden eines kohlenhydratarmen, fettreichen Ernährungsansatzes zur Fettverbrennung und zur Produktion von Ketonkörpern beigetragen. Als Dr. Atkins Anfang der 1970er Jahre damit begann, die Ketose zu empfehlen, waren die Methoden für deren Messung ziemlich primitiv. Aber dank neuer Technologien, die in den letzten Jahren entwickelt wurden, können wir die Ketonkörperproduktion berechnen, um sicherzugehen, dass Sie auch wirklich von den Vorteilen profitieren, die mit einer ketogenen Ernährung einhergehen.

Sollten Sie schon mal eine kohlenhydratarme Diät im Atkins-Stil gemacht haben, wissen Sie vermutlich bereits, wie wichtig es ist, sich in einer Ketose zu befinden, bei der Ihr Körper sich umstellt: weg von der Nutzung von Kohlenhydraten als primärer Treibstoffquelle, hin zur Verwertung von Fett (sowohl aus der Nahrung als auch gespeichertes Körperfett) und Ketonkörpern. Als er dies zum Kernstück seiner meistgekauften Bücher machte, war Dr. Atkins seiner Zeit weit voraus. Trotz ihrer hohen Auflagen wurde das »K«-Wort wegen der Verwechslung mit der diabetischen

Ketoazidose (wie in Kapitel 1 erklärt) jedoch schnell zu einem Tabu. Egal wie oft Dr. Atkins zu erklären versuchte, dass eine Ketose etwas anderes ist – der negative Stempel blieb. Deshalb lag der Schwerpunkt des Marketings für die Atkins-Diät immer stärker auf der Kohlenhydrateinschränkung und weniger auf der Ketose.

EXPERTENWISSEN – KURZ UND KLAR Es gab kein bestimmtes Verhältnis an Makronährstoffen, das wir für jeden Patienten zusammengestellt haben. Dr. Atkins wusste, was 20 Gramm Kohlenhydrate sind, und in welcher Reihenfolge er vorgehen wollte. Während wir die Kohlenhydrataufnahme erhöhten, überwachten wir die Veränderungen sowohl der Atem- als auch der Urinketone sowie das Aufkommen von Hunger und Gelüsten. Natürlich waren auch Verbesserungen der Laborwerte und jeweiligen Symptome wichtige Marker eines gesünderen Stoffwechsels.

Jackie Eberstein

Aus diesem Grund glaube ich, dass der Ausdruck »ernährungsbedingte Ketose« sehr viel besser beschreibt, worum es beim Erreichen einer Keto- oder Fett-Adaption dank einer sorgfältig zusammengestellten fettreichen, kohlenhydratarmen Ernährung mit mäßig Eiweiß geht – dieser Ausdruck hilft uns, uns von den Ängsten vor einer diabetischen Ketoazidose zu lösen und uns mehr darauf zu konzentrieren, wie wir die Ketose durch die Ernährung steuern können. Die Bezeichnung »ernährungsbedingte Ketose« hat sich dank einer Reihe von Büchern der Low-Carb-Forscher Dr. Stephen Phinney und Dr. Jeff Volek in den letzten Jahren in der Low-Carb-Gemeinschaft verbreitet. Zum ersten Mal verwendeten sie den Begriff in ihrem (gemeinsam mit dem Mitautor dieses Buches, Dr. Eric Westman, geschriebenen) *New-York-Times*-Bestseller *Die aktuelle Atkins-Diät* aus dem Jahr 2010. Es erschien 2011 auf Deutsch. Phinney und Volek nutzten den Begriff auch weiterhin und definierten ihn in ihren nachfolgenden Büchern *The Art and Science of Low Carbohydrate Living* und *The Art and Science of Low Carbohydrate Performance*. Die »ernährungsbedingte Ketose« war die beste Neuaufnahme in die Low-Carb-Sprache, seit wir damit aufgehört haben, von einer »kohlenhydratarmen Ernährung« zu sprechen, und damit begonnen haben, über den kohlenhydratarmen oder Low-Carb-Lebensstil zu reden.

Darüber hinaus hat Dr. Atkins zwar über die Ketose und ihre Rolle bei der Verbesserung der Gesundheit gesprochen, aber keine konkreten Ratschläge gegeben, wie sie zu erreichen ist. Für Ihre Gesundheit hat der Ketosezustand zahlreiche Vorteile, weshalb es wichtig ist, zu verstehen, wie wir dorthin gelangen.

Um die gesundheitlichen Vorteile einer ernährungsbedingten Ketose wirklich zu erfahren, müssen Sie den Makronährstoffmix finden, der für *Sie* richtig ist (darum geht es in den Kapiteln 5 bis 7). Wir schulden Dr. Atkins jede Menge Dank dafür, dass er uns die Vorteile der Ketose bewusst gemacht hat. Wir profitieren von seiner Arbeit und heben sie auf die nächste Stufe, indem wir Menschen dabei helfen, herauszufinden, was getan werden muss, um die Produktion von Ketonkörpern auf das Niveau zu bringen, das für sie die meisten Vorteile bietet. Eine ketogene Ernährung ist nicht für jeden Menschen gleich, da wir alle verschiedene Stufen der Kohlenhydratverträglichkeit haben; und diese Verträglichkeit wird Teil der Gleichung sein, wie Sie bald lernen werden.

EXPERTENWISSEN – KURZ UND KLAR Die grundlegende Formel ist größtenteils immer dieselbe: Zucker- und Stärkequellen in der Ernährung weglassen, mäßige Eiweißzufuhr von nicht mehr als 56 bis 85 Gramm pro Mahlzeit und so viel Fett aus verschiedenen natürlichen Quellen wie gewünscht oder wie erforderlich ist, um den Bedarf an essenziellen Fettsäuren zu decken und eine grundlegende Sättigung zu erreichen. Ich plane auch den großzügigen Verzehr von faserreichem Gemüse und Blattgemüse ein, um für wichtige Phytonährstoffe und Antioxidantien zu sorgen. Es kann roh, gekocht, fermentiert oder als roher, ungesüßter Saft verzehrt werden. All das muss an die besonderen Bedürfnisse und Toleranzen der Person angepasst werden. Hierfür werden die Blutketone sorgfältig überwacht, damit eine kontinuierliche Wirksamkeit gewährleistet ist.

Nora Gedgaudas

Worin liegen nun die größten Unterschiede zwischen einer wirklich ketogenen Ernährung und der kohlenhydratarmen, fettreichen Ernährung nach Dr. Aktins? Letztlich ist es ein ganz kleiner, aber sehr wichtiger Unterschied.

Die ernährungsbedingte Ketose, bei der der Körper zur Produktion von Ketonkörpern Fett verbrennt, kann nur durch eine kohlenhydratarme, fettreiche Ernährung mit mäßig Eiweiß erreicht werden. Eine kohlenhydratarme Ernährung nach Atkins-Art kann diese Anforderungen in einem Fall erfüllen, in einem anderen aber nicht, da es bei ihr im Schwerpunkt lediglich um die Einschränkung von Kohlenhydraten geht. Jeder Mensch reagiert anders darauf. Die einzige Möglichkeit festzustellen, ob eine Atkins-Diät eine Ketose hervorruft, ist der Test auf Keton-körper – allen voran die Ketonmessung im Blut.

Meist jedoch wurde die Ketose bislang mit Urinteststreifen gemessen. Diese Streifen verfärben sich beim Vorhandensein von Ketonkörpern (insbesondere Acetoacetat, dem im Urin vorkommenden Ketonkörper) pink oder violett. In ihrem Buch *The Art and Science of Low Carbohydrate Performance* empfehlen Phinney und Volek allerdings die Messung der Blutketone (β-Hydroxybutyrat) als bessere und zuverlässigere Art der Bestimmung der Ketonkörperwerte, was auch das An-visieren der optimalen Spanne von 0,5 bis 3 mmol/l ermöglicht. In Kapitel 8 werden wir darauf genauer eingehen. Fürs Erste reicht es zu wissen, dass die technischen Fortschritte bei der Messung es uns ermöglichen, mit größerer Genauigkeit zu bestimmen, ob sich jemand mit einer Atkins-Diät in einer ernährungsbedingten Ketose befindet.

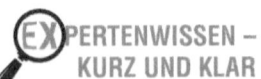

EXPERTENWISSEN – KURZ UND KLAR — Ohne Messung der β-Hydroxybutyrat-Werte können Sie nicht wissen, ob Sie sich in einer Ketose befinden. Bis die Blutketone hoch genug sind, wird sogar noch mehr Feinabstimmung erforderlich sein. Sobald eine Ketose erreicht wurde, ist es mit der Zeit nicht mehr nötig, ständig zu messen; es sei denn, es kommt zu Veränderungen in der Ernährung oder es kommen Stressoren wie Sport und Reisen hinzu.

Dr. Zeeshan Arain

Es ist zwar nicht unbedingt notwendig, überhaupt Messungen vorzunehmen, um die Vorteile der Ketose zu erfahren, aber ohne sie ist es ein Ratespiel. Kohlenhy-dratarm zu essen, ist mit Sicherheit ein wichtiger erster Schritt, aber es reicht nicht, um Ihre Ernährung wirklich ketogen zu machen. In ein paar Kapiteln tauchen wir kopfüber in die Einzelheiten ein, aber zunächst schauen wir uns im nächsten Kapi-tel an, was große Gesundheitsorganisationen über die Ketose sagen. Sie können sich denken, dass sie den massiven Fehlinformationen da draußen zum Opfer gefallen sind und die ernährungsbedingte Ketose mit der Ketoazidose verwechseln.

EXPERTENWISSEN – KURZ UND KLAR — Mir sind keine gravierenden negativen Auswirkungen einer lang-fristigen ernährungsbedingten Ketose bekannt.

Dr. Jay Wortman

Keto in Kürze

→ **Ketogene Ernährungsformen wurden erstmals durch den verstorbenen Dr. Robert C. Atkins bekannt.**

→ **Die kohlenhydratarme Atkins-Diät unterscheidet sich leicht von einer ketogenen Ernährung.**

→ **Änderungen darin, wie wir die Ketose benennen, können Ängste davor abschwächen.**

→ **Die Atkins-Diät enthält keine praktischen Hinweise zur Steigerung der Ketonkörperproduktion.**

→ **Was für das Erreichen eines Ketosezustands notwendig ist, variiert stark von Person zu Person.**

→ **Eine kohlenhydratarme Ernährung nach Atkins-Art kann ausreichend Ketonkörper erzeugen oder auch nicht.**

→ **Ohne Messung der Ketonwerte ist eine kohlenhydratarme, fettreiche Ernährung ein Ratespiel.**

Kapitel 3

Was sagen große Gesundheitsorganisationen über die Ketose?

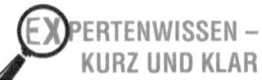 **EXPERTENWISSEN – KURZ UND KLAR** — Es gibt nicht ausreichend Daten, um zu beweisen, dass die Ketose gefährlich ist.

Stephanie Person

Sollten Sie gehört haben, was am häufigsten über die durch eine kohlenhydratarme, fettreiche Ernährung erzeugte Ketose gesagt wird, sind Ihnen zweifellos solch gemein klingende Ausdrücke wie »extrem«, »giftig«, »gefährlich«, »lebensbedrohlich« und »ungesund« begegnet. Es amüsiert mich, wenn diese übertriebene Rhetorik zur Beschreibung eines völlig normalen und natürlichen Stoffwechselzustands verwendet wird. Aber es ist enttäuschend, dass einige der lautesten Stimmen gegen ketogene Ernährungsformen den bedeutendsten Gesundheits- und Interessengruppen Amerikas gehören, wie wir unten zusammenfassen.

Die Haltungen, die diese Gruppen zur Ketose einnehmen, basieren auf Falschinformationen und Verwechslung. Wir werden im Verlauf dieses Buches erklären, warum diese Positionen falsch sind, und Ihnen die Wahrheit über die Ketose und ihre unglaublichen Gesundheitsvorteile darlegen. Zunächst aber die Falschinformationen, die wir zu korrigieren versuchen.

American Medical Association (AMA)

Die AMA ist eine sehr angesehene Organisation, die sich der Weiterbildung von Ärzten in Fragen der neuesten Gesundheitsinformationen und Behandlungsstandards widmet. Was hat sie über die Ketose zu sagen? Sie wird dort als »anormaler« Zustand beschrieben, der durch einen »Mangel an oder die ineffiziente Verwendung von Kohlenhydraten« entsteht. Du liebe Güte! Mit diesem Durcheinander werden wir uns in Kapitel 5 auseinandersetzen, aber für den Moment reicht es zu sagen, dass es so etwas wie einen Kohlenhydratmangel nicht gibt.

Quelle: American Medical Association Concise Medical Encyclopedia (2006)

EXPERTENWISSEN – KURZ UND KLAR Es gibt keine lebenswichtigen Kohlenhydrate ... Jeder, der Ihnen erklärt, Sie müssten Kohlenhydrate essen, um ein Gesundheitsproblem zu lösen, liegt völlig daneben.

Nora Gedgaudas

American Heart Association (AHA)

Die AHA ist eine weitere bekannte und angesehene Gesundheitsorganisation. Ihr Ziel es ist, die Bevölkerung mit Informationen über herzgesundes Leben zu versorgen. Sie ist kein Anhänger gesättigter Fette, da sie behauptet, diese würden Ihren Cholesterinspiegel so weit anheben, dass Sie eine Herz-Kreislauf-Erkrankung erleiden. Somit sollte es nicht überraschen, dass sie von einer kohlenhydratarmen, fettreichen, ketogenen Ernährung abrät, da sie »eiweißreich« sei, was zu »einem Ketose genannten Zustand« führt, der »zu Übelkeit führen kann«. Auch hier ist Unwissen im Überfluss vorhanden. In Kapitel 6 werden wir erklären, wie der *mäßige* Verzehr von Eiweiß bei der ketogenen Ernährung dabei hilft, die Ketonkörperproduktion für verschiedene Zwecke anzukurbeln (Übelkeit gehört nicht dazu).

Quelle: Website der American Heart Association

EXPERTENWISSEN – KURZ UND KLAR Ich denke, es wurde ziemlich schlüssig gezeigt, dass nur die fettreiche, nicht die eiweißreiche Ernährung in Verbindung mit einer geringen Kohlenhydrataufnahme die größten Vorteile für die Gesundheit hervorbringt.

Dr. Ron Rosedale

Die Mayo Clinic

Die Mayo Clinic, eine der führenden Klinik- und Forschungsgruppen des Landes, erkennt an, dass der Körper Fett als Treibstoff verbrennt. Aber sie behauptet, dass die Fettverbrennung ohne den Verzehr großer Mengen an Kohlenhydraten »Nebenprodukte« in Form von Ketonkörpern erzeugt, die sich »in Ihrem Blut ansammeln«. Sie räumt ein, dass Ketonkörper den Appetit unterdrücken, warnt aber, dass eine Ketose zu »Erschöpfung und Übelkeit führt«. Mir wird übel, wenn ich diese unbegründete Behauptung über ketogene Ernährungsformen höre, die von Menschen wiederholt wird, die es besser wissen sollten.

Quelle: Website der Mayo Clinic

EXPERTENWISSEN – KURZ UND KLAR Ketonkörper sind ein ergiebiger und wirkungsvoller Treibstoff für die menschliche Physiologie, ohne die Produktion schädlicher freier Radikale zu erhöhen. Die Ketose ermöglicht einer Person, den ganzen Tag über ein gleichbleibendes Energieniveau zu haben sowie eine verbesserte Hirnfunktion und möglicherweise eine Resistenz gegenüber bösartigen Tumoren.

Dr. David Perlmutter

WebMD

WebMD hat sich als eine der Internetseiten für erstklassige Gesundheitsinformationen für jedermann etabliert, der am meisten vertraut wird. Möchten Sie wissen, was dort über die Ketose gesagt wird? Man behauptet, dass Ihr Körper dazu »gezwungen« wird, den in der Leber und den Muskeln gespeicherten Blutzucker zu verwenden, wenn Sie nicht genügend Kohlenhydrate zur Produktion von Blutzucker zu sich nehmen, bevor er schließlich dazu übergeht, Ketonkörper und Fettsäuren als Treibstoff zu verwenden. Auch wenn man dort bestätigt, dass eine Ketose einen Gewichtsverlust mit sich bringen kann (obwohl sie behaupten, man verlöre »überwiegend Wasser«), warnt WebMD eindringlich davor, dass dies »gravierende« Folgen hat, darunter »Reizbarkeit, Kopfschmerzen und verstärkte Belastung der Nieren« sowie »Herzrasen und ... Herzstillstand«. Ja, das sagen sie. Sollten Sie derzeit genau das Gleiche über die Auswirkungen von Ketonkörpern auf den Körper denken, lesen Sie dieses Buch weiter, um die Wahrheit zu erfahren.

Quelle: www.webmd.com

> *Dr. Eric Westman*
> *Die falsche Auffassung, dass der Gewichtsverlust bei einer ketogenen Ernährung ›nur Wasser‹ sei, stammt aus einer Studie mit erheblichen Schwachstellen. Erstens wurde die Studie nur ein paar Wochen lang durchgeführt – und viele Studien zeigen heute, dass über einen Zeitraum von mehreren Monaten auch Fett abgenommen wird. Zweitens zeigte die Studie, dass das Wassergewicht zurückkehrte, als die Testpersonen wieder begannen, Kohlenhydrate zu essen. Wenn man seinen Lebensstil geändert hat, sollte man nicht wieder damit anfangen, die gleiche Menge Kohlenhydrate zu essen wie früher – denn das führt nur zur Rückkehr des Wassergewichts!*

Medical News Today (MNT)

MNT ist ein bekannter Onlinedienst für Gesundheitsnachrichten, der die Ketose beschreibt als »möglicherweise gravierenden Zustand, wenn die Ketonwerte zu hoch ansteigen«. Offenbar beziehen sie sich auf die diabetische Ketoazidose, aber sie schreiben weiter, dass eine Ketose zwar den Hunger verringert, Gesellschaften in aller Welt jedoch von Kohlenhydraten (nicht Ketonkörpern und Fett) als Energiequelle abhängig sind. Sind die »Insulinwerte zu niedrig«, erklärt die Internetseite, muss das Körperfett aufgebrochen werden, und es werden »toxische« Ketonkörpermengen produziert, die das Blut saurer machen und Ihren Nieren und der Leber Schaden zufügen. Das ist leider kein Scherz. Es ist genau die Art der Falschinformation, die wir online zu einer durch kohlenhydratarme, fettreiche Ernährung verursachten Ketose finden.

Quelle: MedicalNewsToday.com

EXPERTENWISSEN – KURZ UND KLAR Vielen Ärzten ist nicht bewusst, dass eine ketogene Ernährung den Insulinspiegel senkt und dass dies den Umgang der Nieren mit Natrium und Wasser direkt beeinflusst. Geringe Insulinwerte sind für die Nieren ein Signal, Natrium und Wasser auszuscheiden, wohingegen die mit einer kohlenhydratreichen Ernährung in Verbindung stehenden hohen Insulinwerte ein Signal dafür sind, Natrium und Wasser zurückzubehalten. Bei Erkrankungen wie Bluthochdruck und Stauungsinsuffizienz, bei denen der Körper Natrium und Wasser zurückhält, wird den Ärzten beigebracht, Diuretika zu verschreiben und zu geringerer Salzaufnahme zu raten. Ihnen sollten eher die sehr viel gewaltigeren Auswirkungen der Kohlenhydrateinschränkung nahegebracht werden.

Dr. Keith Runyan

Dr. McDougall's Health and Medical Center

Es wäre nachlässig von mir, wenn ich Ihnen die Meinung eines der entschiedensten Verfechter einer veganen Ernährung (sowie vehementen Gegners der Atkins-Diät und anderer kohlenhydratarmer Ernährungsweisen) über die Ketose vorenthalten würde: Dr. John McDougall. Ich habe Dr. McDougall in Folge 686 des Podcasts *The Livin' La Vida Low-Carb Show with Jimmy Moore* im Jahr 2013 interviewt. Suchen Sie bei Google danach und hören Sie in eines der unterhaltsamsten Beispiele für ein Ernährungsdogma rein. Laut seiner Internetseite glaubt Dr. McDougall, dass Kohlenhydrate der »vorrangige Treibstoff des Körpers« sind und dass die Produktion »saurer, Ketonkörper genannter Substanzen« Ihren Appetit ausschaltet, zu einer verringerten Kalorienaufnahme führt, Übelkeit und Erschöpfung verursacht und niedrigeren Blutdruck zur Folge hat. Er sagt, dass es genau dasselbe sei, was während des Verhungerns passiere, weshalb er die Ketose als »Mach-dich-selbst-krank-Diät« bezeichnet.
Quelle: www.drmcdougall.com

EXPERTENWISSEN – KURZ UND KLAR In Hunger- oder Fastenzeiten kann das menschliche Gehirn sehr einfach auf die Nutzung von Ketonkörpern als Alternative zur Glucose umschalten. Mit steigendem Alter neigen wir dazu, weniger Glucose zu verstoffwechseln und im Gehirn auf alternative Treibstoffe umzuschalten. Haben wir also eine kohlenhydratreiche Ernährung, die die Ketonkörperproduktion unterdrückt, und keine andere Ketonkörperquelle in den Nahrungsmitteln, können wir nicht erwarten, dass unsere Gehirne gut funktionieren. Viele Menschen haben zumindest einen gewissen Grad der Insulinresistenz, und Ketonkörper könnten den Zellen, die Glucose nicht gut aufnehmen können, einen alternativen Treibstoff liefern, was eine bessere Zellfunktion und letztendlich gesündere Organe, einschließlich des Gehirns, ermöglicht.

Dr. Mary Newport

American Diabetes Association (ADA)

Als führende Interessenvertretung für Diabetiker in den Vereinigten Staaten hat die ADA mit Sicherheit etwas zur Ketose zu sagen. Sie beschreibt Ketonkörper als »chemisches Produkt, das produziert wird, wenn im Blut ein Mangel an Insulin besteht und der Körper Fett für Energie aufbricht«. Das ist eine richtige Aussage. Dann aber weist sie darauf hin, dass »hohe Ketonkörpermengen« zur »diabetischen Ketoazidose und Koma« führen können. Den wichtigsten Punkt lässt sie außen vor: Dass hohe Ketonkörpermengen allein nicht zur Ketoazidose führen; dies geschieht nur, wenn gleichzeitig Blutzucker- und Ketonwerte sehr hoch sind. Wenn nicht eindeutig unterschieden wird, wem dies passieren kann (überwiegend Typ-1-Diabetikern ohne Insulinproduktion, wie wir bereits erklärt haben), verursacht diese Aussage Angst und Panik davor, in eine Ketose zu geraten. Die ADA definiert Ketose gar als »Ketonkörper-Ansammlung im Körper, die zur diabetischen Ketoazidose führen kann«, mit den Anzeichen »Übelkeit, Erbrechen und Magenschmerzen«.

Schlimmer noch ist die Empfehlung der ADA, Kohlenhydrate zu essen und sich dann Insulin zu spritzen. Natürlich ist es nicht falsch, Insulin zu nehmen, wenn es wirklich benötigt wird, aber gerade Diabetiker erleben die Auswirkungen, die sich durch den Kohlenhydratverzehr ergeben. Die therapeutische Verwendung ketogener Ernährungsformen zur Kontrolle des Blutzuckers und zur Verbesserung der Gesundheit wird von der ADA nicht erwähnt – auch nicht für die Millionen von Menschen mit Diabetes Typ 2, die von einer ketogenen Ernährung profitieren können (mehr darüber in Kapitel 16). Sie verbreitet nur Schreckensbotschaften!

Bedenkt man, dass ihre Zielgruppe gerade die Menschen sind, die das höchste Risiko für eine Ketoazidose haben, sind die Einwände der ADA verständlich. Aber solange der Blutzuckerspiegel niedrig bleibt, brauchen Diabetiker keine Angst vor der Ketose zu haben – und da Forschungen zeigen, dass Ketose bei Diabetes immens vorteilhaft sein kann (mehr dazu in Kapitel 16), könnten Diabetiker tatsächlich davon profitieren.

Quelle: diabetes.org

EXPERTENWISSEN – Unsere Studien weisen darauf hin, dass die größte schützende
KURZ UND KLAR Wirkung einer Ketose die erhebliche Verringerung des Glucose-
stoffwechsels ist. Das ist das Gegenteil von Diabetes.

Dr. Charles Mobbs

Genauso, wie all diese hoch angesehenen Organisationen – allesamt gewichtige
Autorität im Gesundheitssektor – sich zu einer Front gegen Cholesterin als Ursache
für Herzerkrankungen zusammengeschlossen haben (wie in *Cholesterol Clarity*
beschrieben), so haben sie sich auch gegen die Ketose verschworen und beschreiben
sie als etwas, das sowohl unerwünscht als auch gefährlich ist. Diese Botschaften von
Ärzten, Ernährungsberatern und allwissenden Gurus sind völlig falsch. Deshalb
haben wir beschlossen, dieses Buch zu schreiben: um die Argumente für eine Ketose bekannt zu machen, die fast das genaue Gegenteil von dem sind, was all diese
Gesundheitsgruppen behaupten.

Studien haben gezeigt, dass eine ketogene Ernährung bestimmte therapeutische
Auswirkungen hat – und das in einem Maße, dass viele Ärzte und Gesundheitsexperten sie als noch vorteilhafter als die fortschrittlichsten Medikamente auf dem
Markt einstufen. Im nächsten Kapitel erfahren wir mehr von praktischen Ärzten,
deren Patienten kohlenhydratarme, fettreiche, ketogene Ernährungsweisen einhalten – mit einigen sehr verblüffenden Ergebnissen.

Keto in Kürze

→ **Die meisten Gesundheitsorganisationen nutzen eine übertriebene
Rhetorik, um vor Ketose zu warnen.**

→ **Die meisten Informationen über die Ketose sind falsch.**

→ **Die Verwirrung über den Unterschied zwischen der Ketose und der
Ketoazidose ist ein großes Problem.**

→ **Die wichtigsten Gesundheitsorganisationen sind sich in ihrem
Widerstand gegen die Ketose einig.**

Kapitel 4

Positive Erfahrungen von Ärzten mit ketogener Ernährung

EXPERTENWISSEN – KURZ UND KLAR — Über tausende Generationen hinweg sind die Menschen jeden Winter in eine Ketose gelangt. Für unseren Stoffwechsel ist es der natürlichere Zustand, sich in einem niedrigen Grad der Ketose zu befinden. Wir haben einen flexiblen Stoffwechsel und können mit Aminosäuren, Glucose oder Fett arbeiten.

Dr. Terry Wahls

Wenn Sie all die negativen Dinge hören, die führende Gesundheitsautoritäten über die Ketose sagen, wie wir sie im letzten Kapitel aufgeführt haben, könnten Sie zu dem Schluss gelangen, dass kein Arzt seine Patienten je auf eine ketogene Diät setzen würde. Die Wahrheit ist jedoch, dass viele Ärzte Patienten, die unter vielen verschiedenen chronischen Gesundheitsproblemen leiden, eine kohlenhydratarme, fettreiche Ernährungsweise verschreiben und dass sie bei dieser Ernährungsform drastische Verbesserungen feststellen. (Mit *lowcarbdoctors.blogspot.com* habe ich eine Plattform geschaffen, um Patienten zu helfen, sich mit Menschen im medizinischen Bereich zu verbinden, die in Sachen Gesundheit über den Tellerrand hinausblicken.) In diesem Kapitel stellen wir einige von ihnen genauer vor und zeigen, wie die kohlenhydratarme, fettreiche Ernährung bei ihren Patienten funktioniert.

Als der in Littleton, Colorado, ansässige Hausarzt Dr. Jeffry Gerber damit anfing, seine Patienten über den Zusammenhang zwischen ihren Erkrankungen und ihrer Ernährungsweise mit raffinierten und verarbeiteten Nahrungsmitteln aufzuklären, erlangte er schnell ihre Aufmerksamkeit. Im Gegensatz zu vielen seiner medizinischen Kollegen zückte Dr. Gerber nicht den Rezeptblock, um seinen Patienten Medikamente zu verschreiben. Stattdessen ermutigte er sie zu einer Änderung des Lebensstils, die eine erhebliche Verringerung der Kohlenhydratmenge und eine bewusste Erhöhung der natürlichen Fette in der Ernährung (einschließlich gesättigter Fette) beinhaltete. Er erklärte ihnen, diese Veränderungen würden ihnen dabei helfen, den Hunger unter Kontrolle zu bekommen, den Gewichtsverlust zu steigern und letztendlich die gesundheitliche Misere zu beenden, in der sie sich befanden.

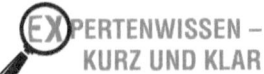 EXPERTENWISSEN – KURZ UND KLAR Der übermäßige Verzehr von Kohlenhydraten hat wandelnde Tote erschaffen.

Stephanie Person

Mit diesen Informationen überlässt Dr. Gerber seine Patienten aber nicht sich selbst. Stattdessen überwacht er ihre Gewichtsveränderungen, Herz- und Stoffwechselmarker und andere wichtige Gesundheitswerte, um zu prüfen, wie der Wechsel zu einer ketogenen Ernährung bei ihnen ankommt. Fettleibigkeit und Diabetes Typ 2 sind zwei offensichtliche Zeichen für Stoffwechselerkrankungen und Entzündungen, die aus einer minderwertigen Ernährung resultieren. Dr. Gerber vertritt nicht die Auffassung, dass wir fett und ungesund werden, weil wir zu viel essen. Er beschreibt dies als »kurzsichtig« und weist stattdessen auf die *Qualität*, nicht die *Quantität*, der Kalorien hin, die eine Ernährung mit vollwertigen, unverarbeiteten, nährstoffreichen Nahrungsmitteln enthält – wie die, die unsere frühen Vorfahren aßen.

Darüber hinaus sagt Dr. Gerber, dass ein großer Teil der sprunghaft ansteigenden Gesundheitskosten aus der Anwendung unwirksamer Therapien bei chronischen Gesundheitsproblemen resultiert, einschließlich dem übermäßigen Medikamentenkonsum, chirurgischen Eingriffen und anderen Behandlungen, die sich nie mit den tatsächlich zugrundeliegenden Problemen befassen. Wären Ernährungstherapien wie die ketogene Ernährung der erste Behandlungsschritt, würde dies Kosten sparen und vielleicht zu besseren Ergebnissen bei den Patienten führen, als wenn wir weiterhin dieselben Dinge tun, die wir immer getan haben. Das mag wie eine einfache Lösung klingen, aber ihre Befürworter hatten bislang Schwierigkeiten damit, diese Nachricht zu verbreiten, nicht verwunderlich angesichts der Ernährungsrichtlinien der Regierung und des starken Lobbyismus der Lebensmittelbranche, die Milliarden US-Dollar an Erträgen jährlich verlieren könnte, wenn die Menschen ihre Ernährung verbesserten.

EXPERTENWISSEN – KURZ UND KLAR Leider stützen offizielle Ernährungsrichtlinien weiterhin die Auffassung, dass Kohlenhydrate für Leben und Gesundheit notwendig sind. Die kürzlich aktualisierten Ernährungsrichtlinien der American Diabetes Association beispielsweise ermahnen die Amerikaner (mit oder ohne Diabetes), mindestens 130 Gramm Kohlenhydrate pro Tag zu essen, um dem Gehirn ausreichend Nahrung zu liefern. Aber dies ist das Gegenteil der wissenschaftlichen und praktischen Erfahrungen, laut derer Menschen ohne Kohlenhydrate monatelang, sogar jahrelang, überlebt haben.

Dr. William Davis

Interessanterweise stellt Dr. Gerber klar, dass es in den vergangenen Jahren viele klinische Studien gab, die einen größeren, nachhaltigeren Gewichtsverlust, verbesserte Cholesterinmarker und bessere Blutzuckerwerte bei einer kohlenhydratarmen, fettreichen, ketogenen Ernährung zeigten als bei der üblichen fettarmen, kohlenhydratreichen Ernährung. Letzten Endes geht es um das Verständnis der Rolle des Insulinstoffwechsels und dass Kohlenhydrate in der Ernährung (und nicht gesättigte Fette) den Anstieg der Insulinproduktion und von Entzündungen antreiben, die nahezu jedem chronischen Gesundheitsproblem zugrunde liegen, mit dem die Menschen heute zu kämpfen haben – einschließlich Herzerkrankungen, die das Ergebnis von Entzündungen und oxidativem Stress sind, und nicht von hohem Cholesterin. (Unser Buch *Cholesterol Clarity* geht detailliert darauf ein.) Die wissenschaftlichen Beweise sind der Hauptgrund, weshalb Dr. Gerber so begeistert von der ketogenen Ernährung bei seinen kranken Patienten ist. Und da er gesehen hat, wie viel besser es seinen Patienten bei einer ketogenen Ernährung geht, weiß er aus Erfahrung, dass dies die Therapie ist, die bei ihnen am besten funktioniert. Damit ist er nicht allein.

Dr. Sue Wolver, eine in Richmond, Virginia, ansässige Internistin, praktiziert seit 25 Jahren. Früher riet auch sie zur fettarmen Ernährung, teilte also die allgemeine Haltung vieler Ärzte zur Ernährung. Wenn es bei ihren Patienten nicht zu den erwarteten gesundheitlichen Verbesserungen kam, nahm sie einfach an, dass sie ihren Rat schlecht befolgt hätten. Aber nachdem Patient auf Patient trotz häufiger Gespräche über Ernährung und Bewegung daran scheiterte, Gewicht abzunehmen oder seine Gesundheit zu verbessern, begriff Dr. Wolver, dass es eine bessere Möglichkeit geben musste.

EXPERTENWISSEN – KURZ UND KLAR Viele meiner Klienten sind einfach überrascht, wie gut sie sich fühlen. Und im Gegensatz zu anderen Diäten muss man nicht den ganzen Tag hungern und sein Verlangen nach Essen bekämpfen. Man kann leckere Vollfett-Lebensmittel essen und hat keine Gelüste. Den meisten Menschen gibt das ein Gefühl von Frieden, da sie nicht mehr den ganzen Tag lang über Essen nachdenken wie bei fettarmen Diäten.

Maria Emmerich

Erst als sie selbst ins mittlere Lebensalter kam, erkannte Dr. Wolver, warum ihre Patienten mit der fettarmen Ernährung so erfolglos waren. Sie sagte, dass sie schließlich feststellte, dass »meine eigenen Ratschläge noch nicht einmal mir selbst halfen«!

»Obwohl ich mich an eine fettarme Ernährung hielt und Sport trieb, zeigte die Waage immer mehr Gewicht an«, erklärt Dr. Wolver. »Da habe ich zum ersten Mal daran gedacht, dass meine Ratschläge tatsächlich falsch gewesen sein könnten.«

Sie versuchte, die Kalorien- und Fettzufuhr zu verringern, aber es half einfach nicht. Schließlich beschloss Dr. Wolver, eine kohlenhydratarme Diät durchzuführen, aber sie kombinierte sie mit einer fettarmen Diät – mit vorhersehbarem Ergebnis. »Ich hatte die ganze Zeit Hunger«, erinnert sie sich. »Das war nicht gut, denn ich konnte es nicht aushalten.«

EXPERTENWISSEN – KURZ UND KLAR Kalorienzählen ist für die meisten Menschen nicht sehr hilfreich. Bei einer ketogenen Ernährung sind Sie weniger hungrig, und die verbesserte Hirnfunktion hilft bei der Mengenauswahl der Nahrung, die Sie essen sollten. Ist es nicht fabelhaft, sein Gehirn zurückzuhaben?

Dr. Bill Wilson

Dr. Wolver hatte ein Aha-Erlebnis, als sie den Vortrag »Taking the Fat Out of the Fire« von Arzt und Forscher Dr. William S. Yancy jun. hörte. Dieser erörterte die gesundheitlichen Vorteile eines kohlenhydratarmen, fettreichen, ketogenen Ernährungsansatzes. Sie »war Feuer und Flamme«. Dr. Wolver begann sofort damit, den Ketosezustand anzustreben und ihre Kilos purzelten und blieben weg – und das alles ohne die starken Hungergefühle, die sie vorher erlebt hatte. Heute ist sie selbst das beste Beispiel für ihre Patienten, wie eine ketogene Ernährungsweise ihnen bei ihren Gewichts- und Gesundheitsproblemen helfen kann.

»Ich bringe dies nun meinen Patienten bei und habe überwältigenden Erfolg damit, viele der Krankheiten ›umzukehren‹, die ich jahrelang nur verwaltet habe«, sagt Dr. Wolver. »Ich konnte die Insulin- und Blutdruckmedikamente von Patienten absetzen und ihre CPAP-Beatmung einstellen und habe gleichzeitig bemerkt, wie sich ihre Cholesterin-, Blutdruck- und Blutzuckerwerte verbessern.«

EXPERTENWISSEN – KURZ UND KLAR Ich habe erleben können, wie sich Stimmungsschwankungen stabilisierten, Depressionen verringerten oder ganz nachließen, Ängste verminderten oder vergingen, kognitive Funktionen sich verbesserten, Energielevels stark verbessert und ausgeglichener wurden, epileptische Anfälle ausblieben, sich die neurologische Stabilität insgesamt verbesserte, Migräne verschwand, Schlaf sich verbesserte, autistische Symptome sich verbesserten, es zu Verbesserungen bei PCOS (polyzystischem Ovarsyndrom) kam, sich Magen-Darm-Funktionen verbesserten, ich erlebte gesundes Abnehmen, Remission von Krebs und Verkleinerung von Tumoren, viel besseres Bewältigen von Gesundheitsproblemen, die aktuellen Krankheiten zugrunde lagen, verbesserte Symptome und gestiegene Lebensqualität bei denjenigen, die mit verschiedenen Formen der Autoimmunität zu kämpfen haben (darunter viele mit Diabetes Typ 1 und LADA), weniger Erkältungen und Grippe, vollständige Umkehr chronischer Müdigkeit, verbesserte Gedächtnisleistung, geschärfte kognitive Funktionen und signifikant stabileres Temperament. Und es gibt erstklassige Beweise, die die vorteilhaften Auswirkungen eines fettbasierten ketogenen Ansatzes bei all diesen Problemen untermauern.

Nora Gedgaudas

Dr. Wolver stellt fest, dass diese Ergebnisse trotz der allgemeinen negativen Einstellung gegenüber kohlenhydratarmen, fettreichen Ernährungsweisen die Anwendung eines ketogenen therapeutischen Ansatzes wert seien.

»So viel Spaß hatte ich in meiner Laufbahn als praktizierende Ärztin noch nie«, bekennt sie. »Ich wünschte nur, ich hätte nicht 25 Jahre gebraucht, um das zu entdecken.«

Das würde wohl auch Dr. Lowell Gerber unterschreiben, ein Kardiologe aus Freeport, Maine, der in seinem Leben eine ähnliche Ernährungsoffenbarung hatte, die die Art, wie er seine Patienten betrachtet, revolutionierte.

Als Dr. Gerber selbst damit begann, an Gewicht zuzulegen, bemerkte er wie Dr. Wolver, dass es all die Jahre falsch gewesen war, seinen Patienten eine fettarme Ernährung aufzudrängen und ihnen dann vorzuwerfen, sie würden die Diät nicht einhalten, weil sie weiter an Gewicht zunahmen und sich die Risikofaktoren für das Herz verschlimmerten. Dr. Gerber schämt sich nun wegen der Arroganz, mit der er seine Patienten behandelte.

»Die Erkenntnis, dass meine Patienten meine Anweisungen nicht ignorierten, brachte mich aus der Fassung«, gibt er zu. »Als ich selbst eine fettarme Ernährung ausprobierte, sah ich mich mit der Wahrheit konfrontiert. Die fettarme Ernährung funktionierte bei ihnen einfach nicht und bei mir auch nicht.«

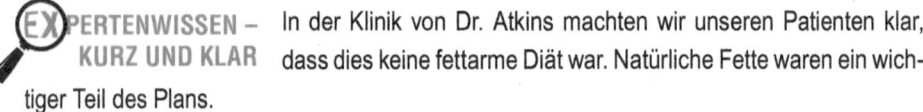

EXPERTENWISSEN – KURZ UND KLAR In der Klinik von Dr. Atkins machten wir unseren Patienten klar, dass dies keine fettarme Diät war. Natürliche Fette waren ein wichtiger Teil des Plans.

Jackie Eberstein

Das brachte Dr. Gerber dazu, selbst nachzuforschen, was falsch lief. Er fing damit an, sich all die wissenschaftlichen Beweise für eine kohlenhydratarme, fettreiche, ketogene Ernährungsweise anzusehen, und begann dann 2009 damit, sie in seinen Lebensstil zu integrieren. Nachdem er die positiven Auswirkungen auf sein eigenes Gewicht und seine Gesundheit und die seiner Familienmitglieder gesehen hatte, die auch keto-adaptiert wurden, fing Dr. Gerber an, diese Ernährung seinen Patienten mit Fettleibigkeit, Prädiabetes, Diabetes Typ 1 und 2, Bluthochdruck, anormalen Cholesterinwerten, polyzystischem Ovarsyndrom und metabolischem Syndrom zu empfehlen.

Auch diejenigen, die der Ketose gegenüber aufgeschlossen oder sogar davon begeistert sind, betrachten Ketonkörper laut Dr. Gerber üblicherweise nur als alternative Treibstoffquelle, wenn die Glucoseverfügbarkeit eingeschränkt ist. Aber die gesundheitlichen Vorteile, die Ketonkörper bieten, sind etwas, das Dr. Gerber häufig bei seinen Patienten erlebt hat.

»Ketonkörper regeln den NRf2-Stoffwechselweg hoch, der viele der an Entzündungen und der Zellfunktion beteiligten Gene moduliert«, bemerkt er. »Es werden zum Beispiel die Gene, die die entzündungsfördernden Zytokine steuern, heruntergeregelt, was zu weniger Entzündungen führt; und das Gen, das das entzündungshemmende Zytokin IL-10 reguliert, wird hochgeregelt.«

Das bedeutet, dass der Verzehr einer ketogenen Ernährung Entzündungen natürlich verringert, ohne dass verschreibungspflichtige Medikamente wie Statine notwendig sind. Genau diese Entzündungen sind der wahre Schuldige bei

Herzerkrankungen, und die Tatsache, dass die Ketose Entzündungen im Körper verringert, ist ein weiterer Beweis für die Verbesserung der Herzgesundheit durch kohlenhydratarme, fettreiche Ernährung.

EXPERTENWISSEN – KURZ UND KLAR — Die Ketose verringert Entzündungen im Körper, solange der Blutzucker ebenfalls gesenkt wird. Höhere Ketonwerte mit gleichzeitigen höheren Blutzuckerwerten wären ungesund. Zu vielen Nebenwirkungen, die bei einer ketogenen Ernährung auftreten können, kommt es dann, wenn der Blutzuckerspiegel erhöht bleibt. Tatsächlich können durch eine übermäßige Nahrungszufuhr bei einer ketogenen Ernährung Insulininsensitivität, erhöhter Blutzucker und Dyslipidämie entstehen.

Dr. Thomas Seyfried

Als er tiefer in die Rolle der Ketose eintauchte, begannen sich für Dr. Gerber die Punkte miteinander zu verbinden. »Zusätzlich zu ihrer Rolle als alternative Treibstoffquelle, die vom Herz, den Muskeln und dem Gehirn bevorzugt wird, kann eine kohlenhydratarme, fettreiche, ketogene Ernährungsweise vielfache vorteilhafte Auswirkungen haben«, stellt er fest.

Anstatt seinen Patienten mit hohem Cholesterin – einschließlich Patienten mit der genetischen Form heterozygoter familiärer Hypercholesterinämie (was einfach eine Veranlagung zu hohem Cholesterin bedeutet, die von einem Elternteil vererbt wird) – sofort ein Statin zu verschreiben, verordnet er vielmehr eine ketogene Ernährung zur »Stabilisierung und vielleicht sogar Umkehr bestehender Plaques« in ihren Arterien. Er überwacht dies mit regelmäßigen Untersuchungen der Marker im Blut und CT-Scans des Herzens. Dank der entzündungshemmenden Wirkung der Ketose kann Dr. Gerber »die Notwendigkeit von Statinen« sogar bei seinen größten Hochrisiko-Patienten »beseitigen«.

»Die Giftigkeit der Statine, einschließlich Myopathie, kognitiven Beeinträchtigungen, sexueller Dysfunktion, Katarakt, Hautkrebs und Diabetes, wird vermieden und gleichzeitig verbessert sich der Zustand der Patienten «, berichtet er. »Die kohlenhydratarme, fettreiche, ketogene Ernährung ist die Grundlage für dies alles.«

EXPERTENWISSEN – KURZ UND KLAR — Im Allgemeinen achte ich nicht auf die Ketonwerte, wenn meine Patienten meine Ernährung befolgen. Ich ziehe es vor, mich an die Marker zu halten, die sich auch während der Kalorieneinschränkung verändern, auch wenn meine Ernährung keine Kalorien einschränkt. Ich habe einen Artikel geschrieben, in dem ich zeigte, dass Patienten mit meiner kohlenhydratarmen, fettreichen Ernährung Veränderungen bei den Laborparametern aufwiesen, die fast genau mit den Veränderungen bei einer Kalorieneinschränkung übereinstimmen. Diese Marker weisen hauptsächlich auf eine hohe Neigung und Fähigkeit zur Verbrennung von Fettsäuren und Ketonkörpern, nicht Glucose, als primärem Treibstoff hin. Zu diesen Markern gehören die erhebliche Verringerungen des Insulins im Blutserum, von Leptin, Triglyceriden und freiem T3 vom ursprünglichen Wert. Man sieht auch einen Anstieg der LDL-Teilchen. Historisch habe ich das jedoch überwiegend getan, um den Kardiologen des Patienten zu beruhigen und ihn von cholesterinsenkenden Medikamenten abzuhalten.

Dr. Ron Rosedale

Dr. Gerber sieht außerdem Verbesserungen bei Patienten mit nichtalkoholischer Fettleber (NAFLD), Psoriasis und Morbus Crohn, denen es allen mit einer ketogenen Ernährung »sehr gut ging«. Er plant, sich weiter über die Vorteile dieser Art zu essen fortzubilden. Das Gleiche könnte man über den nächsten traditionell ausgebildeten Arzt sagen, der die Verwendung von Ernährungstherapien vorzieht, um die Gesundheit seiner Patienten zu verbessern.

Der in New York City ansässige Hausarzt Dr. Fred Pescatore ist Autor mehrerer Bestseller, darunter *The Hampton's Diet* und *Thin For Good*. Er erklärt, für ihn sei der kohlenhydratarme, fettreiche, ketogene Ansatz bei seinen Patienten »der einzige Weg, wie ich Medizin praktiziere«.

»Ich weiß nicht, warum jeder andere Arzt auf diesem Planeten es nicht tut«, sagt Dr. Pescatore. »Ich habe zum ersten Mal vor 20 Jahren davon erfahren, als ich mit dem großartigen Dr. Robert C. Atkins zusammenarbeitete.«

EXPERTENWISSEN – KURZ UND KLAR Der Atkins-Lebensstil hat mein Leben gerettet, durch ihn habe ich eine Diabetes vermieden. Ich habe die Symptome meiner postprandialen Hypoglykämie unter Kontrolle, die nie verstanden oder mir erklärt wurden, bevor Dr. Atkins sie feststellte. Wegen meines fortgeschrittenen Alters und des postmenopausalen Hormonstatus halte ich mich nun an einen Erhaltungsplan mit 20 bis 30 Gramm. Ich habe viel Energie, ein geringes Risiko für Herz-Kreislauf-Erkrankungen und niedrigen bis normalen Blutdruck. Mir wird auch gesagt, dass ich jünger aussehe, als ich bin. Ich trage Kleidergröße 36 und kann sie ohne Hunger oder Gelüste halten. Und die Zentimeter, die ich in der Ketose an Umfang verloren habe, sind ein Plus.

Jackie Eberstein

All die Jahre, in denen Dr. Pescatore von Dr. Atkins selbst unterrichtet wurde, lehrten ihn, dass es nicht einfach irgendein Abnehmtrick ist, sondern »eine Möglichkeit, die heilenden Kräfte des eigenen Körpers zu entfesseln«.

»Ich habe jede Krankheit von Allergien bis zum Verlust von Gewicht und allem dazwischen mit dem ketogenen therapeutischen Ansatz behandelt, und er hat jedes Mal funktioniert«, erklärt er.

Dr. Pescatore hat gesehen, wie eine ketogene Ernährungsweise Cholesterinwerte normalisiert, Hunger völlig beseitigt, Völlegefühl vermeidet, chronische Müdigkeit verbessert und vieles mehr. Dr. Pescatore sieht die ketogene Ernährung als Möglichkeit, »das Leben in vollen Zügen zu genießen und nebenbei sehr gut zu essen«.

»Das ist keine Ernährung für Kaninchen«, bemerkt er abschließend.

EXPERTENWISSEN – KURZ UND KLAR — Ich hielt mich über ein Jahr lang an eine kohlenhydratarme Ernährung, um meine postprandialen Blutzuckerwerte zu senken, die nach einer Stunde häufig 180 erreichten. Ich hatte zwar leichte Erfolge damit, aber erst als ich damit anfing, eine ketogene Ernährung mit 30 bis 35 Gramm Kohlenhydraten pro Tag zu essen, normalisierten sich meine postprandialen Blutzuckerwerte völlig. Ich hatte mehrere Klienten, die jahrelang mit zu viel Gewicht zu kämpfen hatten und endlich erfolgreich abnehmen konnten, als sie mit einer gut ausgewogenen ketogenen Ernährung begannen. Ihr Sättigungsgefühl und ihre Energie erhöhten sich, und einige berichteten über Verbesserungen ihres Hautzustandes – ein Vorteil, den ich selbst erleben durfte.

Franziska Spritzler

Der kanadische Arzt Dr. Jay Wortman entdeckte die ketogene Ernährungsweise durch »reinen Zufall«, nachdem er im November 2002 einen Diabetes Typ 2 entwickelt hatte. Als er sich zu informieren begann, was er gegen seine Erkrankung tun könnte, ließ er umgehend alles Stärke- und Zuckerhaltige in seiner Ernährung weg. Er dachte, er würde zur Kontrolle des Diabetes für den Rest seines Lebens Medikamente nehmen müssen, genauso wie er es bei seiner Arbeit als Assistenzarzt in einem Camp für Kinder mit Diabetes gesehen hatte – und war überrascht, wie gut das Weglassen der Kohlenhydrate seine Krankheit unter Kontrolle brachte.

»In meiner medizinischen Ausbildung oder Praxis war mir die Kohlenhydrateinschränkung als therapeutische Maßnahme nie begegnet; und doch stellte ich sehr schnell fest, dass das Weglassen der Kohlenhydrate alle Anzeichen und Symptome meines Diabetes Typ 2 drastisch zurückdrängte«, sagt Dr. Wortman.

Innerhalb weniger Tage nach der Kohlenhydrateinschränkung bemerkte er, dass sich sein Blutzucker normalisiert hatte, er sich erheblich besser fühlte und damit begonnen hatte, etwa ein Pfund Gewicht pro Tag abzunehmen. Diese »unerwarteten und scheinbar wundersamen« Ergebnisse verblüfften Dr. Wortman, da er nie Informationen über die therapeutischen Wirkungen einer Ernährungsumstellung begegnet war.

»Wie die meisten meiner ärztlichen Kollegen hatte ich nur vorübergehend Bekanntschaft mit der Ernährungswissenschaft gemacht und nahezu keine Kenntnisse über ketogene Ernährungsformen«, sagt er. »Aber nachdem sich mein Zustand bei einer kohlenhydratarmen, fettreichen Ernährung schnell verbessert hatte, wurde ich ziemlich neugierig und begann, mir die wissenschaftliche Literatur anzusehen.«

Was Dr. Wortman fand, war die Bestätigung, dass er keine Ausnahme war. Studie um Studie zeigte die Vorteile der Art zu essen, über die er fast zufällig gestolpert war. Es versteht sich von selbst, dass er sich dem Low-Carb-Lebensstil »vollständig verschrieb« und es zu seiner »Mission gemacht hat, dieses Phänomen zu verstehen und die Möglichkeit zu untersuchen, dass es eine praktikable Therapie für andere sein könnte«.

Dr. Wortman arbeitete für das Institut First Nations and Inuit Health von Health Canada, wo Diabetes Typ 2 ein erhebliches Problem war, und er vermutete, dass die moderne Ernährung mit viel Zucker und raffinierten Kohlenhydraten der Hauptauslöser dieser Epidemie ist. Ihn faszinierte der Gedanke, dass die Rückkehr zu ihrer traditionellen Jäger-und-Sammler-Ernährung aus Fleisch, Fisch und Meeresfrüchten und Fett für die kanadischen Ureinwohner zu einer Kehrtwende in ihrer Gesundheit führen könnte. Er hatte das große Glück, mehrere bekannte amerikanische Forscher und Krankenhausärzte zu treffen, die ihm bei der Ausarbeitung einer Ernährungsstudie zur Überprüfung seiner Theorie halfen.

»Dr. Stephen Phinney, Dr. Eric Westman und Dr. Mary Vernon arbeiteten mit mir zusammen, um die Studie in einer kleinen Gemeinde der kanadischen Ureinwohner in Alert Bay zu beginnen«, erinnert sich Dr. Wortman. »Eine Dokumentarfilmerin namens Mary Bissell wandte sich an mich, da sie die Studie in einem Film für die Canadian Broadcasting Corporation festhalten wollte.«

Die Dokumentation *My Big Fat Diet* wurde mehrfach im kanadischen Fernsehen ausgestrahlt. Sie begleitete einige der Studienteilnehmer und dokumentierte ihren Gewichtsverlust und die verbesserten Gesundheitsmarker. Der Erfolg der Studie erweckte die Aufmerksamkeit von Health Canada, der Gesundheitsorganisation der kanadischen Regierung, die zustimmte, eine Forschungsstelle für Dr. Wortman zu finanzieren, damit er die gesundheitlichen Vorteile einer ketogenen Ernährung weiter untersuchen konnte.

»Ich entwickelte weitere Konzepte, von denen einige zu klinischen Studien führten, wohingegen andere nicht finanziert wurden«, sagt er. »Während dieser Zeit lernte ich, dass es im Bereich der Ernährungswissenschaft sehr schwierig ist, die konventionelle Denkweise anzufechten. Ich begriff, wie perfekt das System aufgebaut ist, um den Status quo zu schützen.«

EXPERTENWISSEN – KURZ UND KLAR Die ketogene Ernährung war während der meisten Zeit unserer Existenz auf der Erde vermutlich die Ernährung der Jäger und Sammler, eventuell mit Ausnahme der tropischen Gegenden, in denen ein Großteil des Jahres Früchte verfügbar waren. Seit Anfang des 20. Jahrhunderts war bekannt, dass die ernährungsbedingte Ketose bei vielen der in der Arktis lebenden Inuit vorkam, die nur selten unter chronischen Krankheiten litten. Daher kann man mit Sicherheit annehmen, dass Ketonkörper seit Jahrtausenden Teil des gesunden menschlichen Stoffwechsels sind.

Dr. Keith Runyan

Zum Glück haben die Bekanntheit von *My Big Fat Diet* und anderer Dokumentationen dabei geholfen, die Untersuchung der Ketose weiterzuführen. Als die Finanzierung durch Health Canada schließlich endete, sagte Dr. Wortman, dass vermutlich »das Amt, das den Canadian Food Guide herausgibt, erleichtert war«. Er kehrte in die klinische Praxis zurück, wo er Patienten Hoffnung gibt, dass die Ketose ihre Gesundheit verbessern kann.

»Zu den auffälligsten Dingen bei der ketogenen Ernährung gehören die unglaublich positiven Rückmeldungen, die ich von denjenigen Patienten erhalte, die ihre schlechten Stoffwechselmarker korrigieren konnten, abgenommen haben und ihr allgemeines Wohlbefinden durch diesen einfachen Ernährungsansatz stark verbessert haben«, bemerkt Dr. Wortman. »Patienten mit Tränen der Dankbarkeit in den Augen sind nicht selten. Nach dem Verschreiben eines Medikaments ist das noch nie vorgekommen.«

EXPERTENWISSEN – KURZ UND KLAR Viele chronische Symptome und Erkrankungen – beispielsweise Ermüdung, Schläfrigkeit, Stimmungsschwankungen, Schlaflosigkeit, Refluxösophagitis, Fettstoffwechselstörungen, Bluthochdruck, Kopfschmerzen (einschließlich Migräne), Blähungen, Völlegefühl, Reizdarmsyndrom, Gelenkentzündungen, Akne und Konzentrationsstörungen, um nur einige zu nennen – verbessern sich bei einer ketogenen Ernährungsweise. Zivilisationskrankheiten durch Änderungen des Lebensstils zu behandeln, kann uns zu einem gesünderen und weniger medikamentenabhängigen Land machen.

Jackie Eberstein

Dies sind nur einige wenige der vielen Ärzte, die die Bedeutung ketogener Ernährungsweisen für die Gesundheit ihrer Patienten erkannt haben.

Um jedoch alle gesundheitlichen Vorteile der Ketose erleben zu können, müssen Sie bestimmte Vorgaben einhalten – Kohlenhydrate einschränken, mäßig Eiweiß verzehren, die Fettzufuhr erhöhen und die Ketonwerte messen. Jeden dieser Aspekte werden wir in den nächsten Kapiteln ausführlicher untersuchen.

Keto in Kürze

→ Viele Ärzte verschreiben ihren Patienten eine ketogene Ernährungsweise.

→ Änderungen im Lebensstil sollten die erste Behandlungsoption sein.

→ Kohlenhydratarme, fettreiche Ernährungsweisen verbessern eine Vielzahl von Gesundheitsmarkern.

→ Die fettarme Ernährung hat bei Patienten versagt.

→ Ketogene Ernährungsweisen können viele chronische Erkrankungen rückgängig machen.

→ Ketonkörper bieten therapeutischen Gesundheitsnutzen; sie sind nicht nur eine alternative Treibstoffquelle.

→ Eine ketogene Ernährungsweise kann die Gesundheit ohne verschreibungspflichtige Medikamente verbessern.

→ Ärzte werden nicht in der Anwendung kohlenhydratarmer, fettreicher Ernährungsformen bei Patienten ausgebildet.

→ Die Rückkehr zu einer traditionellen Jäger-und-Sammler-Ernährung kann die Gesundheit verbessern.

→ Zweck der Ernährungsforschung ist es, den Status quo zu schützen.

Merken Sie sich dieses Kürzel, um in die Ketose zu gelangen und dort zu bleiben!

Kohlenhydratmenge niedrig halten!

Eiweiß nur in Maßen essen!

Test auf Ketone häufig durchführen!

Oft Fett zu sich nehmen!

Kapitel 5

Finden Sie Ihr Level der Kohlenhydrattoleranz

EXPERTENWISSEN – KURZ UND KLAR Jeder ist anders und hat ein anderes Level der Kohlenhydrattoleranz. Manche Menschen, insbesondere Sportler, können eine Ketose mit bis zu 100 Gramm Kohlenhydraten aufrechterhalten. Aber die meisten Menschen müssen bei 50 Gramm oder darunter bleiben, und diejenigen mit dem metabolischen Syndrom müssen üblicherweise bei unter 30 Gramm Gesamtkohlenhydrate pro Tag bleiben, um ausreichend Ketonkörper zu produzieren.

Maria Emmerich

Wenn ich für die Frage, wie viel Kohlenhydrate man essen sollte, um in die Ketose zu gelangen, jedes Mal einen US-Dollar bekommen würde, wäre ich ein sehr reicher Mann. Die ehrliche Antwort ist, dass ich nicht die geringste Ahnung habe! Wir alle haben unsere eigene Stoffwechselgeschichte und verschiedene Grade an Schäden, die wir unserem Körper im Laufe unseres Lebens zugefügt haben. Es ist unmöglich, die Sünden unserer Vergangenheit ungeschehen zu machen, aber Sie können herausfinden, wo Sie sich gerade befinden, und entsprechend handeln.

Um zu vereinfachen, was man tun muss, um in eine ernährungsbedingte Ketose zu gelangen und den gesundheitlichen Nutzen dieses gesunden Stoffwechselzustandes zu erleben, behaupten einige Menschen, dass man nur seine Kohlenhydrataufnahme auf unter 50 Gramm pro Tag einschränken muss und schon läuft's. Ich nehme an, dass diese Formel funktionieren würde, wenn wir alle identische Roboter mit genau gleicher Programmierung wären. Die Wahrheit ist jedoch, dass wir alle unterschiedlich sind und alle unterschiedliche Stufen der Kohlenhydrattoleranz haben, die wir jeweils feststellen müssen. Da ich über 181 Kilogramm gewogen habe und stark von raffinierten, verarbeiteten Kohlenhydraten abhängig war, unterscheidet sich meine Fähigkeit, Kohlenhydrate zu tolerieren, völlig von der einer Person, die ihr gesamtes Leben lang schlank war und keine Blutzuckerauffälligkeiten hatte.

EXPERTENWISSEN – KURZ UND KLAR Da der Punkt, an dem eine Person in die Ketose gelangt, sehr unterschiedlich ist, ist es am besten, mit verschiedenen Mengen an Makronährstoffen zu experimentieren und die β-Hydroxybutyrat-Werte (Blutketonwerte) mit einem Blutketonmessgerät zu testen. Eine Person kann beispielsweise bei einem Verzehr von 60 Gramm Kohlenhydraten und 110 Gramm Eiweiß täglich konsistente Serumwerte von β-Hydroxybutyrat über 1,0 mmol/l aufrechterhalten, während eine andere Person Kohlenhydrate und Eiweiß auf 25 und 80 Gramm pro Tag einschränken muss, um die gleichen Blutketonwerte zu erreichen. Bei niedrigerer Kohlenhydrat- und Eiweißzufuhr steigt die Anzahl der aus Fett stammenden Kalorien auch, wenn sich die Menge nicht verändert. Die meisten Menschen verzehren in einer ernährungsbedingten Ketose 65 bis 80 Prozent ihrer Kalorien als Fett.

Franziska Spritzler

Deshalb ist es uns unmöglich, Ihnen eine bestimmte Kohlenhydratmenge zu nennen, die Sie verzehren müssen, um in die Ketose zu kommen. Diese Menge können Sie nur durch persönliches Experimentieren herausfinden. Sobald Sie aber Ihre Kohlenhydrattoleranz festgestellt haben, sind Sie auf einem guten Weg zum Keto-Erfolg.

> **Kohlenhydratmenge niedrig halten!**
> **Eiweiß nur in Maßen essen!**
> **Test auf Ketone häufig durchführen!**
> **Oft Fett zu sich nehmen!**

Wenn wir sagen, dass Sie die »Kohlenhydratmenge niedrig halten« sollen, kann die Definition von »niedrig« unterschiedlich sein. Ich denke, man kann ruhigen Gewissens behaupten, dass fast jeder, der in die Ketose gelangen möchte, die Gesamtkohlenhydrataufnahme auf unter 100 Gramm begrenzen muss und dass die überwiegende Mehrheit bei unter 50 Gramm pro Tag bleiben sollte. Wenn Sie besonders sensibel auf Kohlenhydrate reagieren (im Allgemeinen trifft das auf viele übergewichtige oder fettleibige Menschen zu oder auf diejenigen mit dem metabolischen Syndrom oder Diabetes Typ 2), müssen Sie möglicherweise weniger als 30 oder sogar 20 Gramm pro Tag essen. Dies können Sie nur mit Sicherheit wissen, wenn Sie es ausprobieren und sehen, wie es um Ihre Kohlenhydrattoleranz steht.

EXPERTENWISSEN – KURZ UND KLAR Der Grad der Kohlenhydrateinschränkung, der jedem Patienten [in Dr. Atkins Klinik] am Anfang der Therapie verschrieben wurde, hing von vielen Umständen ab, zum Beispiel der Menge des ab- oder zuzunehmenden Gewichts und besonders der Tendenz zu Insulin- beziehungsweise Blutzuckerschwankungen. Jeder mit einem persönlichen oder familiären Hintergrund von Diabetes, Schwangerschaftsdiabetes, PCOS, metabolischem Syndrom, hohen Triglyceriden, kohlenhydratreicher Ernährung und dem Verlangen nach Kohlenhydraten musste mit einem ketogenen Plan mit weniger als 40 Gramm beginnen. Meistens begannen wir bei den Patienten mit einer Einführungsphase mit 20 Gramm pro Tag. Außerdem hatten wir den Vorteil umfangreicher Blutzucker- und Insulintests, um das angemessene Startniveau bestimmen zu können.

Jackie Eberstein

Hier ein dreistufiger Plan, der Ihnen bei der Bestimmung Ihrer Kohlenhydrattoleranz hilft.

1. Beginnen Sie mit 20 Gramm Gesamtkohlenhydraten pro Tag und nehmen Sie dann Anpassungen vor.

Wenn Sie in eine Ketose gelangen möchten und keine Ahnung haben, wie viele Kohlenhydrate Sie essen sollten, sind 20 Gramm Gesamtkohlenhydrate täglich ein guter Ausgangspunkt. Das ist eine Stufe, auf der sich auf jeden Fall die Ketose einstellen sollte. Sie sollten dies zwei Wochen ausprobieren, um zu sehen, was passiert. Für die Produktion von Ketonkörpern gilt die Berechnung der sogenannten »Nettokohlenhydrate« (Berechnung durch Gesamtkohlenhydrate minus Ballaststoffe) nicht.

EXPERTENWISSEN – KURZ UND KLAR Der Schuldige für das Unvermögen, einen angemessenen Ketonspiegel zu erzeugen, ist immer noch überwiegend das Essen von zu viel zuckerbildenden Kohlenhydraten, die keine Ballaststoffe enthalten. Viele denken, dass Kohlenhydrate in stärkehaltigen Lebensmitteln völlig in Ordnung sind und die Ketose nicht verhindern. Aber das wäre falsch. Es werden nur 100 Gramm Glucose-produzierender Nahrungsmittel pro Tag benötigt (die leicht aus Stärkehaltigem kommen können), um eine Ketose zu verhindern.

Dr. Ron Rosedale

Über dieses Thema habe ich mich mit Marylou Van Hintum, einer in Manassas, Virginia, ansässigen Bariatrie-Pflegerin, unterhalten, und sie berichtete, dass sie viele frustrierte Patienten erlebt hat, die »Nettokohlenhydrate« zählten und sich wunderten, warum sie keine Ergebnisse sahen.

»Wenn in Nahrungsmitteln Zucker enthalten ist, auch bei vergleichbarem Gehalt an Ballaststoffen, kann er bei vielen Menschen eine Zuckerreaktion auslösen«, erklärt sie. »Hat man zum Beispiel eine ›Low-Carb-Tortilla‹ gegessen, hat man anschließend entweder das Verlangen nach mehr Tortilla oder sogar nach Dingen, die mehr Kohlenhydrate enthalten als man gerade gegessen hat, einschließlich Obst.«

Wie sie anmerkt, sind diese Nahrungsmittel nicht förderlich für die Produktion ausreichender Ketonkörper, um Hunger und Gelüste fernzuhalten und positive Veränderungen in der Gesundheit zu bewirken. Viel zu viele Menschen fallen auf den Marketingtrick der »Nettokohlenhydrate« rein oder kaufen Produkte, auf deren Verpackungen mit »kein zusätzlicher Zucker«, »glutenfrei« oder »für kohlenhydratarme Ernährung geeignet« geworben wird. Van Hintum erklärt, dass man sich bewusst sein muss, welche Auswirkungen diese Nahrungsmittel haben, wenn man in einer Ketose bleiben möchte.

»Lernen Sie, bei einer kohlenhydratarmen, fettreichen, ketogenen Ernährung auf Ihren Körper zu hören«, sagt sie. »Sollten Sie plötzlich das Verlangen nach etwas haben, insbesondere Kohlenhydrate, ist das ein Hinweis darauf, Ihre Ernährung auf versteckte Zucker zu überprüfen und zu schauen, ob Sie nicht zu viele Kohlenhydrate für Ihre persönliche Toleranz verzehrt haben.«

Van Hintums bester Rat für ketogene Esser: »Halten Sie sich fern von Zucker in jeglicher Form (einschließlich stärkehaltigen Kohlenhydraten), denn er kann Ihre Art, Nahrungsmittel zu verarbeiten und zu verstoffwechseln, stören.«

EXPERTENWISSEN – KURZ UND KLAR Folgen Sie hinsichtlich Kohlenhydrate und Einfachzucker meiner einfachen Regel: Im Zweifel weglassen! Kohlenhydrate sollten überwiegend aus nichtstärkehaltigem Gemüse anstatt aus stärkehaltigen und raffinierten Lebensmitteln kommen. Für Menschen mit jeglichem Grad an Insulinresistenz (und darunter fällt heutzutage fast jeder) wird das Erreichen und Aufrechterhalten einer Ketose zur Herausforderung, wenn sie mehr als 50 Gramm Kohlenhydrate täglich verzehren. Diejenigen ohne Insulinresistenz können vermutlich mehr Kohlenhydrate verzehren und immer noch eine Ketose aufrechterhalten.

Dr. Bill Wilson

Wenn Sie nach zwei Wochen Ketonkörper produzieren (in Kapitel 8 verraten wir Ihnen, wie Sie sie messen können), können Sie langsam versuchen, eine Woche lang 5 bis 10 Gramm Kohlenhydrate täglich hinzuzufügen, um zu sehen, was das für Ihre Ketonkörperproduktion bedeutet. Bleiben die Ketonwerte auf dem Niveau, das für eine ernährungsbedingte Ketose ausreicht, können Sie etwas mehr Kohlenhydrate in Ihrer Ernährung tolerieren. Wiederholen Sie dies Woche für Woche, bis die Ketonkörperproduktion zurückgeht, und kehren Sie dann zu der Menge an Kohlenhydraten zurück, die Ihnen die angemessene Produktion von Ketonkörpern ermöglicht hat.

Sollten Sie nach zwei Wochen mit 20 Gramm Gesamtkohlenhydraten täglich keine Ketonkörper produzieren, probieren Sie, auf 10 bis 15 Gramm täglich runterzugehen und die Eiweißzufuhr einzuschränken (ein Thema, auf das wir im nächsten Kapitel genauer eingehen). Verlieren Sie nicht die Hoffnung – auch für besonders kohlenhydratsensible Menschen ist es möglich, in die Ketose zu gelangen. Glauben Sie mir, ich kann das völlig verstehen. Ich kann nicht mehr als etwa 30 Gramm Kohlenhydrate täglich verzehren, sonst bin ich aus der Ketose raus. Sie müssen engagiert und zielgerichtet auf Ihrem Weg bleiben. Es geschieht nicht einfach zufällig.

Dr. Eric Westman
Die Kohlenhydrattoleranz ist individuell. Im Allgemeinen können Sie mehr Kohlenhydrate essen, wenn Sie jünger und aktiver sind. Frauen nach der Menopause müssen ihre Kohlenhydratzufuhr meistens jedoch sehr niedrig halten.

2. Messen Sie Ihren Triglyceridspiegel

Jetzt denken Sie vermutlich: Hey, ich dachte, in diesem Buch geht es um die Ketose. Warum in aller Welt sprechen wir über etwas aus dem Cholesterin-Bereich? Das ist eine gute Frage. Wenn Sie unser vorheriges Buch *Cholesterol Clarity* gelesen haben, wissen Sie bereits, dass die drastische Reduzierung der Kohlenhydratzufuhr eine der besten Möglichkeiten ist, um Ihre Triglyceride (ein wichtiger Messwert der Blutfette) zu senken. Betragen Ihre Triglyceride über 100, essen Sie für Ihre persönliche Toleranzschwelle vermutlich zu viele Kohlenhydrate. Die Blutchemie lügt nicht.

EXPERTENWISSEN – KURZ UND KLAR Herzerkrankungen entstehen nicht, während man nüchtern ist; sie entstehen in den Stunden nach dem Essen. Nach einer Mahlzeit kommt es durch die Verdauung zu einer Flut von Nebenprodukten der Mahlzeit, die üblicherweise sechs bis acht Stunden anhält. Die Fette leisten nach einer Mahlzeit nur einen bescheidenen Beitrag zu den Lipoproteinen, die Kohlenhydrate hingegen sorgen für einen viel größeren, wenn auch verzögerten, Anstieg der Lipoproteine nach einer Mahlzeit. Zu dieser Verzögerung kommt es, weil die Leber den Zucker aus den Kohlenhydraten in Triglyceride umwandeln muss ... Lässt man Kohlenhydrate weg, verringert sich der Lipoproteinanstieg nach dem Essen erheblich, wodurch das Risiko für Herzerkrankungen weiter verringert wird.

Dr. William Davis

Nehmen wir an, Sie hätten Ihre Triglyceride gemessen und es wäre 137 herausgekommen. Das ist zwar nicht superhoch und würde in den Bereich dessen fallen, was Ihr Arzt für »normal« hält; der Wert weist allerdings darauf hin, dass Sie mit großer Wahrscheinlichkeit mehr Kohlenhydrate essen, als Ihr Körper angemessen verarbeiten kann. Lassen Sie jeglichen Zucker, getreide- und stärkehaltige Nahrungsmittel 30 Tage lang weg und lassen Sie die Messung wiederholen. Vermutlich werden Sie feststellen, dass Ihre Triglyceride wie ein Stein auf unter 100 gefallen sind und mit großer Wahrscheinlichkeit sogar unter das optimale Ziel von 70. Das ist eine einfache, aber sehr genaue Möglichkeit, um herauszufinden, wie viel Kohlenhydrate für Sie richtig sind.

Nach 30 Tagen ohne Zucker, Getreide und Stärke können Sie langsam kleine Mengen dieser Nahrungsmittel wieder zu sich nehmen, um zu sehen, was passiert. Der *New-York-Times*-Bestseller *Alles beginnt mit dem Essen* von Dallas und Melissa Hartwig ist ein tolles Hilfsmittel, um diese Art der Eliminationsdiät zu entdecken.

3. Beschaffen Sie sich ein Blutzuckermessgerät und messen Sie Ihren Blutzucker

EXPERTENWISSEN – KURZ UND KLAR Es ist hilfreich, den Nüchternblutzucker und die Nüchternwerte von β-Hydroxybutyrat zu messen und die Entwicklung in einem Notizbuch festzuhalten und zu überprüfen. Die Messung kann mit Blutzucker- und Ketonmessgeräten und Teststreifen vorgenommen werden, die in der Drogerie oder Apotheke gekauft werden können.

Dr. Mary Newport

Eine der besten Arten zu bestimmen, wie sensibel Sie auf Kohlenhydrate reagieren, ist durch ein Blutzuckermessgerät, das Sie in Ihrer Apotheke oder Drogerie kaufen können. Messen Sie Ihren Blutzucker im Nüchternzustand nach dem Aufwachen am Morgen und dann nach dem Verzehr eines bestimmten Nahrungsmittels mindestens zwei Stunden lang in Intervallen von 30 Minuten. Das zeigt Ihnen genau, wie Ihr Körper auf dieses Nahrungsmittel reagiert. Idealerweise sehen Sie eine Stunde nach dem Essen nur einen geringen Anstieg des Blutzuckers und dann eine Rückkehr zur Basislinie innerhalb von zwei Stunden nach der Mahlzeit.

Lassen Sie uns beispielsweise annehmen, dass Ihr Blutzucker nach dem Aufwachen 88 beträgt und eine Stunde nach dem aus Speck und Eiern bestehenden Frühstück auf 105 ansteigt. Zwei Stunden nach dem Essen ist er wieder auf 89 gesunken. Das ist eine perfekte Reaktion. Nehmen wir aber nun an, dass Ihr Nüchternblutzucker bei 88 liegt und Sie einen Vollkorn-Bagel mit fettarmem Frischkäse oder Haferbrei mit zerlassener Margarine frühstücken. Wundern Sie sich nicht, wenn Sie einen Anstieg des Blutzuckers auf 160 feststellen und innerhalb von zwei Stunden keine Annäherung an die Basislinie in Sicht ist. (Das ist natürlich ein extremes Beispiel, weil Sie vermutlich kein Getreide und keine fettarmen Produkte essen – oder zumindest nach dem Lesen dieses Buches nicht mehr essen sollten!)

EXPERTENWISSEN – KURZ UND KLAR Das Einschränken von Kohlenhydraten auf das Ketoseniveau hat neben der Normalisierung des Gewichts zahlreiche gesundheitliche Vorteile. Eine ketogene Ernährung zapft nicht nur die überschüssigen Fettspeicher an, die wir Menschen mit uns herumtragen – dieser Grad der Kohlenhydrateinschränkung verbessert außerdem das Gleichgewicht von Blutzucker und Insulin, was die Wahrscheinlichkeit verringert, Diabetes Typ 2 zu entwickeln. Hat man bereits Diabetes, ermöglicht sie eine bessere Kontrolle des Blutzuckers mit weniger oder sogar gar keinen Medikamenten.

Jackie Eberstein

Für einige ist es schwerer, in die Ketose zu kommen, als für andere. Dr. William Wilson erklärt, dass Menschen mit Diabetes Typ 2 oder schwerer Insulinresistenz sehr wahrscheinlich Probleme haben werden, ihre Blutzuckerwerte ausreichend zu senken. Er empfiehlt zwei Abkürzungen, um dieses Problem zu umgehen und Ihnen zu helfen, Ketone zu produzieren: Erstens: Lassen Sie sich von Ihrem Arzt ein Rezept für ein Medikament mit dem Wirkstoff *Metformin* geben, und besorgen Sie sich zweitens das Nahrungsergänzungsmittel CinSulin, das ist ein Zimtextrakt. Es gibt außerdem ein weiteres Nahrungsergänzungsmittel namens Glycosolve, das Berberin und Bananenblätter enthält und dabei hilft, den Blutzuckerspiegel natürlich zu normalisieren.

Dr. Wilson sagt, dass diese Mittel »funktionieren, indem sie die Insulinsensitivität verbessern und die Produktion von Glucose verringern, was zu einem stabileren Blutzucker führt«. Wenn Sie einen zusätzlichen Schub zur Blutzuckerkontrolle benötigen, empfiehlt Dr. Wilson 200 bis 800 µg Chrompicolinat (auch als Nahrungsergänzungsmittel erhältlich), um zu »helfen, Sie in die Ketose zu bringen, wenn Sie insulinresistent sind«. Er beschreibt seinen Patienten diese Nahrungsergänzungsmittel als »kleine Helferlein«, um in die Ketose zu kommen!

EXPERTENWISSEN – KURZ UND KLAR — Ich begann vor fast 20 Jahren mit der Messung von Seruminsulin, als es im ganzen Land nur ein Labor gab, das dies anbot, und fand schnell heraus, dass sich die Seruminsulinwerte stark verringerten, während sich der Diabetes einer Person rapide verbesserte, was die niedrigeren und stabileren Messwerte von Glucose zeigten. Was passierte, war, dass sie sensibler auf das Insulin reagierten. Ihre Zellen konnten besser auf das Insulin »hören« und es quasi besser nutzen.

Dr. Ron Rosedale

Achten Sie auf Kohlenhydrate, von denen Sie vielleicht gar nicht wissen, dass Sie sie essen. Eine Leserin meines Blogs schrieb mir, dass sie sich darüber wunderte, nicht die erwartete Ketonkörperproduktion zu haben, obwohl sie sicher war, sich bewusst kohlenhydratarm, fettreich und ketogen zu ernähren. Ich bat sie darum, mir ein Beispiel aus ihrem Speiseplan zu geben, und sie teilte mir mit, dass sie »viel Obst« essen würde. Als ich ihr erklärte, dass Obst kohlenhydratreich sei, entgegnete sie: »Aber ich dachte, ich müsste die Kohlenhydrate in Obst nicht mitzählen, weil sie natürlich sind!«.

Ich hasse es, Ihnen das sagen zu müssen, aber Kohlenhydrate zu reduzieren bedeutet, jede Kohlenhydratquelle zu reduzieren, egal wie natürlich sie ist. Ja, Obst enthält tolle Mikronährstoffe, aber der Zuckergehalt macht es für viele Menschen nahezu unmöglich, ausreichend Ketonkörper zu produzieren, wenn sie Obst essen. Nicht ohne Grund hat Dr. Westman in seinen Patientenzimmern gut sichtbar den Spruch »Obst ist die Süßigkeit der Natur« angebracht.

EXPERTENWISSEN – KURZ UND KLAR — Zu den häufigsten Vorwürfen, die ich gegenüber ketogener Ernährung gehört habe und die keine wissenschaftliche Grundlage haben, gehört die Frage: »Fehlen Ihnen nicht wichtige Nährstoffe, wenn Sie ›gesunde Vollkornprodukte‹ und Obst weglassen oder stark einschränken?« Meine Antwort ist, dass alle der in Getreide und Obst vorkommenden Nährstoffe auch über Fleisch, Fisch, Eier, nichtstärkehaltige Gemüse, Nüsse und Samen zugeführt werden können, während gleichzeitig die Kohlenhydrate und das Gluten aus Getreide und Obst vermieden werden. Dies vorausgesetzt kann Obst mit geringem Zuckergehalt, einschließlich Beeren, Teil eines ketogenen Lebensstils sein.

Dr. Keith Runyan

Wenn Ihre Kohlenhydrattoleranz etwas Obst zulässt, essen Sie es. Aber vermutlich ist das nicht für jeden eine gute Idee. Nehmen Sie einfach Ihr Blutzuckermessgerät und prüfen Sie nach, was mit Ihrem Blutzucker passiert, wenn Sie Obst essen. Sehen Sie eine große Spitze oder anhaltende Erhöhungen Ihres Blutzuckerspiegels, wissen Sie, dass Sie vermutlich nicht so viele Kohlenhydrate essen sollten.

Ich möchte Ihnen noch etwas Interessantes mitteilen, über das Sie vorher wahrscheinlich noch nie nachgedacht haben: Wissen Sie, was es bedeutet, wenn man am Anfang einer ketogenen Ernährung dieses intensive Verlangen nach zuckerhaltigen, kohlenhydratreichen Nahrungsmitteln hat? Nein, das soll keine Erlaubnis für Sie sein, diesem Verlangen nach Pizza, Schokokeksen oder wonach Ihrem Körper Ihrer Meinung nach sonst so gelüstet, nachzugeben. Aber gleichzeitig sollten Sie dieses Signal, das Ihr Körper Ihnen sendet, nicht ignorieren.

Das Geheimnis ist, dass Ihr Körper bei diesem Verlangen nicht wirklich Kohlenhydrate haben will. Er will – Überraschung! – Fett! Sie glauben mir nicht? Das nächste Mal, wenn Sie ein Verlangen nach irgendetwas mit Kohlenhydraten haben, widerstehen Sie und essen stattdessen einen fettreichen Snack. Ich rolle mir dann gern eine Scheibe mit Weidebutter bestrichenem Vollfettkäse zusammen. Das klingt vielleicht verrückt, aber wundern Sie sich nicht, wenn Ihr Verlangen nach Kohlenhydraten nachlässt. Warum der Fettverzehr ein entscheidender Bestandteil der Ketose ist, besprechen wir in Kapitel 7 ausführlicher.

EXPERTENWISSEN – KURZ UND KLAR — Es gibt drei Gründe, warum Menschen nicht in die Ketose kommen: zu viele Kohlenhydrate, zu viel Eiweiß oder nicht genug Fett. Die meisten Menschen, die dieses Konzept einhalten möchten, verstehen die Bedeutung der Kohlenhydrateinschränkung. Wenn sie das nicht tun, liegt es meiner Erfahrung nach an ihrem starken Verlangen nach süßen oder stärkehaltigen Nahrungsmitteln. Mittlerweile sind wir der Ansicht, dass dieses Verlangen das Hauptsymptom einer Art nahrungsmittelinduzierter Störung des Gehirns ist, die ich als CARB-Syndrom (Carbohydrate-Associated Reversible Brain, Kohlenhydrat-assoziiertes umkehrbares Hirnsyndrom) bezeichne. Wenn Sie dieses Verlangen nicht unterdrücken, sind Sie in Ihrem Streben nach der Ketose zum Scheitern verurteilt.

Dr. Bill Wilson

Sobald Sie Ihre Kohlenhydrattoleranz festgelegt haben, ist der nächste wichtige Schritt auf dem Weg zur Ketose die Bestimmung Ihrer persönlichen Eiweißgrenze. Der Gedanke, die Eiweißzufuhr zu mäßigen, ist für viele von Ihnen vermutlich neu, denn kohlenhydratarme Ernährungsweisen werden häufig als »eiweißreich« beschrieben. Die Wahrheit ist jedoch, dass sie fettreich sein sollten und Eiweiß ebenso kontrolliert werden muss wie Kohlenhydrate. Das werden wir im nächsten Kapitel genauer betrachten.

Dr. Eric Westman
Im gesamten Blutkreislauf von Erwachsenen befindet sich nur etwa ein Teelöffel Zucker (5 Gramm)! Das kann man mit ein bisschen Schulmathematik berechnen. Zunächst müssen Sie wissen, dass sich in einem Deziliter Blut 100 Milligramm Zucker befinden. Ein Milligramm ist ein Tausendstel eines Gramms; ein Deziliter ist ein Zehntel eines Liters. Dann müssen Sie wissen, dass ein Erwachsener etwa 5 Liter Blut hat. Somit können wir Folgendes ausrechnen: 100 Milligramm/Deziliter x 1 Gramm/1000 Milligramm x 10 Deziliter/Liter x 5 Liter Blut; und Sie erhalten 5 Gramm Zucker im gesamten Blutkreislauf. Ein halber Bagel enthält etwa 10 Gramm Kohlenhydrate, weshalb Sie also mit diesem einen Nahrungsmittel, das Sie verzehren, doppelt so viel Zucker aufnehmen, wie in Ihrem Blut vorhanden ist. Kein Wunder, dass der Blutzuckerspiegel nach dem Essen von Kohlenhydraten ansteigt!

Keto in Kürze

→ Die Bestimmung Ihrer Kohlenhydrattoleranz ist wichtig, um in die Ketose zu gelangen.

→ Jede Person hat eine andere Kohlenhydrattoleranz.

→ Um die Kohlenhydrattoleranz herauszufinden, muss man selbst experimentieren.

→ Übergewichtige Menschen und Diabetiker neigen zu einer höheren Sensitivität gegenüber Kohlenhydraten.

→ Das Konzept der »Nettokohlenhydrate« gilt für die Ketose nicht.

→ Gehen Sie mit »Low-Carb«-Werbeversprechen bei Lebensmitteln vorsichtig um.

→ Beginnen Sie mit einer Kohlenhydratzufuhr von 20 Gramm täglich und erhöhen Sie sie dann eine Woche lang um 5 bis 10 Gramm täglich.

→ Wenn die Ketonwerte sinken, kehren Sie zur vorherigen Kohlenhydratstufe zurück.

→ Findet bei 20 Gramm keine Ketonkörperproduktion statt, reduzieren Sie die Kohlenhydrat- und Eiweißzufuhr.

→ Messen Sie die Triglyceride und visieren Sie einen Wert von unter 100 an, um die Kohlenhydrattoleranz zu bestimmen.

→ Lassen Sie Zucker, Getreide und stärkehaltige Nahrungsmittel weg, um die Triglyceride zu senken.

→ Besorgen Sie sich ein Blutzuckermessgerät und überprüfen Sie häufig Ihren Blutzucker.

→ Messen Sie in den zwei Stunden nach einer Mahlzeit den Blutzucker in Intervallen von 30 Minuten.

→ Metformin und Nahrungsergänzungsmittel können dabei helfen, den Blutzucker zu senken.

→ Achten Sie darauf, welche Nahrungsmittel Kohlenhydrate enthalten und eine Ketose verhindern könnten.

→ Für Menschen, die bei der Ketonkörperproduktion Probleme haben, gilt: »Obst ist die Süßigkeit der Natur.«

→ Beim Verlangen nach Kohlenhydraten schreit Ihr Körper eigentlich nach Fett.

→ **Probieren Sie eine mit Weidebutter bestrichene aufgerollte Scheibe Vollfettkäse, um das Verlangen nach Kohlenhydraten zu stillen.**

→ **In Ihrem gesamten Blutkreislauf befindet sich nur etwa ein Teelöffel Zucker.**

Kapitel 6

Bestimmen Sie Ihre persönliche Eiweißgrenze

EXPERTENWISSEN – KURZ UND KLAR – Es gibt einen wichtigen Unterschied, der viele kohlenhydratarme Ernährungsweisen von den ketogenen abgrenzt. Es ist die Tatsache, dass eine kohlenhydratarme Ernährung tatsächlich dazu neigt, eine eiweißreiche Ernährung zu sein. Da unser Körper überschüssiges Eiweiß jedoch nicht speichern kann, muss es verbraucht werden. Wenn wir zu viel Eiweiß zu uns nehmen, wandelt unser Körper vieles davon über einen Gluconeogenese genannten Prozess in Glucose um. Dies kann den Blutzuckerspiegel erhöhen und Sie vom Erreichen einer Ketose abhalten.

Maria Emmerich

Sobald Sie Ihre Kohlenhydrattoleranzschwelle ermittelt haben, ist es an der Zeit, zu einem der vermutlich wichtigsten Bausteine der Ketose zu kommen. Ebenso, wie die Kohlenhydrateinschränkung ein absolutes Muss ist, um ausreichend Ketonkörper zu produzieren und ihre gesundheitlichen Vorteile zu erleben, darf auch die entscheidende Rolle von Eiweiß nicht vernachlässigt werden. Darum das »E« in der Abkürzung »KETO«: »Eiweiß nur in Maßen essen!«

Ich kann erraten, was Sie gerade denken: *Aber ich dachte, Eiweiß wäre gut. Jetzt sagen Sie, dass es schlecht ist?* Verstehen Sie mich nicht falsch; Eiweiß ist für Ihren Körper tatsächlich gut, und es ist wie Fett in der Ernährung ein absolutes Muss (im Gegensatz zu Kohlenhydraten, die kein unbedingter oder »essenzieller Nährstoff« sind). Der Körper kann aber das Eiweiß, das er bereits in seinen Muskeln, Knochen und anderen Geweben hat, wiederverwenden. Bis zu 300 Gramm des Eiweißes in Ihrem Körper kann jeden Tag recycelt werden! Viele Menschen denken, dass

wir Eiweiß essen müssen, um
eine ausreichende Menge für
den Körper zu bekommen, aber
tatsächlich ist die Menge, die Sie
mit Ihrer Ernährung zuführen
müssen, vermutlich nicht ganz so
hoch, wie Sie denken, weil unser
Körper das Eiweiß wiederverwenden kann, das er bereits hat.

> **Kohlenhydratmenge niedrig halten!**
>
> **Eiweiß nur in Maßen essen!**
>
> **Test auf Ketone häufig durchführen!**
>
> **Oft Fett zu sich nehmen!**

Und denken Sie daran, dass das überschüssige Eiweiß zum Problem werden kann – besonders für diejenigen, die sensibel auf Kohlenhydrate reagieren. Ich muss jetzt kurz mal zum Klugscheißer werden, aber ich verspreche Ihnen, die Gründe für das Maßhalten beim Eiweiß deutlich zu machen.

Dr. Eric Westman
Wenn es um Ernährung geht, bezeichnet der Ausdruck »essenzieller Nährstoff« einen Nährstoff, der nicht vom Körper hergestellt werden kann und deshalb zugeführt werden muss, damit der Körper richtig funktioniert. Zu den für Menschen essenziellen Nährstoffen gehören Wasser, Vitamine, Mineralstoffe, Eiweiß und Fett. Kohlenhydrate sind keine essenziellen Nährstoffe!

Zum ersten Mal habe ich im Januar 2006 auf der Konferenz *Nutritional and Metabolic Aspects of Carbohydrate Restriction* in Brooklyn, New York, von den potenziellen negativen Auswirkungen eines zu hohen Eiweißverzehrs gehört. Dort habe ich ein faszinierendes Konzept kennengelernt, das die Art, wie ich Eiweiß betrachte, für immer verändert hat – weil es den Schlüssel dafür enthält, warum einige kohlenhydratarme Ernährungsweisen gut funktionieren und andere nicht. Wenn Sie dieses revolutionäre Konzept verstehen, sind Sie den meisten Ärzten, Ernährungsberatern und allen anderen Gesundheitsgurus da draußen um Lichtjahre voraus.

Was ist es also? Die *Gluconeogenese* (ausgesprochen GLU-KO-NEO-GE-NEE-SE). Glucowas?! Gewöhnen Sie sich daran, dieses Wort zu hören und auszusprechen, denn es ist eines der grundlegenden Prinzipien, das darüber entscheiden kann, ob Sie mit der ketogenen Ernährung Erfolg haben oder nicht.

EXPERTENWISSEN – KURZ UND KLAR — Die Gluconeogenese liefert die Glucose, die Sie zum Wiederherstellen der Schilddrüsenfunktion und zur Heilung der Schilddrüse benötigen, wenn Sie in der Ketose sind. Mehrere meiner Keto-Klienten haben ihre Schilddrüsenmedikamente weggeworfen.

Stephanie Person

Die Gluconeogenese (manchmal GNG abgekürzt) ist die Alternative des Körpers, durch das Aufschlüsseln von Eiweißen Glucose herzustellen, und sie findet hauptsächlich in der Leber statt. Sie haben vielleicht gehört, dass der Körper Kohlenhydrate braucht, um zu funktionieren (und die braucht er auch), aber die Gluconeogenese ermöglicht Ihrem Körper, aus dem von Ihnen verzehrten Eiweiß seine eigenen Kohlenhydrate herzustellen, sodass Sie keine Kohlenhydrate aus der Nahrung benötigen. Ganz schön pfiffig, was? Der Körper ist unglaublich leistungsfähig, wenn es darum geht, aus den Rohstoffen, die wir ihm geben, genau das herzustellen, was er benötigt. In diesem Fall wird Eiweiß zur Glucosequelle des Körpers, wenn der Blutzuckerspiegel sinkt, weil wenig bis gar keine Kohlenhydrate in der Nahrung sind.

Die Leber normalisiert den Blutzuckerspiegel und hält ihn aufrecht, indem sie durch die Gluconeogenese Glucose herstellt. In Zeiten, in denen der Körper keine Nahrung aufnimmt (beispielsweise wenn Sie schlafen), arbeitet die Leber an der Gluconeogenese und verwendet Aminosäuren (die Eiweißbausteine), Milchsäure und Glycerol (ein aus Fett stammendes Molekül), um den Zucker herzustellen, den der Körper benötigt. Hormone wie Cortisol und Insulin steuern diesen Prozess, um einen stabilen Glucosespiegel aufrechtzuerhalten. Ungefähr nach einem Fastentag ist das Glykogen in der Leber (gespeicherte Glucose) so weit gesunken, sodass die Gluconeogenese ernsthaft beginnen kann und die Leber damit anfängt, für den Körper Glucose herzustellen. Ist das nicht ein unglaublicher Prozess?

EXPERTENWISSEN – KURZ UND KLAR — Bei Personen mit bestimmten Ausgangsproblemen wie anormal niedrigem Cortisol oder vielleicht sogar einer Autoimmunerkrankung der Nebennieren, die zu niedrigem Cortisol führen kann, kann es bei beeinträchtigter Gluconeogenese zu einem anormalen Verlangen nach Kohlenhydraten und Symptomen unerwartet niedrigen Blutzuckers kommen.

Nora Gedgaudas

Welche Bedeutung hat die Gluconeogenese nun in der Ketose? Wenn Sie eine kohlenhydratarme, fettreiche Ernährung verfolgen und die richtige Menge an Kohlenhydraten für Ihre persönliche Toleranzschwelle essen, aber immer noch Probleme haben, ausreichend Ketonkörper zu produzieren, kann es daran liegen, dass Sie zu viel Eiweiß zu sich nehmen. Bei dem Verzehr von großen Mengen Eiweiß und geringen Mengen Kohlenhydraten kann die Gluconeogenese ausgelöst werden, was Ihren Blutzucker und Insulinspiegel erhöht und letztendlich die Produktion von Ketonkörpern hindert. Um dem entgegenzuwirken, muss die Eiweißzufuhr verringert werden.

Hier ein wichtiger Gedanke, den Sie im Kopf behalten sollten, wenn Sie sich an der Bestimmung Ihrer Eiweißgrenze versuchen: Wenn Sie besonders sensibel auf Kohlenhydrate reagieren (wie ich), reagieren Sie auch auf Eiweiß sensibler. Das ergibt einen Sinn, wenn Sie genau darüber nachdenken: Lassen erhöhte Mengen an Kohlenhydraten Ihren Blutzuckerspiegel steigen, hat die durch den Verzehr von zu viel Eiweiß ausgelöste Gluconeogenese, die zu mehr Blutzucker führt, einen ähnlichen Effekt.

EXPERTENWISSEN – KURZ UND KLAR – Ich empfehle meinen Patienten im Allgemeinen, jede Art von Fleisch, Geflügel oder Fisch und Meeresfrüchten zu essen, stelle aber klar, dass dies eine fettreiche und keine eiweißreiche Ernährung ist. Der Hauptblockierer der Ketonkörperproduktion ist Insulin, außer bei unüblichen Fehlfunktionen im Stoffwechsel. Da der Insulinspiegel von der Kohlenhydrat- und sogar der Eiweißzufuhr durch die Ernährung bestimmt wird, müssen diese Bestandteile der Ernährung kontrolliert werden, damit die Ketose maximiert wird.

Dr. Jay Wortman

Was können Sie tun, um Ihre Eiweißgrenze zu bestimmen? Experten für ketogene Ernährungsweisen haben unterschiedliche Meinungen dazu, was die ideale Eiweißzufuhr ist. Viele haben vermutet, dass 1 bis 1,5 Gramm pro Kilogramm Körpergewicht die richtige Menge ist, aber dies könnte bei vielen Menschen schon die Gluconeogenese auslösen. Dr. Ron Rosedale, ein Experte für Ernährungs- und Stoffwechselmedizin, rät denjenigen, die eine Ketose anstreben, 1 Gramm Eiweiß pro Kilogramm Idealgewicht (basierend auf Ihrem Body-Mass-Index; einen guten Rechner finden Sie online unter *www.uni-hohenheim.de/wwwin140/info/interaktives/bmi.htm*) und dann

10 Prozent abzuziehen. Der bekannte Eiweißexperte Dr. Donald Layman hingegen empfahl in meinem Podcast *Ask the Low-Carb Experts,* die Eiweißzufuhr auf maximal 30 Gramm pro Mahlzeit und auf nicht mehr als 140 Gramm pro Tag zu beschränken. Um herauszufinden, welche Menge Eiweiß für Sie am besten ist, gibt es keine perfekte Formel. Genau wie bei den Kohlenhydraten ist es ein Prozess über Versuch und Irrtum.

Mit 1,91 Metern Körpergröße bin ich ein ziemlich großer Kerl und habe mit etwa 120 Gramm Eiweiß pro Tag angefangen, um zu sehen, wie es mir bekommt. Als sich die Ketonkörperproduktion und andere gesundheitliche Auswirkungen nicht wie erhofft einstellten, senkte ich jede Woche meine tägliche Eiweißzufuhr um 10 Gramm, bis ich entdeckte, dass die Ketonkörper bei etwa 80 Gramm Eiweiß pro Tag auf vorteilhafte Werte anstiegen. Das hört sich vielleicht nicht nach viel Eiweiß an (allerdings: in einem Ei beispielsweise befinden sich nur 6 Gramm Eiweiß), aber genau das brauche ich, um Ketonkörper zu produzieren. Die Einschränkung meiner Eiweißzufuhr erwies sich für mich als entscheidender Faktor für meinen Erfolg bei einer ketogenen Ernährung.

EXPERTENWISSEN – KURZ UND KLAR Die Ketose stellt das Konzept der fettreichen Ernährung einfach auf eine extremere Stufe – und statt den Ansatz 20 Prozent Kohlenhydrate, 65 Prozent Fett, 15 Prozent Eiweiß anzuwenden, senkt die ketogene Ernährung die Kohlenhydratkalorien tatsächlich auf 5 bis 10 Prozent und die Eiweißkalorien auf 10 bis 15 Prozent und erhöht Fettkalorien auf 75 bis 80 Prozent.

Ben Greenfield

Im nächsten Kapitel sprechen wir darüber, was Sie *mehr* essen müssen, wenn Sie ketogen werden wollen. Da Sie Kohlenhydrate weglassen und Ihre Eiweißzufuhr mäßigen, werden Sie erheblich mehr Fett essen. Das wird zweifellos am schwierigsten für Sie zu verstehen sein, denn heutzutage sind wir darauf konditioniert, uns vor Fett fast zu Tode zu erschrecken, besonders vor gesättigten Fetten. Aber Sie werden bald herausfinden, warum diese Angst völlig unbegründet ist und wie das Essen von mehr Fett aus natürlichen, echten Nahrungsmitteln Ihre Ketonwerte nach oben schießen lässt.

EXPERTENWISSEN – KURZ UND KLAR Der zuverlässigste Weg, in eine Ketose zu gelangen, ist die Verringerung von Kohlenhydraten auf 30 Gramm oder weniger täglich und von Eiweiß auf etwa 0,5 Gramm pro Pfund Körpergewicht und den ganzen Tag über Fett aus einer Mischung mittelkettiger Triglyceride (MCT) und tierischer Quellen wie Butter, Konditorsahne und fettigem Fleisch zu essen.

John Kiefer

Keto in Kürze

→ **Eine ketogene Ernährung ist keine eiweißreiche, sondern vielmehr eine fettreiche Ernährung.**

→ **Die Kohlenhydrateinschränkung ist ein Muss, aber auch der mäßige Eiweißverzehr ist entscheidend.**

→ **Eiweiß ist ein essenzieller Nährstoff, aber sein Verzehr muss gemäßigt bleiben.**

→ **Wenn Sie sensibel auf Kohlenhydrate reagieren, müssen Sie Eiweiß verringern.**

→ **Die Gluconeogenese kann für die Ketose problematisch sein, wenn zu viel Eiweiß verzehrt wird.**

→ **Sie müssen keine Kohlenhydrate essen; Ihr Körper stellt seine eigenen Kohlenhydrate her.**

→ **Der Verzehr von zu viel Eiweiß kann die ausreichende Ketonkörperproduktion verhindern.**

→ **Für die Ketonkörperproduktion benötigen Sie viel weniger Eiweiß, als Sie denken.**

Kapitel 7

Essen Sie Fett bis zur Sättigung – insbesondere gesättigtes Fett

EXPERTENWISSEN – KURZ UND KLAR – Zwischen einer ketogenen Ernährung, bei der die verzehrten Fette aus Soja- und Rapsöl stammen, und einer, bei der sie aus Butter und Kokosöl stammen, besteht ein großer Unterschied.

Dr. Zeeshan Arain

Würden wir gemeinsam in einem Restaurant essen, würden Sie sehr schnell bemerken, wie ernst es mir mit Fetten hoher Qualität in meinem Essen ist. Eine der ersten Fragen, die ich der Kellnerin vor der Bestellung stelle, ist, ob sie echte Butter haben. Manchmal bekomme ich von der Kellnerin einen irritierten Blick, der mir sagt, dass sie keine Ahnung hat, wovon ich spreche, und manchmal sind wir zu 100 Prozent auf derselben Wellenlänge. Die Butter in Restaurants kann alles mögliche sein: echte Butter (Sahne und Salz), eine Mischung aus Butter und Pflanzenöl (Sahne, Salz und Soja- oder Rapsöl) oder Margarine (Soja- oder Rapsöl).

Sobald ich sichergestellt habe, dass sie echte Butter haben, führt meine nächste Bemerkung meist dazu, dass die Augen der Kellnerin fast herausfallen: »Bringen Sie mir mehr Butter, als Sie jemals in Ihrem Leben einem Menschen gebracht haben!« Manchmal denken sie, dass ich Witze mache, aber dann bestätigt meine Frau Christine meistens: »Das ist kein Scherz.« Zu sehen, wie diese Bitte von den Kellnern interpretiert wird, ist immer wieder ein interessantes Experiment in Sachen menschliches Verhalten und gesellschaftlicher Konstrukte. Ich habe von zwei kleinen Stückchen

Butter bis zu 16 Stückchen Butter im bekannten, lokale Produkte verwendenden Restaurant 24 Diner in Austin, Texas, alles gesehen. (Ja, ich habe alle 16 Stückchen mit meinem Essen verspeist!) Sie sollten die Reaktionen der Leute sehen, wenn sie mich dabei beob-

Kohlenhydratmenge niedrig halten!

Eiweiß nur in Maßen essen!

Test auf Ketone häufig durchführen!

Oft Fett zu sich nehmen!

achten, wie ich fast jeden Bissen Essen mit etwas Butter kröne.

Ich sollte wirklich meine eigene Reality-Show bekommen, bei der mir Kameras folgen und zeigen, wie die Menschen auf meinen Butterverzehr reagieren!

Dr. Eric Westman
Ich wurde Zeuge von Jimmys sehr fettreichem Essverhalten. Bei einem Besuch in Durham, als wir dieses Buch schrieben, gingen wir zum Mittagessen in ein Restaurant namens Dain's, wo er ein Gericht mit dem Namen »Defibrillator« bestellte (dahinter steckt wieder einmal die falsche Auffassung, dass Fett zu essen Herzerkrankungen verursacht): einen Bacon-Cheeseburger ohne Brötchen, mit einem Hotdog-Würstchen und Chili obendrauf. Zu jedem Bissen aß Jimmy ein Stückchen Butter.

Kann mir bitte irgendjemand erklären, warum Restaurants klaglos bereit sind, Kunden mit Wünschen nach fettarmer, vegetarischer und sogar glutenfreier Zubereitung entgegenzukommen, aber nicht dasselbe für Menschen mit einer kohlenhydratarmen, fettreichen, ketogenen Ernährung tun? Vielleicht wird irgendeine ehrgeizige Restaurantkette eines Tages eine Keto-Speisekarte voller leckerer Vollfettgerichte entwerfen. Das mag momentan verrückt klingen, aber warum sollten sie nicht die Bedürfnisse ihres Kundenstamms erfüllen wollen? Es wäre sicherlich nicht von Nachteil, wenn wir uns alle an unsere Lieblingsrestaurants wenden und sie darum bitten würden, mehr kohlenhydratarme, fettreiche Gerichte auf die Karte zu nehmen.

EXPERTENWISSEN – KURZ UND KLAR Eine nicht ausreichende Fettzufuhr ist ein direkter Weg, um die Ketose zu vereiteln. Fett sollte mindestens 50 Prozent Ihrer Ernährung ausmachen, aber bei vielen Menschen kann dieser Prozentanteil noch viel höher liegen.
Dr. Bill Wilson

Sie können sich sicher sein: Eine ketogene Ernährung ist eine fettige Ernährung! Warum der Verzehr von mehr Fett, insbesondere gesättigtem Fett (beispielsweise in Butter, Fleisch, Käse und ähnlichen vollwertigen Nahrungsmitteln), ein solch wichtiger Bestandteil einer ketogenen Ernährung ist? Sie müssen vielleicht nicht zu jedem Bissen Nahrung, den Sie sich in den Mund stecken, ein Stückchen Butter essen, aber Fett ist ein wesentlicher Bestandteil einer gesunden Ernährung und das letzte Teil im Ernährungspuzzle, das uns ausreichend Ketonkörper produzieren lässt. Wenn Sie Ihren Kohlenhydratverzehr verringern und Ihre Eiweißzufuhr mäßigen, müssen Sie Kohlenhydrate und Eiweiß durch etwas ersetzen. Und dieses Etwas ist das Einzige, was übrig bleibt: Fett. Essen Sie die Menge an Kohlenhydraten und Eiweiß, die Sie durch Versuch und Irrtum für sich als richtig bestimmt haben, und dann essen Sie Fett, bis der Hunger weg ist – anders ausgedrückt: bis zur Sättigung. Die Fettzufuhr ist der ultimative Schlüssel, um sich satt zu fühlen.

Ich kann bereits hören, wie einige von Ihnen sagen: »Wenn ich so viel Fett esse, erhöht das nicht mein Cholesterin, verstopft meine Arterien und führt zum Herzinfarkt?« Das ist die Botschaft, die wir fast unser ganzes Leben lang bis zum Erbrechen gehört haben, und es hilft nicht gerade, wenn die Popkultur die Auffassung, dass Fettverzehr falsch ist, bestätigt. Nehmen Sie beispielsweise ein paar Folgen der erfolgreichen TV-Serie *The Big Bang Theory* von CBS. In einer Folge bestellt die Figur Bernadette einen fettarmen Joghurt, erhält stattdessen aber die Vollfettvariante. Ihre Reaktion? »Das ist kein fettarmer Joghurt, der ist sowas von fett, fett, fett!« – was impliziert, dass das enthaltene Fett schlecht ist. In einer weiteren Folge sinnt Bernadette, die Kellnerin in der Cheesecake Factory ist, auf Rache gegenüber der neuen Flamme des Exfreundes einer Freundin: »Wenn sie irgendetwas Fettarmes bestellt, bekommt sie von mir die Vollfettvariante!« Die sehr deutliche Unterstellung ist, dass Fett sie auf irgendeine Weise schädigen würde. Ich kann nicht anders, als immer die Augen zu verdrehen, wenn ich solche falschen Botschaften in unserer Mainstream-Kultur sehe – wohl wissend, dass sie nur die Lügen und Falschaussagen über Fett in der Ernährung bestätigen und dass die Zuschauer wie Lemminge nichts hinterfragen, sondern nur zustimmend nicken.

EXPERTENWISSEN – KURZ UND KLAR — Eine der häufigsten Hürden auf dem Weg in die Ketose ist der Versuch, kohlenhydratarm und fettarm zu kombinieren. In Dr. Atkins Klinik war es wegen ihrer Angst davor manchmal schwierig, Patienten dazu zu bewegen, natürliches Fett zu essen. Manche erwarteten, nach der ersten Portion Vollfettkäse einen Herzinfarkt zu bekommen. Sobald die Patienten erleben, mit welcher Leichtigkeit sie mit weniger Heißhungerattacken und kontrollierbarem Hunger Gewicht verlieren, und sehen, wie sich ihre Herz-Kreislauf-Werte verbessern, entspannen sie sich.

Jackie Eberstein

Lassen Sie sich von mir dazu ermutigen, sich eine Ausgabe unseres vorherigen Buches *Cholesterol Clarity* zu besorgen und die Wahrheit über den Zusammenhang von gesättigtem Fett, Cholesterin und Herzerkrankungen zu erfahren. Das vorherrschende Wissen über dieses Thema beginnt, sich unter Medizin- und Gesundheitsexperten in aller Welt langsam zu verändern. Es tauchen Risse in der vormals unkaputtbaren Rüstung der Botschaft gegen gesättigtes Fett auf, und es ist nur noch eine Frage der Zeit, bevor sie zerbröselt und zerfällt. Im Buch *The Big Fat Surprise* von Nina Teicholz, einem Kassenschlager aus dem Jahr 2014, erfahren Sie mehr darüber, warum gesättigte Fette gut für Sie sind.

Dr. Eric Westman
Richard Veech, einer der weltweiten Ketose-Experten, sagt: »Wenn ich einen Herzinfarkt hätte, würde ich intravenös Ketonkörper bekommen wollen.« Verschiedene Studien mit Tieren haben gezeigt, dass Ketonkörper bei geringer Blutversorgung oder bei einem Herzinfarkt die Herzfunktion verbessern.

Im Oktober 2013 schrieb der Kardiologe Dr. Aseem Malhotra einen beeindruckenden Beitrag im angesehenen *British Medical Journal*, in dem er den Verzehr von gesättigte Fette enthaltenen Nahrungsmitteln wie Butter, Käse und rotem Fleisch verteidigte und die Schuld für chronische Gesundheitsprobleme wie Herzerkrankungen direkt den wahren Schuldigen zuwies – Zucker, Fastfood, Gebackenem und falschen Fetten wie Margarine. Er merkte an, dass eine fettarme Ernährung und Produkte, die »fettarm« als vermeintlich gesundheitsförderndes Attribut auf ihrer Packung haben, im Allgemeinen voller Zucker seien. Dr. Malhotra schlug Alarm, dass wir über die Rolle von Fett in der Ernährung stark in die Irre geführt worden sind. Und er ist nicht allein.

In der Ausgabe der Fachzeitschrift *American Society for Nutrition* vom 1. Mai 2013 erklärt Dr. Glen Lawrence, Professor für Biochemie an der Long Island University, dass es völlig unbegründet sei, Fett in der Ernährung für Gesundheitsprobleme wie Fettleibigkeit und Herzerkrankungen verantwortlich zu machen.

Dr. Lawrence sagt, dass wir »eine rationale Neubewertung bestehender Ernährungsempfehlungen« hinsichtlich der Rolle gesättigter Fette in der Ernährung benötigen, gemeinsam mit einer genaueren Untersuchung der höchst entzündungsfördernden Eigenschaften sogenannter gesunder Öle wie den mehrfach ungesättigten Fetten (Rapsöl, Sojaöl und Ähnliches). Während viele selbsternannte Gesundheitsexperten dreist behaupten, dass gesättigte Fette der Gesundheit schaden, führt Dr. Lawrence an, dass es keine Beweise gibt, die die Rolle gesättigter Fette isoliert von anderen Faktoren betrachten. Er schließt damit, dass wir »in der Ernährungspolitik einen ganzheitlicheren Ansatz anwenden« sollten. Absolut!

Und schließlich enthüllte eine Geschichte mit dem Titel *Das Vollfett-Paradoxon: Wie Vollmilch uns schlank bleiben lässt* (Originaltitel: *The Full-Fat Paradox: Whole Milk May Keep Us Lean*) in der *Morning Edition* von Allison Aubrey im National Public Radio, die am 12. Februar 2014 gesendet wurde, dass die Wahrheit über Fett in der Ernährung nicht das ist, was uns beigebracht wurde. Aubrey zitiert eine Studie aus dem *Scandinavian Journal of Primary Health Care,* die belegt, dass Männer, die viel Butter, Sahne und andere Vollfettmilchprodukte verzehren, gegenüber Männern, die keine Milchprodukte aßen, eine signifikant niedrigere Wahrscheinlichkeit hatten, fettleibig zu werden. Sie erwähnte außerdem, dass eine im *European Journal of Nutrition* veröffentlichte Metaanalyse (eine ausführliche Untersuchung verschiedener Forschungsartikel, die in den Daten nach Übereinstimmungen und Abweichungen sucht) herausfand, dass es keine Beweise dafür gibt, dass fettreiche Milchprodukte zum Risiko für Fettleibigkeit oder Herzerkrankungen beitragen und dass der Verzehr fettreicher Milchprodukte tatsächlich mit einem geringeren Fettleibigkeitsrisiko in Verbindung gebracht wurde. Das ist das Gegenteil von all dem, was uns über die Rolle von Fett in der Ernährung gesagt wurde. Die Anzeichen mehren sich, dass sich unsere Wahrnehmung der Rolle von Fett in einer gesunden Lebensweise langsam wandelt.

EXPERTENWISSEN – KURZ UND KLAR — Einige Fette sind besser für die Umwandlung in Ketonkörper geeignet als andere: Kurz- und mittelkettige Fette, wie die in Weidebutter, Ghee, Kokosöl und besonders MCT-Öl (Öl mit mittelkettigen Triglyceriden, als Nahrungsergänzungsmittel eingenommen), lassen sich einfach in Ketonkörper umwandeln. Das kann dabei helfen, die Effizienz zu verbessern, mit der sich eine Person an einen gesunden fettbasierten, von Ketonkörpern angetriebenen Stoffwechsel anpasst.

Nora Gedgaudas

Am verblüffendsten ist die Tatsache, dass die in der amerikanischen Gesellschaft grassierende Fettphobie nicht im Geringsten durch wissenschaftliche Nachweise unterstützt wird. Und dennoch: Fragen Sie eine durchschnittliche Person, wie sie Fett in der Ernährung einschätzt, so wird die häufigste Antwort sein, dass es ungesund ist und um jeden Preis vermieden werden sollte. Warum verschmäht unsere Kultur vollwertige Quellen gesättigter Fette wie Butter und bewirbt gleichzeitig Rapsöl, ein stark verarbeitetes ranziges und desodoriertes Öl aus Rapssamen, als »gesunde« Alternative? Das ergibt überhaupt keinen Sinn, und dennoch ist genau das die Welt, in der wir derzeit leben.

Eine im Juli 2012 durchgeführte Gallup-Umfrage ergab, dass 63 Prozent der Amerikaner glauben, dass eine fettarme Ernährung gut für ihre Gesundheit sei; verglichen mit nur 30 Prozent, die dasselbe über eine kohlenhydratarme Ernährung denken – trotz des Bergs an Beweisen, der sich in den letzten Jahren zugunsten kohlenhydratarmen Essens aufgetürmt hat. Die gleiche Umfrage zeigt jedoch auch, dass sich das Blatt bei der öffentlichen Meinung über fettarme und kohlenhydratarme Ernährungsformen langsam zu wenden beginnt. Im Vergleich zur derselben Umfrage, die ein Jahrzehnt früher durchgeführt worden war, schenken weniger Amerikaner dem Weglassen von Fett Glauben, und beginnen mehr Amerikaner damit, die Vorteile der Kohlenhydrateinschränkung zu erkennen. Aber dennoch: Bei dem, was meine Mitmoderatorin, die Diätspezialistin Cassie, in meinem Podcast *Low-Carb Conversations* als »Auswaschen der Gehirnwäsche« durch jahrzehntelange Ernährungspropaganda bezeichnet, haben wir noch eine Menge Arbeit vor uns.

EXPERTENWISSEN – KURZ UND KLAR In uns wurde der Kornsamen (und das ist ein absichtliches Wortspiel) der Angst vor Fett gesät, und fast alles andere, außer reinen Ballaststoffen, kann die Ketose stören.

Dr. Ron Rosedale

Dies ist einer der Gründe, warum das Buch, das Sie in Ihren Händen halten, jetzt dringender nötig ist als je zuvor – um die Jahrzehnte der Indoktrinierung zu durchbrechen, denen wir beim Thema Fett ausgesetzt waren. Hier der Kern der Wahrheit: Wenn Sie Fett in Ihrer Ernährung reduzieren, wird es durch Kohlenhydrate ersetzt, die Ihrer Gesundheit weit mehr Schaden zufügen, als Fett es je tun könnte. Gesättigte Fette wie die in Butter, Kokosöl und rotem Fleisch sowie einfach ungesättigte Fette, wie sie sich in Avocados, Olivenöl und Macadamianüssen befinden, sind aus gesundheitlichem Blickwinkel grundsätzlich sicher für den Verzehr. Sie erhöhen Ihren Blutzucker nicht, und sie verursachen keine Schäden, wenn sie bis zur Sättigung gegessen werden. Im Gegenteil: Sie sind eher vorteilhaft: Sie wirken entzündungshemmend, erhöhen das HDL-Cholesterin (also das »gute« Cholesterin), helfen Ihnen dabei, sich satt zu fühlen, und – was für unsere Zwecke am wichtigsten ist – sie helfen Ihnen bei der Ketonkörperproduktion. Vergleichen Sie dies mit den mehrfach ungesättigten Fetten in pflanzlichen Ölen, die trotz der Tatsache, dass sie aufdringlich als gesunde Öle angepriesen werden, die wir verzehren sollten, systemische Entzündungen erhöhen und mit vielen Gesundheitsproblemen in Verbindung stehen.

EXPERTENWISSEN – KURZ UND KLAR Bei der Behandlung von Fettleibigkeit erleichtert die ernährungsbedingte Ketose durch eine Absenkung des Insulinspiegels, also dem Hormon, das die Fettspeicherung steuert, den Fettverlust. Sie garantiert aber keinen Fettverlust, wenn die Fettzufuhr durch die Ernährung gleich dem Energieumsatz oder höher ist. Diese Situation wäre allerdings sehr unüblich, da die meisten Menschen vor dieser Fettzufuhrmenge gesättigt sind.

Dr. Keith Runyan

Fett ist in Ihrer Ernährung nicht Ihr Feind. Fett ist Ihr Freund. Also haben Sie keine Angst vor ihm. Durch Fett fühlen Sie sich langfristiger gesättigt als durch alles andere, was Sie essen könnten. Und vergessen Sie nicht, dass Sie Fett brauchen, um Fett zu verbrennen. Aber es ergibt nur einen Sinn, Fett zu essen, wenn Ihr Körper eine Fettverbrennungsmaschine ist, oder?

Einer der Hauptgründe dafür, neben Ihrer geringen Kohlenhydrat- und mäßigen Eiweißzufuhr reichlich Fett zu sich zu nehmen, ist, dass es Sie davon abhält, hungrig zu werden – ohne es würden Sie eine kohlenhydratarme, eiweißreiche Ernährung nach sehr kurzer Zeit wieder abbrechen, weil Sie durch den ständigen Hunger frustriert und verzweifelt wären! Viele der sogenannten Gesundheitsexperten scheitern daran zu erkennen, dass Menschen mit einer kohlenhydratarmen Ernährung Fett in der Ernährung *brauchen*, um es als alternativen Treibstoff zu verbrennen und zwischen den Mahlzeiten das Gefühl von Sättigung und Energie zu haben. Wenn Sie von der Zuckerverbrennung zur Fettverbrennung wechseln, haben Sie mehr Energie und sind scharfsinniger, und Sie sind nach einer Mahlzeit zufriedener.

EXPERTENWISSEN – Sobald meine Klienten die anfänglichen Klippen der Keto-Adaption **KURZ UND KLAR** umschifft haben, bemerken sie als eines der ersten Zeichen ein verringertes Hungergefühl, bei dem auch die lästige Reizbarkeit verschwindet. Darüber hinaus werden sie mental klarer, ihre Energie kommt raketenartig zurück, sie verlieren Körperfett und werden schlanker. Sie messen häufig ihren Blutzucker, und die Werte beginnen, sich zu normalisieren. Eine der beeindruckendsten Reaktionen ist, dass ihr Heißhunger nach Zucker und Kohlenhydraten verschwindet und schlechtes Essen auch wie schlechtes Essen schmeckt.

Stephanie Person

Vielleicht haben Sie schon einmal eine kohlenhydratarme Ernährung ausprobiert und gedacht, dass kohlenhydratarm *und* fettarm noch besser sein müsste, wenn kohlenhydratarm schon gut ist. Das wäre ein großer Fehler. Das Kombinieren von kohlenhydrat- und fettarmen Ernährungsweisen ist kein Rezept für ein gesundes Leben – besonders wenn Sie versuchen, die Vorteile der Ketose zu erleben. Denken Sie mal darüber nach: Wenn Sie Kohlenhydrate weglassen und die Fettmenge reduzieren, die Sie essen, was bleibt dann übrig? Eiweiß. Und wie im vorherigen Kapitel besprochen kann zu viel Eiweiß die Glucosemenge in Ihrem Körper erhöhen, was die Produktion von Ketonkörpern nahezu unmöglich macht.

Oder vielleicht sind Sie derzeit übergewichtig oder fettleibig und lesen dieses Kapitel mit einer gesunden Portion Skepsis davor, *mehr* Fett zu essen. Sie denken vielleicht, dass Sie bereits reichlich Fett am Körper haben und deshalb nicht so viel Fett essen müssen wie alle anderen. Bitte tun Sie sich das nicht an. Ja, Sie haben viel Körperfett, das Ihrem Körper als Treibstoff dienen wird, wenn Sie in der Ketose sind. Aber betrachten Sie das Essen von Fett als Antrieb für Ihren Stoffwechselmotor. Der einzige Weg, um auf das gespeicherte Körperfett zuzugreifen und es als Treibstoff nutzen zu können, ist, Ihren Körper vom Zuckerverbrenner hin zum Fettverbrenner umzuwandeln. Und der einzige Weg dies zu erreichen, ist, Ihrem Körper das zuzuführen, was er zum Starten der Fettverbrennung braucht – Fett in der Nahrung.

EXPERTENWISSEN – Die effiziente Anpassung an die Nutzung von Fett und Ketonkör- **KURZ UND KLAR** pern als primäre Treibstoffquelle, die auch beim Wegfall regelmä- ßiger Mahlzeiten eine sehr stabile Energiebasis bietet, ist, als würde man ein großes Holz- scheit auf ein im Kamin brennendes Feuer legen.

Nora Gedgaudas

Im März 2013 gab es auf RedEye Chicago, einer Website der *Chicago Tribune*, einen Bericht über den 36 Jahre alten John Huston, einen Mann aus Illinois, der sich bei Temperaturen unter dem Gefrierpunkt auf eine 72 Tage und 630 Meilen lange Reise durch die kanadische Arktis aufmachte. Für Huston und sein Team würde es ohne Frage eine sehr energiezehrende Reise werden – welche Energie sollte ihn also antreiben? Er aß täglich frittierten Frühstücksspeck und ein Viertelpfund Butter! Er sagte dazu: »Es hört sich ekelhaft an, aber wenn man jeden Tag bei minus 40 Grad da draußen ist, ist Butter dein bester Freund.« Der Kerl ist genau mein Typ, denn er weiß, dass Fett eine hervorragende Energiequelle ist.

Für die meisten Menschen ist das Überwinden der Angst vor dem Essen von Fett vermutlich der schwierigste Aspekt bei einer ketogenen Ernährung. Uns wird von Ärzten, Lehrern, der Regierung und anderen Gesundheitsorganisationen erklärt, dass Fett schlecht sei, und wir haben ohne größere Zweifel akzeptiert, dass es uns fett macht und schließlich umbringt. (Aber das tut es nicht.) Ich bin damit aufgewachsen, zuzusehen, wie meine Mutter bei ihren vergeblichen Versuchen, eine fettarme Diät einzuhalten, Reiswaffeln aß und Magermilch trank. Letztendlich blieb das so abgenommene Gewicht nie auf Dauer weg, und sie war dadurch so frustriert, dass sie sich mit Ende fünfzig für einen Magenbypass entschied (doch nicht einmal der konnte sie davor bewahren, das abgenommene Gewicht wieder zuzunehmen). Es ist die traurige Wahrheit, dass sehr viele Menschen das Essen von Fett immer noch so sehr fürchten, dass sie sich gegen das Ausprobieren einer fettreichen Ernährung sträuben, auch wenn sie ihnen nicht nur dabei helfen könnte, ihr Gewicht in den Griff zu bekommen, sondern auch dabei, die Erkrankung an chronischen Leiden wie Diabetes, Alzheimer und Krebs zu vermeiden. (Mehr dazu ab Kapitel 16.)

EXPERTENWISSEN – KURZ UND KLAR   Eine unzureichende Fettzufuhr gehört zu den größten Stolpersteinen beim Versuch, in eine Ketose zu gelangen und sie aufrechtzuerhalten. Wir müssen uns von der Restangst freimachen, dass die Aufnahme von Fett irgendwie schlecht ist, uns fett macht oder Herzkrankheiten verursacht. Genießen Sie das Fett an Ihrem T-Bone-Steak oder das Kokosöl, in dem Sie Ihr Gemüse anbraten.

Dr. William Davis

Die unbeabsichtigte Folge davon, Menschen eine Todesangst vor dem Essen von Fett zu bereiten und gleichzeitig kein Sterbenswörtchen über die negativen gesundheitlichen Auswirkungen von Kohlenhydraten zu sagen, ist die Förderung von Fettleibigkeit und chronischen Erkrankungen. Da die Low-Fat-Lüge, mit der wir gefüttert wurden, katastrophal gescheitert ist, könnte es nicht mal an der Zeit sein, uns die Rolle anzusehen, die Fett beim *Verbessern* unserer Gesundheit spielen könnte? Legen Sie Ihre Angst ab, essen Sie mehr Fett, als Sie vermutlich je zuvor gegessen haben, und beobachten Sie, welche bemerkenswerten Dinge sich daraus für Ihre Gesundheit ergeben. Es ist wichtig, die Kohlenhydratmenge runterzufahren und die richtige Menge an Eiweiß zu essen, aber erst die richtige Menge an Fett wird Ihnen richtig Schwung geben und Sie tatsächlich in die Ketose kommen lassen.

Ich verstehe, dass das Essen von mehr Fett gegen all das verstößt, was Sie je über gesunde Ernährung zu wissen geglaubt haben. Jede Faser Ihres Körpers wird dagegen sein, dies zu tun. Jeder von uns, der sich für einen kohlenhydratarmen, fettreichen, ketogenen Lebensstil mit mäßig Eiweiß entschieden hat, kämpft zu irgendeinem Zeitpunkt diesen inneren Kampf, ob es das Richtige für die Gesundheit ist. Sobald Sie für den Sprung bereit sind und sich völlig zur ketogenen Ernährung bekennen, ist das Gegenmittel gegen die Fettphobie einfach, sich dem Fett zu öffnen und es voller Vertrauen mit dem Wissen zu essen, dass es Sie gesünder machen wird, als Sie je zuvor waren.

Gelegentlich kann es bei Menschen, für die der ketogene Lebensstil neu ist, zu Durchfall und Darmbeschwerden kommen. Dr. Mary Newport, Neonatologin und Fachfrau für den therapeutischen Nutzen von Ketonkörpern, rät, bei solchen Beschwerden die Kohlenhydratzufuhr leicht zu erhöhen und die Fettzufuhr leicht zu verringern. Wenn Sie die Kohlenhydrate dann wieder schrittweise senken und das Fett wieder erhöhen, sollte Ihrem Körper die Anpassung leichter fallen.

EXPERTENWISSEN – KURZ UND KLAR   Ich bin der Meinung, dass viele der Nebenwirkungen von ketogenen Ernährungsformen in Forschungsstudien in der Vergangenheit mit der schlechten Zusammensetzung der Ernährungsformen, der überwiegend schlechten Qualität der Nahrungsmittel und der Angst vor gesättigtem Fett zusammenhängen.

Bryan Barksdale

Hier eine praktische Abkürzung, die Ihnen dabei helfen wird sich zu erinnern, warum Fett gut ist:

Fühlen Sie sich satter.

Echter alternativer Treibstoff.

Triggert Ketonkörper.

Treuer Freund.

Sie brauchen vielleicht nicht so wie ich zu jedem Bissen Nahrung ein Stückchen Butter zu essen, aber Sie werden die Fettmenge in Ihrer Ernährung auf Werte hochfahren, von denen Sie wahrscheinlich nie gedacht hätten, dass Sie sie jemals essen würden. Sie können beispielsweise bei Starbucks um Konditorsahne anstelle von Milch für Ihren Latte bitten. Ihre Gesundheit wird davon profitieren. Im nächsten Kapitel stellen wir Ihre neuen Ernährungsgewohnheiten auf den Prüfstand, um zu sehen, wie gut sie funktionieren, um Ketonkörper durch Ihren Körper zu pumpen.

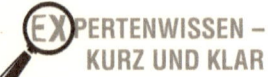 **EXPERTENWISSEN – KURZ UND KLAR**   Eine fettreiche Ernährung mit vielen Kohlenhydraten ist anders als eine fettreiche Ernährung mit wenig Kohlenhydraten.

Dr. Richard Feinman

Keto in Kürze

→ Eine kohlenhydratarme, fettreiche Ernährung ist eine gesunde Ernährung.

→ Wenn Sie Ketonkörper produzieren wollen, müssen Sie Fett essen.

→ Wenn Sie Kohlenhydrate weglassen und Eiweiß einschränken, bleibt Fett zum Essen übrig.

→ Fett ist der Schlüssel zu Sättigung und Zufriedenheit.

→ Unsere kulturbedingte Wahrnehmung, dass Fett schädlich ist, ist falsch.

→ Führende Experten unterstützen öffentlich gesättigtes Fett.

→ Die bestehende Fettphobie wird nicht von wissenschaftlichen Daten unterstützt.

→ Die Amerikaner bemerken langsam, dass fettarm nicht so gesund ist, wie einst gedacht.

→ Es ist an der Zeit, die Jahrzehnte der Verteufelung von Fett zu beenden.

→ Fett ist in Ihrer Ernährung nicht Ihr Feind. Fett ist Ihr Freund.

→ Der Verzehr von Fett ist notwendig, damit Sie es als alternativen Treibstoff verbrennen können.

→ Essen Sie niemals eine Ernährung, die sowohl kohlenhydrat- als auch fettarm ist.

→ Sie müssen vermutlich sehr viel mehr Fett essen, als Sie es derzeit tun.

→ Ein Arktisforscher weiß um die Vorteile fettiger Nahrungsmittel.

→ Jede Faser in Ihrem Körper wird Sie davon abhalten wollen, mehr Fett zu essen – anfangs.

→ Fett führt zu einem besseren Sättigungsgefühl, ist ein alternativer Treibstoff und löst die Ketonkörperproduktion aus.

Kapitel 8

Wie Sie die Ketose messen können

EXPERTENWISSEN – KURZ UND KLAR – Die Technologien zur Messung von Ketonkörpern in Urin, Blut und Atem sind wirklich interessant und eine tolle Möglichkeit zur Bestimmung des jeweiligen Ketoseniveaus.

Dr. Dominic D'Agostino

Inzwischen haben Sie von uns schon erfahren, was Ketonkörper sind und warum Sie deren Menge in Ihrem Körper erhöhen möchten und was ernährungstechnisch notwendig ist, um das zu erreichen. Aber Sie fragen sich vielleicht, wie um alles in der Welt Sie feststellen

Kohlenhydratmenge niedrig halten!

Eiweiß nur in Maßen essen!

Test auf Ketone häufig durchführen!

Oft Fett zu sich nehmen!

sollen, ob Sie sich tatsächlich in der Ketose befinden. Darum geht es in diesem Kapitel, und wir werden uns einige der alten Möglichkeiten zur Messung, die derzeit auf dem Markt erhältlichen Geräte und einige wirklich coole neue Techniken ansehen, die in Zukunft die Art, wie wir Ketonkörper messen, für immer verändern könnten.

Bevor wir in die Welt der neuesten Spielereien eintauchen, die die Ketonmessung bietet, lassen Sie uns zunächst drei Arten von Ketonkörpern identifizieren, die im Körper vorkommen:

1. Acetoacetat (AcAc), Hauptketonkörper im Urin
2. β-Hydroxybutyrat (BHB), Hauptketonkörper im Blut
3. Aceton, Hauptketonkörper in der Atemluft

Jahrzehntelang war die übliche Methode zur Messung des Vorhandenseins von Ketonkörpern die Bestimmung des Acetoacetatspiegels im Urin. Die Ketonteststreifen für die Harnuntersuchung können in einer Packung mit 50 Stück für etwa 8 bis 18 Euro gekauft werden. (Um länger etwas davon zu haben, schneiden Sie die Streifen der Länge nach in zwei Hälften und nutzen Sie für jeden Test nur einen halben Streifen.) Die Farbe der Streifen verändert sich je nach Höhe des Acetoacetatwertes. Haben Sie sich gerade erst auf den Weg zur Ketose gemacht, können Sie eine beige Färbung (keine Ketone), Pink (wenig Ketone) oder Violett (viele Ketone) sehen.

EXPERTENWISSEN – KURZ UND KLAR Vermeiden Sie, Uriniteststreifen für Ketonkörper zur Messung der Keto-Adaption zu verwenden. Das ist etwa dasselbe, als wenn Sie in Ihrem Hausmüll nach Bananenschalen suchen, um festzustellen, wie viele Äpfel sich in Ihrem Kühlschrank befinden und wie viele davon Sie gerade essen. Uriniteststreifen für Ketone messen einerseits nur die als Abfallprodukt ausgeschiedenen Ketonkörper und andererseits messen sie nur eine Ketonart, Acetoacetat. Bei der Messung des entscheidendsten und im gesunden Ketosezustand vorwiegend genutzten Ketons β-Hydroxybutyrat versagen sie völlig. Dies kann man immer und genauer mit einem Blutketonmessgerät messen.

Nora Gedgaudas

In den letzten Jahren sind jedoch unter den sich kohlenhydratarm und fettreich ernährenden Menschen neuere und genauere Geräte populär geworden, die den überwiegend im Blut vorkommenden Ketonkörper (β-Hydroxybutyrat) messen. Während wir dieses Buch schreiben, sind auf dem Markt im Wesentlichen zwei Geräte zur Messung der Blutketone erhältlich: Die Serie Precision Xtra von Abbott (sie wird in Europa und Australien unter dem Markennamen FreeStyle Optium verkauft) und Nova Max Plus von Nova. Da 78 Prozent der im Blut vorhandenen Ketonkörper β-Hydroxybutyrat sind, ist es wirklich wichtig, sie zu messen. Für die genauere und gleichmäßige Messung ist Precision Xtra das bessere Gerät (NovaMax zeigt »LO« an, wenn die Menge der Ketonkörper unter einen definierten Wert fällt, auch wenn man sich dann immer noch in der Ketose befindet).

Auch wenn die Messung der Blutketonkörper als Goldstandard der Ketonmessung gilt, gibt es aus Gründen, die wir später in diesem Kapitel erklären werden, einige Punkte, auf die Sie achten müssen. In normalen Drogerien und Apotheken kann es schwierig sein, Blutketonmessgeräte zu bekommen, und die Hersteller scheinen nicht daran interessiert zu sein, ihren Markt jenseits der Typ-1-Diabetiker und wenigen Typ-2-Diabetiker, die kein Insulin mehr produzieren und die messen müssen, ob sie sich in einer Ketoazidose befinden, auszuweiten. Die Geräte selbst sind normalerweise erschwinglich, die erforderlichen Teststreifen kosten um die 5 Euro pro Stück, was die tägliche Messung sehr teuer macht. Ich war immer etwas skeptisch gegenüber diesen Unternehmen, weil sie ihre Produkte eigentlich billiger und leichter erhältlich machen sollten, da ihr aktueller, begrenzter Verbrauchermarkt winzig ist verglichen mit der hohen Anzahl an Menschen (wie Sie und ich), die ihre Ketonwerte testen wollen, um ihren gesundheitlichen Fortschritt zu bewerten. Warum machen diese Unternehmen ihre Produkte nicht reizvoll für diejenigen, die eine ernährungsbedingte Ketose messen möchten? Das ist geschäftlich betrachtet sinnvoll, und man sollte denken, dass diese Unternehmen sich dafür überschlagen würden.

EXPERTENWISSEN – KURZ UND KLAR   Idealerweise wird das Erreichen und Beibehalten des Ketosezustands durch eine Blutketonmessung am Finger überwacht, bei der die β-Hydroxybutyrat-Werte bei 1 bis 3 mmol pro Liter liegen sollten. Meine Erfahrung mit Urinsticks zur Ketonmessung ist, dass sie nicht ausreichend empfindlich reagieren, um die sensibleren Werte der physiologischen Ketose zu erfassen, da sie zur Messung der sehr viel höheren Ketonwerte einer diabetischen Ketoazidose gedacht sind.

Dr. William Davis

Als ich mich an diese Unternehmen wendete, zeigte sowohl Abbott als auch Nova keinerlei Interesse an meinem Vorschlag, ihre Produkte zur Messung der ernährungsbedingten Ketose zu verwenden, da ihr Schwerpunkt laut eigener Aussagen darauf liegt, Diabetikern beim Überwachen der Ketoazidose zu helfen – und nicht mehr. Wenn Sie mich fragen, ist das einfach albern. Die Unternehmen verpassen die Möglichkeit, ihren Gewinn zu erhöhen. Aber irgendetwas sagt mir, dass, wenn genügend Menschen Interesse an ihrem Produkt zeigten, sie eine Möglichkeit finden würden, es leichter verfügbar zu machen, und das zu einem besseren Preis. Rufen Sie deshalb Abbott unter 0800 5199519 und Nova unter 06074 84480 an, und lassen Sie sie wissen, dass Sie ihre Produkte zum Messen einer ernährungsbedingten Ketose benötigen.

Auch wenn Blutketonmessgeräte ziemlich neu sind, ist die nächste Generation an Ketonmessgeräten bereits in den Startlöchern. Ein Ketonmessgerät, das das Vorhandensein und die Menge an Aceton in der Atemluft misst, ist bereits für Verbraucher erhältlich, andere befinden sich noch in der Entwicklung, sind aber vielversprechend. Die Atemmessgeräte für Ketonkörper sind ebenso präzise wie die Blutketonmessgeräte, und sie sind um einiges bezahlbarer, da man keine Teststreifen benötigt. Außerdem muss man sich dafür nicht in den Finger pieksen.

EXPERTENWISSEN – KURZ UND KLAR Ich bin ein Fan der Ketonmessung in der Atemluft, da sie weniger invasiv und schmerzhaft ist als der Bluttest. Für meine persönlichen Ketoseexperimente habe ich einen Atemtest verwendet, der die Ketonwerte (Aceton) im Atemkondensat ermittelt. Die Atemkondensat- und Blutketonwerte hängen eng miteinander zusammen, und sie sind zuverlässiger und bequemer messbar als die Urinketonwerte. Mehrere Studien zeigen, dass die Atemketone im Vergleich mit Blut- und Urinproben eine zuverlässige Messgröße für die Ketose sind.

Ben Greenfield

Für eine Studie, die im Juli 2002 im *American Journal of Clinical Nutrition* veröffentlicht wurde, untersuchten Forscher, ob die Ketonmessung im Urin oder in der Atemluft genauer sei. Sie fanden heraus, dass Aceton in der Atemluft ein »ebenso guter Prognosewert für die Ketose« ist wie Ketone im Urin. Seit 2015 sind verschiedene Messgeräte für Ketonkörper in der Atemluft im Handel erhältlich.

Während wir dieses Buch schrieben, war nur ein Atemketonmessgerät für Verbraucher erhältlich: Ketonix, ein Gerät mit USB-Anschluss, das tausende Male verwendet werden kann. Es wurde von dem 49 Jahre alten schwedischen Ingenieur Michel Lundell entwickelt und zeigt das Vorhandensein von Ketonen in der Atemluft des Nutzers anhand einer Reihe farbiger Lichter, die sich abhängig von der Menge der gemessenen Ketone verändern. Die Erfindung dieses Geräts war für Michel eine Notwendigkeit, als er 2012 die Diagnose Epilepsie erhielt.

Nachdem sich auch nach zehnmaliger Verdoppelung der empfohlenen Dosis an Epilepsiemedikamenten innerhalb eines Jahres seine Anfälle nur geringfügig verringert hatten, informierte sich Lundell über die ketogene Ernährung, die seit Langem als ausgezeichnete Behandlungsalternative bei Epilepsie gilt (die Nachweise dafür werden wir in Kapitel 16 besprechen). Er versuchte zunächst, seine Ketonwerte mit Urinteststreifen und dann mit einem Blutketonmessgerät zu messen.

Aber bei ihm funktionierte keine dieser Methoden, weshalb er nach Alternativen zu suchen begann. Er stolperte über die Idee der Acetonmessung in der Atemluft, und weil er dafür keine Geräte finden konnte, setzte er seine Ingenieurskünste ein und stellte das allererste Ketonix für sich selbst her.

Lundell machte weiter und vermarktete und verkaufte sein Gerät online, was es zum ersten kommerziell verfügbaren Atemketonmessgerät machte, und er erhält Bestellungen aus aller Welt von Menschen mit Epilepsie, die eine ernährungsbedingte Ketose einhalten wollen, und sogar von Sportlern, die ihre Fähigkeit zur Fettverbrennung bei Wettkämpfen messen möchten. Im Juni 2014 wurde er als einer von nur sechs Menschen weltweit eingeladen, um seine Erfindung bei der exklusiven Shark Tank Competition während der Epilepsy Pipeline Conference 2014 in San Francisco zu präsentieren.

EXPERTENWISSEN – KURZ UND KLAR — Die Nutzung der ernährungsbedingten Ketose zur Vorbeugung und Behandlung von anderen Krankheiten als Epilepsie und Fettleibigkeit ist ein relativ neues Konzept. Deshalb gibt es derzeit keine großen klinischen Studien dazu. Auch die meisten Biochemiebücher erwähnen die Ketose kaum, außer im Zusammenhang mit dem Verhungern und diabetischer Ketoazidose.

Dr. Zeeshan Arain

In den kommenden Jahren werden sicherlich weitere Atemketonmessgeräte und entsprechende Technologien entwickelt werden. Laut der Ausgabe des *Journal of Breath Research* vom 25. Juli 2013 arbeitet das japanische Unternehmen NTT Docomo an einem Atemketonmessgerät und einer App für Smartphones. Und der schwedische Ingenieur Jens Clarholm hat auf seinem Blog *www.JensLabs.com* eine ausführliche Anleitung für ein selbstgebautes Atemketonmessgerät gepostet, das er Ketosense nennt (er hat eines für mich gebaut, dessen Ergebnisse bemerkenswert nahe an die Ergebnisse meines Blutketonmessgeräts kommen). Es würde mich nicht überraschen, wenn wir in Kürze Atemketonmessgeräte in den Geschäften kaufen könnten! Das wäre richtig cool.

Ich habe es bereits erwähnt, aber es muss wiederholt werden: Hohe Ketonwerte im Urin, Blut oder der Atemluft sind völlig unschädlich, wenn der Blutzuckerspiegel im normalen Bereich ist – egal wie viel Gegenteiliges Sie von Gesundheitsgurus hören. Die diabetische Ketoazidose betrifft, wie wir bereits erörtert haben, überwiegend Typ-1-Diabetiker, die kein Insulin produzieren können und einige insulinabhängige Typ-2-Diabetiker – und nur, wenn der Blutzuckerspiegel über 240 mg/dl hinausgeht und die Blutketonwerte weit über 10 mmol pro Liter liegen. Bei allen anderen, die auch nur ein klein wenig Insulin selbst produzieren können, besteht bei höheren Ketonwerten keine Gefahr. Da es aber schwierig sein kann, ohne bewusste Anstrengung Ketonkörper zu produzieren, kann es auf dem Weg zur Ketose beruhigend sein, messen zu können, wo Sie gerade stehen.

Lassen Sie uns die Vor- und Nachteile jeder Messmethode für Ketone gegenüberstellen:

Urinmessung

Vorteile

▶ Die günstigste Methode zur Messung des Ketonspiegels.

▶ Der Test ist völlig schmerzlos, da Sie nur auf einen Teststreifen pinkeln.

▶ Beim Vorhandensein von Ketonen sieht man innerhalb von 15 Sekunden eine Farbveränderung.

▶ Wenn Sie Ketone im Urin haben, befinden Sie sich definitiv in der Ketose.

Nachteile

▶ Misst nur den Ketonkörper im Urin (Acetoacetat).

▶ Sobald Sie keto-adaptiert sind, können die Ketone im Urin verschwinden.

▶ Die langfristige Ketose kann mit dieser Testmethode nicht gemessen werden.

▶ Auch wenn Sie keine Ketonkörper im Urin haben, können Sie sich dennoch in der Ketose befinden.

Die Urinmessung von Ketonen ist beliebt, weil die Teststreifen leicht in Geschäften erhältlich, günstig und einfach anzuwenden sind und eine Farbveränderung anzeigen, wenn man sich in einem Ketosezustand befindet. Für Menschen, die nach ein paar Wochen kohlenhydratarmer, fettreicher Ernährung mit mäßig Eiweiß vollständig keto-adaptiert sind und nun effizient Fett als Treibstoff verbrennen, ist diese Methode der Ketonmessung jedoch nicht mehr geeignet. Nach einem Übergangszeitraum, in dem Sie sich vom Zucker- in einen Fettverbrenner verwandeln, quellen die Ketone nicht mehr im Urin über, was zu dem falschen Ergebnis führt: Es sieht aus, als befänden Sie sich nicht mehr in der Ketose, während Sie es aber tatsächlich doch sind. Ihre Ketone zeigen sich nun nämlich im Blut, und Sie erleben die lange erwarteten Vorteile der ernährungsbedingten Ketose. Das alleinige Vertrauen auf Urinketon-Teststreifen, um zu sehen, ob Sie sich nach der erfolgreichen Verwandlung in der Ketose befinden, ist jedoch sinnlos. Die Quintessenz: Für die Messung Ihrer Ketonproduktion über die anfängliche Anpassungsphase hinaus ist dies einfach keine zuverlässige Methode.

Bluttests

Vorteile

- Die präziseste Messung zum Ketonkörpernachweis (β-Hydroxybutyrat).
- Definitiv eindeutige Ergebnisse dank klarer digitaler Anzeige.
- Misst das vorherrschendste Keton, das Ihr Körper als Treibstoff verwendet.

Nachteile

- Die Teststreifen sind teurer (3 bis 9 Euro pro Teststreifen).
- Das Zubehör für Blutketontests ist schwer in Geschäften erhältlich, eventuell müssen Sie sie über das Internet bestellen.
- Der Test erfordert für die Blutprobe einen schmerzhaften Einstich in den Finger.

Sollten Sie nicht daran gewöhnt sein, sich für den Bluttest in Ihren Finger zu piksen, kann die Blutketonmessung anfänglich etwas ängstigend sein. Sobald Sie jedoch diese mentale Hürde genommen haben und Ihr Blut häufig messen, gibt Ihnen das Wissen über Ihre Blutketonwerte ein gewisses Vertrauen und Sicherheit. Die Blutketonmessgeräte (insbesondere FreeStyle Optium) geben Ihnen einen unglaublich genauen digitalen Messwert Ihrer Ketonproduktion. Im nächsten Kapitel berichte ich Ihnen von den Erfahrungen, die ich machte, als ich ein ganzes Jahr lang meine Ketonwerte mindestens zwei Mal täglich gemessen habe – so bekommen Sie einen Eindruck von dem, was Sie erwartet. Aber derzeit es ist wohl die beste Methode, um festzustellen, wie Sie sich bei Ihrer ketogenen Ernährung machen, und sie ist jeden Cent wert.

Atemtest

Vorteile

- Eine einfache Testmethode, die Sie praktisch überall durchführen können.

- Die einzige Möglichkeit, Ketone (Aceton) in der Atemluft zu messen, die gut mit dem β-Hydroxybutyrat-Spiegel im Blut korrelieren.

- Im Gegensatz zur Blutketonmessung gibt es keinen schmerzhaften Fingerpiks.

Nachteile

- Die Geräte sind auf dem Markt nicht so einfach erhältlich wie andere Ketontests.

- Unterschiedliche Messgeräte zeigen die Ergebnisse auf unterschiedliche Weise an, und es gibt derzeit keinen Standard für die Korrelation von Atemketonen und Blutketonen.

- Nicht jeder kann oder möchte für die erforderlichen zehn bis dreißig Sekunden in ein Gerät pusten.

Während des Schreibens an diesem Buches hatte ich die Ehre, persönlich einige der neuen Atemketonmessgeräte testen zu können. Bislang sind sie sehr vielversprechend. Es gibt immer noch einige Hürden, die die Atemketonmessung nehmen muss, beispielsweise die Tatsache, dass die Geräte die Ergebnisse auf verschiedene Arten anzeigen und es keinen Eins-zu-Eins-Vergleich mit den Ergebnissen gibt, die Sie mit einem Blutketonmessgerät bekommen würden. Wenn die Unternehmen, die Atemketonmessgeräte entwickeln, diese Probleme beseitigen könnten, wäre das einer der größten Durchbrüche nicht nur bei der Ketonmessung, sondern bei der Gesundheitsvorsorge im Allgemeinen. Ketonkörper spielen bei vielen chronischen Gesundheitsproblemen eine entscheidende Rolle, und ein einfach anwendbares, schmerzloses Verfahren zur Bestimmung dessen, wie gut Sie in der Ketonkörperproduktion sind, wäre von unschätzbarem Wert.

Dr. Eric Westman
Dr. Lubna Ahmad, Präsidentin von Invoy Technologies, ein Unternehmen, das ein Atemketonanalysegerät entwickelt, führte eine kleine Studie durch, in der Atem-, Blut- und Urinketone bei etwa 40 Menschen verglichen wurden, von denen einige sich an eine kohlenhydratarme, fettreiche, ketogene Ernährung

hielten und andere nicht. Zwei wichtige Feststellungen sind deutlich: 1) Gelegentlich sind Urinketone nicht vorhanden, während jedoch Blutketone vorhanden sind. 2) Der Ketonspiegel ist morgens niedriger als abends. Das bedeutet, dass, wenn Sie die Ketonkörper nur im Morgenurin messen, Sie auch dann in einer Ketose sein können, wenn die Messergebnisse negativ sind.

Wir leben in interessanten Zeiten, in denen Menschen wie wir Zugang zu Geräten haben, die wir früher nur in der Arztpraxis sehen konnten. Und nun, da wir diese Technologien haben, um festzustellen, wie gut wir auf unserem Weg zu einer besseren Gesundheit sind, liegt die Macht in unseren Händen. Ich denke, dass die Ketonmessung für diejenigen, die an einem Ketosezustand interessiert sind, in Zukunft ganz normal sein wird.

EXPERTENWISSEN – KURZ UND KLAR Eine ketogene Ernährung ist eine große Chance zum Selbstexperiment. Beginnen Sie mit einer Reihe einfacher allgemeiner Richtlinien, wie zum Beispiel der Atkins-Einleitungsphase, und verändern Sie dann die Variablen, um mit der Messung der Blut- oder Atemketone zu sehen, wie Ihr Körper reagiert. Ich glaube, das ist vermutlich der beste Weg, um herauszufinden, was für Sie funktioniert.

Bryan Barksdale

Der Selbstversuch ist eine tolle Sache, und ich möchte Sie ganz ausdrücklich ermutigen, es selbst auszuprobieren. Sollten Sie es sich nicht leisten können, die in diesem Kapitel vorgestellten Ketontests durchzuführen, interessiert Sie vielleicht die fantastische, kostenlose Internetseite *The Low Carb Flexi (www.flexibleketogenic.com)*, die einen Rechner für das ketogene Verhältnis bietet. Sie brauchen nur eingeben, wie viel Gramm Kohlenhydrate, Eiweiß und Fett Sie verzehren, und er rechnet Ihnen aus, wie ketotisch Sie sind. Probieren Sie es aus!

Im nächsten Kapitel möchte ich Ihnen erzählen, was im Lauf eines Jahres mit mir passierte, als ich mich entschied, die Idee eines ständigen Zustands der ernährungsbedingten Ketose umzusetzen. Die Ergebnisse und Lektionen dieses Experiments haben mich letztendlich dazu angetrieben, dieses Buch zu schreiben. Seien Sie bereit, von meinen Entdeckungen umgepustet zu werden!

Keto in Kürze

➔ **Es werden neue Technologien entwickelt, um Ketonkörper im Urin, im Blut und in der Atemluft zu messen.**

➔ **Es gibt drei Arten von Ketonkörpern: Acetoacetat, β-Hydroxybutyrat und Aceton.**

➔ **Der Urintest ist die günstigste und einfachste Art des Ketosetests.**

➔ **Die Blutketonmessung ist sehr viel genauer als der Urintest.**

➔ **Die hohen Kosten der Blutketonmessung machen sie zu teuer für die tägliche Untersuchung.**

➔ **Die Hersteller von Blutketonmessgeräten sind nicht daran interessiert, ihre Produkte Menschen anzubieten, die eine ernährungsbedingte Ketose anstreben.**

➔ **Die Atemketone korrelieren sehr eng mit dem Blutketonspiegel.**

➔ **Mehrere Unternehmen arbeiten an Atemketonmessgeräten für Verbraucher.**

➔ **Jede Messmethode des Vorhandenseins von Ketonen hat Vor- und Nachteile.**

➔ **Die Ketonmessung zu Hause ist der Zukunftstrend für Menschen, die gesund sein wollen.**

➔ **Der Selbsttest ist die einzige Möglichkeit, um sicher festzustellen, ob Sie sich in der Ketose befinden.**

Kapitel 9

Mein einjähriges n=1-Experiment mit der ernährungsbedingten Ketose

EXPERTENWISSEN – KURZ UND KLAR Ich denke, dass Experimentieren sich auszahlt, weil jeder Mensch anders ist. Messen Sie Ihre Ketonkörper, und verändern Sie Ihr Verhältnis von Fett zu Eiweiß und Kohlenhydraten, um zu sehen, was Sie benötigen, um in der Ketose zu bleiben.

Dr. Bill Wilson

Wie genau sieht eine Ketose in der Realität aus und wie fühlt sie sich an? Ich wollte die Antwort wissen und begann deshalb im Mai 2012 ein Ketoseexperiment, das ein Jahr dauerte. In der Sprache der wissenschaftlichen Forschung war es ein »n=1«-Experiment – »n« steht für die Anzahl der Studienteilnehmer, und in diesem Fall gab es nur einen: mich. Lassen Sie mich im Voraus also klarstellen, dass dieses Experiment nur meine eigenen Erfahrungen widerspiegelt und nicht die anderer Personen und dass es keine objektiven wissenschaftlichen Forschungen ersetzt, die zu ketogenen Ernährungsweisen durchgeführt wurden oder werden. Es ist bloß das, was während meines einjährigen Tests der Auswirkungen der ernährungsbedingten Ketose auf meinen Körper passierte.

Im Frühjahr 2012 las ich *The Art and Science of Low Carbohydrate Performance*, ein Buch der beiden fantastischen Ernährungsforscher Dr. Jeff Volek und Dr. Stephen Phinney, die zu kohlenhydratarmen und ketogenen Ernährungsweisen arbeiten. Darin wird die Wissenschaft hinter ketogenen Ernährungsweisen für Sportler erklärt, die stark daran interessiert sind, ihre sportliche Leistung zu optimieren. Die beiden Autoren argumentieren, dass die Verbrennung von Fett und die Nutzung von Ketonkörpern als primärem Treibstoff des Körpers bessere, nachhaltigere Energie für Ausdauerleistungen bietet als Kohlenhydrate.

In diesem Buch erfuhr ich zum ersten Mal von Blutketonmessungen und dem Konzept, das sie »ernährungsbedingte Ketose« (auf Englisch »nutritional ketosis«) nennen und das ich von jetzt an als »eK« bezeichnen werde. Volek und Phinney räumen ein, dass Blutketontests »recht teuer« seien, aber sie argumentieren überzeugend dafür, sie auszuprobieren: »Ist es (diesen Aufwand/diese Ausgabe) wert ..., sich ein oder zwei Monate lang einmal am Tag in den Finger zu stechen? Aufgrund unserer Erfahrung durch die Arbeit mit vielen Menschen sind wir der Meinung, dass die Antwort ›ja‹ ist.« Auf der jährlichen Low-Carb-Cruise, bei deren Organisation und Leitung ich im Jahr 2012 geholfen habe, kündigte ich einem Publikum von mehr als 250 Menschen an, dass ich die eK 90 Tage lang ausprobieren würde, um zu sehen, was passiert. Als einer der besonderen Gastredner war in diesem Jahr Dr. Volek selbst anwesend und hielt einen beeindruckenden Vortrag über die Vorteile der eK.

EXPERTENWISSEN – KURZ UND KLAR — Um ihre Reaktion auf die ketogene Ernährung beurteilen zu können, müssen die Menschen viel selbst experimentieren, insbesondere wie viel Kohlenhydrate und Eiweiß sie benötigen, um die Ketose aufrechtzuerhalten.

Dr. Dominic D'Agostino

Zu diesem Zeitpunkt hatte ich mit einer leichten Gewichtszunahme, nicht erholsamem Schlaf und ständiger Erschöpfung zu kämpfen, obwohl ich dachte, ich würde eine ziemlich gute kohlenhydratarme, fettreiche Ernährung zu mir nehmen. Als ich mich zu diesem n=1-Experiment entschied, hoffte ich herauszufinden, was ich falsch machte. Während des Experiments maß ich immer morgens nach dem Aufwachen und noch im Nüchternzustand meine Blutketone mit dem Precision-Xtra-Blutketonmessgerät; ich überprüfte außerdem mein Gewicht und meinen Blutzuckerspiegel. Die Blutketon- und Blutzuckermessungen wiederholte ich spät abends, mindestens vier Stunden nach meiner letzten Mahlzeit. Dieses Ritual wurde ein ganzes Jahr lang Teil meiner alltäglichen Routine.

Denken Sie daran, dass ich die Ergebnisse der eK so wissenschaftlich wie möglich untersuchen wollte, weshalb ich so häufig Untersuchungen durchführte. Im Allgemeinen reicht es jedoch, unter der Woche die Blutketone einmal am Morgen und einmal abends zu messen, um den Fortschritt ohne eine drohende Pleite durch den hohen Verbrauch an Blutketonteststreifen im Auge zu behalten. Es ist jedoch keine schlechte Idee, den Blutzucker täglich im Nüchternzustand sowie nach den Mahlzeiten zu überprüfen, da die Blutzuckertests günstiger sind als die Blutketontests. Google verkündete im Januar 2014 sogar, an der Entwicklung einer Kontaktlinse zu arbeiten, die Ihren Blutzuckerspiegel konstant überprüft. Wenn die herauskommt, muss ich mir unbedingt ein Paar besorgen!

EXPERTENWISSEN – KURZ UND KLAR Wenn es um die Übernahme des ketogenen Lebensstils geht, hängt viel davon ab, wer genau sich auf diesen Weg begibt und was die zugrundeliegenden Probleme sind. Für mich ist es grundsätzlich weniger schmerzhaft und meistens am effektivsten und für das Durchhalten am besten, sofort komplett ins kalte Wasser zu springen.

Nora Gedgaudas

Denken Sie daran, dass die eK für die überwältigende Mehrheit von Ihnen, die dieses Buch lesen, keinerlei Risiken birgt – sie ist nicht dasselbe wie die diabetische Ketoazidose. Wenn Sie sich ernsthaft über einen erhöhten Blutketonwert Sorgen machen, ist es das Beste, gleichzeitig Ihren Blutzucker zu messen. Liegt dessen Wert unter 240 mg/dl, geht es Ihnen gut. Wahrscheinlich werden Sie sehen, dass Ihr Blutzucker erheblich nach unten geht (eine sehr gute Sache!), wenn die Blutketone ansteigen. Für mich ist es beispielsweise nicht unüblich, beim Messen am Morgen einen Blutzuckerwert von um die 60 und Blutketone von über 2,0 mmol/l zu haben, und ich fühle mich einfach prima. Das ist nur einer der vielen Vorteile, die sich aus der ernährungsbedingten Ketose ergeben.

Während meines ein Jahr langen Tests der eK ging es mir um quantitativ bestimmbare Veränderungen bei Körpergewicht, Blutzucker- und Blutketonspiegel. Zusätzlich wollte ich ein Auge darauf haben, wie ich mich fühlte, wie sich mein Schlafmuster entwickelte, wie sich mein Energieniveau beim Sport verhielt und alles andere, was während des Ketosezustands mit meinem Körper passierte. Sollten sich Veränderungen zeigen, würde ich sie notieren. Und mein lieber Freund, es gab beachtliche Veränderungen!

EXPERTENWISSEN – KURZ UND KLAR – Ich ermutige meine Patienten dazu, Jimmy Moores Beispiel zu folgen und ihr eigenes n=1-Experiment durchzuführen. Wenn eine bestimmte Art zu essen zu Gesundheitsproblemen führt, dann hören Sie damit auf! Führt eine Veränderung Ihrer Ernährung zu einer Verbesserung Ihrer Stoffwechselgesundheit und Hirnfunktion, dann sind Sie auf dem richtigen Weg. In ihrer Reaktion auf jede mögliche Ernährung unterscheiden sich die Menschen, weshalb Sie experimentieren müssen, um festzustellen, was bei Ihnen am besten funktioniert.

Dr. Bill Wilson

Offiziell begann ich mein Experiment am 15. Mai 2012, als ich meine Blutketone zum allerersten Mal maß. Als jemand, der über acht Jahre lang eine kohlenhydratarme, fettreiche Ernährung zu sich genommen hatte, war ich vom Ergebnis völlig geschockt: 0,3 mmol/l! Um die Vorteile des Zustands der eK erleben zu können, muss man laut Volek und Phinney Ketonwerte von 0,5 bis 3,0 mmol/l aufweisen. Ich war nicht einmal in der Nähe einer Ketose. Ich bemerkte, dass ich über etwas Faszinierendes gestolpert war, das nicht nur mir helfen konnte, sondern möglicherweise vielen anderen Möchtegern-Low-Carb-Essern, die frustrierend wenig Ergebnisse feststellen:

Nur, weil Sie kohlenhydratarm essen, bedeutet das nicht, dass Sie ketogen sind.

Da ich bereits eine kohlenhydratarme, fettreiche Ernährung aß, brauchte ich nicht lange, um in den Zustand der eK zu gelangen, nachdem ich meine Kohlenhydratzufuhr leicht angepasst, meine Eiweißzufuhr erheblich gesenkt und die Fettmenge, besonders die an gesättigtem Fett, in meiner Ernährung erhöht hatte. Innerhalb von vier Tagen maß ich Blutketone von mehr als 0,5 mmol/l, am Ende der Woche über 1,0 mmol/l und innerhalb von zwei Wochen 5,0 mmol/l. Der Wechsel vom Zucker- zum Fettverbrenner kann zwei bis sechs Wochen dauern, also seien Sie während dieses Übergangszeitraums geduldig mit sich selbst. Wenn Sie Probleme haben, finden Sie in Kapitel 14 unbezahlbare Tipps und Strategien für die Verbesserung der Ketonkörperproduktion.

EXPERTENWISSEN – KURZ UND KLAR – Die physiologische Gewöhnung an eine kohlenhydrateingeschränkte, ketogene Ernährung, auch Keto-Adaption genannt, geschieht nicht sofort, was zu dem Missverständnis geführt hat, sie sei kein normaler Zustand.

Dr. Bill Lagakos

Bei mir hat es funktioniert, mit einer Ernährung aus 85 Prozent Fett, 12 Prozent Eiweiß und 3 Prozent Kohlenhydraten zu beginnen. Im Laufe der Zeit näherte es sich eher 80 Prozent Fett, 15 Prozent Eiweiß und 5 Prozent Kohlenhydraten an, was ich auch heute noch esse. Ich bin nicht besessen davon, die genaue Prozentzahl unbedingt einzuhalten, aber als ich die Werte ausrechnete, kam das dabei heraus. Natürlich hilft es bei der Maximierung der Vorteile der Ketose für Ihre Gesundheit, vollwertige Nahrungsmittel bester Qualität zu wählen. Bitte beachten Sie, dass ich dabei keine Kalorien gezählt habe, aber dass meine Zufuhr vermutlich bei 2.300 bis 2.500 Kalorien pro Tag lag. Wenn Sie Ihren Körper gut ernähren und in die Ketose gelangen, erledigen sich die Kalorien von selbst. Mehr dazu gleich.

Denken Sie daran, dass dies nicht notwendigerweise das sein muss, was *Sie* zu sich nehmen müssen, um Ketonkörper zu produzieren. Ich habe festgestellt, dass sich die meisten Menschen gern an genaue Prozentangaben, Makronährstoff-Gleichungen und Listen mit empfehlenswerten Nahrungsmitteln halten, aber so funktioniert die Ketose nicht. Sie müssen es mit Ihrem Körper ausprobieren, indem Sie die Ernährungsrichtlinien einhalten, die wir in Kapitel 5 bis 7 vorgestellt haben. Meine Frau Christine war von meinen Ergebnissen derart beeindruckt, dass sie sich entschied, vier Wochen lang selbst eine ketogene Ernährung auszuprobieren; und sie gelangte mit einem Verhältnis von Fett zu Eiweiß zu Kohlenhydraten von 57/29/14 und etwa 1500 Kalorien täglich in die Ketose – ihr durchschnittlicher Blutketonspiegel am Morgen lag bei 0,7 mmol/l und der durchschnittliche nächtliche Blutketonspiegel bei 1,8 mmol/l.

EXPERTENWISSEN – KURZ UND KLAR Jeder Zustand, bei dem es zu einer verringerten Glucoseaufnahme im Gehirn oder den Nerven oder zu einer mitochondrialen Dysfunktion kommt, könnte möglicherweise auf eine ketogene Ernährung ansprechen. Ich bin der Meinung, dass Sie nichts zu verlieren haben, wenn Sie diese Strategie ausprobieren, oder?

Dr. Mary Newport

Was habe ich nun in der eK erlebt? Eine interessante Sache, die ich sofort bemerkte war, dass mein Hunger einfach verschwand. Abgestellt. In Luft aufgelöst ... weg!

Es gibt da draußen ein paar starke verschreibungspflichtige Medikamente, für die die Menschen gutes Geld bezahlen, um ihren Appetit zu zügeln. Und dennoch tat die Ketose genau das Gleiche auf natürliche Weise, was mir spontanes Fasten für zwölf, sechzehn oder vierundzwanzig Stunden am Stück ermöglichte. Ich weiß, dass es sich vermutlich völlig verrückt anhört, so lange ohne etwas zu essen durchzuhalten, aber Ihr Körper ist darauf ausgerichtet, sich in Fastenzeiten an Ketonkörpern und gespeichertem Körperfett gütlich zu tun. Das Thema Fasten besprechen wir in Kapitel 11 ausführlicher – für den Moment reicht es zu wissen, dass einer der größten Vorteile der Ketose eine Kontrolle über den Hunger ist, wie Sie sie noch nie zuvor erlebt haben.

Mein Blutzuckerspiegel, der zu Beginn des Experiments bei Ende 90, Anfang 100 lag, fiel innerhalb weniger Monate auf Ende 70 und Anfang 80. Ich nahm zwar ein den Blutzucker stabilisierendes Nahrungsergänzungsmittel namens Glycosolve, aber hörte mit der Einnahme auf, als mein Blutzucker allein durch die Ketose innerhalb des gesunden Bereichs blieb. Meinen Blutzuckerspiegel habe ich sogar eine Woche lang stündlich gemessen, um zu sehen, was nach den Mahlzeiten mit ihm geschieht. Ich fand heraus, dass die Ketose mir dabei half, meinen Blutzuckerwert innerhalb eines 20 bis 30 Punkte umfassenden Bereichs gut kontrollieren zu können. Wenn Sie durch die Ernährung Ketonkörper produzieren, gibt es keine großen Anstiege des Blutzuckers.

EXPERTENWISSEN – KURZ UND KLAR Meiner Meinung nach ermöglicht die Beeinflussung sowohl der Qualität als auch der Quantität kohlenhydrathaltiger Nahrungsmittel eine normalere Insulin- und Blutzuckerantwort und normalere Schwankungen dieser Werte. Das stellten wir in der klinischen Praxis im Atkins Center fest. Da eine gestörte Insulin- und Blutzuckerantwort negative Auswirkungen auf jede Zelle im Körper hat, ist das Aufrechterhalten einer normalen Funktion dieses metabolischen Systems entscheidend für langfristige Gesundheit.

Jackie Eberstein

Als ich am Anfang des Experiments meinen HbA1c-Wert maß (ein wichtiger Marker der Blutzuckerregulierung, der die durchschnittliche Blutglucose in den vergangenen drei Monaten zeigt), zeigte er 5,4 an. Das ist nicht furchtbar, aber er hätte definitiv besser sein können. Als ich ihn nach sechs Monaten in der ernährungsbedingten Ketose erneut überprüfte, war er auf 4,7 oder einen durchschnittlichen Blutzuckerwert von 88 mg/dl gefallen.

Auch die Indikatoren für meine Herzgesundheit veränderten sich: Das HDL-Cholesterin ging nach oben, die Triglyceride nach unten, die LDL-Partikel veränderten sich hin zu mehr größeren, leichteren Partikeln, das C-reaktive Protein (ein Hauptentzündungsmarker) sank in den optimalen Bereich, und eine CT-Aufnahme meines Herzens zeigte keinerlei Ansammlungen von Kalziumplaques in meinen Herzkranzgefäßen. Behalten Sie im Hinterkopf, dass alle diese positiven Veränderungen geschahen, während ich eine Ernährung zu mir nahm, die zu über 80 Prozent aus Fett bestand, überwiegend gesättigtem Fett. Obwohl meine LDL- und Gesamtcholesterinwerte erhöht blieben, wie sie es bereits vor der Ketose waren (was laut konventioneller medizinischer Standards auf ein erhöhtes Risiko für Herzkrankheiten hinweist), verbesserte sich jeder andere wichtige Marker meines Cholesterinprofils drastisch. Noch wichtiger war, dass die CT-Aufnahme keinerlei Anzeichen von Erkrankungen meiner Arterien zeigte.

EXPERTENWISSEN – KURZ UND KLAR Als Kardiologe sehe ich das Leben häufig aus der Perspektive der Herzgesundheit, da Herzerkrankungen bei Amerikanern die Haupttodesursache sind. Das Erreichen einer Ketose führt zu drastischen Verbesserungen der Lipoproteine, sogar des Gesamtcholesterins. Viele Ärzte verlassen sich zu sehr auf das LDL-Cholesterin, das errechnet – ja, errechnet, nicht gemessen – wird. Es basiert auf einer in den 1960er Jahren entwickelten, überholten Gleichung, die ungenaue Annahmen über die Zusammensetzung der Ernährung macht und Dinge wie die Verringerung von Kohlenhydraten nicht berücksichtigt. Das tatsächliche Risiko lässt sich genauer durch fortschrittliche Lipoproteinmessungen bestimmen, die Kohlenhydrate leicht als Schuldigen für das Entstehen der üblichen Ursachen von Herzerkrankungen identifizieren, einschließlich überschüssiger kleiner, oxidationsanfälliger LDL-Partikel und vermehrter postprandialer Lipoproteine. Fett führt nur zu geringen bis keinen Veränderungen der Lipoproteine.

Dr. William Davis

Eines der merkwürdigsten Ergebnisse meines n=1-Experiments war seine Auswirkung auf meine sportliche Leistung. Den Zusammenhang von Ketonkörpern und Sport haben wir noch nicht ausführlich besprochen, aber in diesem Bereich gibt es enorme Vorteile. In den ersten Monaten meines Experiments hatte ich mich mit intensiven Trainingsprogrammen zurückgehalten, da ich zuerst sichergehen wollte, dass ich völlig keto-adaptiert bin. Ich bemerkte innerhalb der ersten Zeit, dass sich meine Energie erhöhte, was mir einen kleinen Hinweis darauf gab, wie ich mich im Fitnessstudio schlagen würde, sobald die Ketonkörper mein Haupttreibstoff sein würden. Aber ich war immer noch skeptisch, da alle meine anderen Versuche sehr intensiven Trainings zu schlimmen hypoglykämischen Anfällen geführt hatten (anders gesagt: erhebliches Sinken des Blutzuckers).

Sollte Ihnen jemals beim Training im Fitnessstudio schwindelig oder übel geworden sein, haben Sie jemals dabei Hunger und Erschöpfung gespürt oder sind sogar in Ohnmacht gefallen – das ist Hypoglykämie. Wenn Sie diese Art Nebenwirkungen nur ein paar Mal erlebt haben, werden Sie die Idee, jemals wieder Sport treiben zu wollen, komplett verwerfen. Hinzu kam die Tatsache, dass ich sieben bis zehn Tage brauchte, um mich vom Muskelkater nach dem Gewichtestemmen zu erholen, weshalb Sport für mich desaströs war. Manche Menschen sagten mir, ich müsste vor und nach dem Training zuckerreiches Obst oder stärkehaltige Kohlenhydrate essen, aber das hat das Problem nie völlig gelöst.

Als ich also in ketogenem Zustand mit dem Training begann, nahm ich mir ein 20 Minuten langes Gewichtstemmen für den ganzen Körper alle drei Tage vor. Ja, ich war skeptisch, aber ich wollte sehen, ob all das große Trara über Ketonkörper und sportliche Leistung, wie in *The Art and Science of Low Carbohydrate Performance* beschrieben, tatsächlich stimmte oder nicht. Und um dieses Konzept ultimativ auf die Probe zu stellen, entschloss ich mich dazu, vor jedem Workout 18 bis 24 Stunden zu fasten, um zu sehen, wie ich mich schlagen würde. Ob ich verrückt bin? Ja, vielleicht ein bisschen.

EXPERTENWISSEN – KURZ UND KLAR Ich kann zwölf Stunden ohne Nahrung aushalten und dann ein drei Stunden langes Workout absolvieren, nach dem ich immer noch Energie habe. Meine Stärke verbesserte sich in der Ketose um 50 Prozent, und meine Muskeln wurden definierter. Eine der verblüffendsten physischen Reaktionen auf die Ketose sind die 10 Prozent Körperfett, die ich ohne die geringste Anstrengung halten kann. Mein geringer Körperfettanteil ist beständig, und das Essen einer kohlenhydratarmen, fettreichen Ernährung hat keine schädlichen Auswirkungen auf meine Gesundheit.

Stephanie Person

Und das geschah mit mir: kein Schwindel, keine Ohnmachten, keine Erschöpfung oder Schwäche, stabile Energie, kein Hunger oder Gelüste, überraschenderweise volle Stärke, ein Gefühl der Kräftigung nach dem Training, schnelle Muskelregeneration und unglaublicher Zuwachs an Kraft. Das war völlig überraschend für mich. Meine Kraft erhöhte sich fast um das Dreifache, und ich sah merkliche Steigerungen bei der Muskeldefinition. Das hätte ich nie von einer Ernährung mit so wenig Kohlenhydraten und Eiweiß erwartet.

Sorgen Sie dafür, dass Sie Ihren Blutzucker oder Ihre Blutketone nicht direkt nach dem Training messen. Warten Sie ein paar Stunden, damit Sie von den Ergebnissen nicht entmutigt werden. Ihr Blutzucker wird sehr wahrscheinlich erhöht sein, da die Leber während des Sports Glucose in den Blutkreislauf abgibt. Außerdem werden Sie beim Anstieg des Blutzuckerspiegels vermutlich einen zeitweisen Rückgang der Blutketone feststellen. Das könnte dazu führen, dass Sie glauben, die sportliche Betätigung hätte Ihre Ketose nicht besser gemacht, sondern verschlechtert. Aber seien Sie geduldig und warten Sie nach dem Sport ein paar Stunden. Sie werden dann wieder einen normalen Blutzuckerspiegel und einen Anstieg des Blutketonspiegels feststellen.

EXPERTENWISSEN – KURZ UND KLAR Ich glaube, dass eine gesunde Ernährung und ein gesunder Lebensstil dabei helfen, Ketonkörper zu produzieren (und nicht unbedingt anders herum). Wenn sich eine Person saisonal ernährt, zeitweise fastet und intensiv Sport treibt, gibt es Zeiten, in denen sie mehr Ketonkörper produziert, und dies führt zu vielen vorteilhaften und schützenden Wirkungen im Körper.

Bryan Barksdale

Wie sah es mit dem Gewichtsverlust aus? Meine Ergebnisse waren ziemlich beeindruckend: 39 Kilogramm Gewichtsabnahme in dem einen Jahr, in dem ich mich ständig in der ernährungsbedingten Ketose befand. Die meisten Menschen lieben es, den Gewichtsverlust als das ultimative Zeichen für die Wirksamkeit einer Diät zu betrachten, was teilweise an Fernsehsendungen wie *The Biggest Loser* liegt, die die Zahl auf der Waage verherrlichen. Für mich war es aber wahrscheinlich das uninteressanteste Maß meines n=1-Experiments. Wenn Sie gesund essen und leben (wie Sie es während der Ketose tun), ist die Gewichtsabnahme bloß eine Nebenwirkung, und zwar eine, die weniger wichtig ist als die anderen Gesundheitsvorteile. Viele Menschen legen den Schwerpunkt auf das Abnehmen – es ist jedoch wichtiger, in dem beständig zu sein, was Sie gesund macht. Wenn Sie das sind, folgt die Gewichtsabnahme schnell.

Nichtsdestotrotz habe ich während dieses Experiments neben dem Muskelwachstum meine Gewichts- und Fettabnahme gemessen. Ich ließ eine Dual-Röntgen-Absorptiometriemessung (DXA) durchführen, bei der Körperfett und magere Muskelmasse gemessen werden. Bei Menschen mit Osteoporose wird sie auch zur Untersuchung der Knochendichte verwendet, aber wenn Sie Gewicht verlieren wollen, kann sie beim Durchhalten ein starkes Werkzeug sein. Meine erste DXA-Messung hatte ich am 13. September 2012 in Dr. Jeffrey Galvins Vitality Medical Wellness Institute *(vitalitymwi.com)* in Concord, North Carolina, und eine weitere zwei Monate später am 12. November 2012. Diese nichtinvasive Untersuchung dauert etwa zehn bis zwanzig Minuten, und Sie tun nichts außer sich hinzulegen und so still wie möglich zu halten.

Die Ergebnisse der Untersuchungen zeigten, dass ich in nur zwei Monaten 4,4 Kilogramm und 5 Prozent meines Gesamtkörperfetts abgenommen (eine Abnahme von umwerfenden 7 Kilogramm Körperfett – das war enorm) und kolossale 2,7 Kilogramm magere Muskelmasse zugenommen hatte. Denken Sie daran, dass meine Eiweißzufuhr zu dieser Zeit nur 12 Prozent meiner Gesamtkalorienzufuhr betrug, also etwa 80 bis 100 Gramm täglich. Ich nahm vor oder nach dem Sport keine Kohlenhydrate zu mir, um das Muskelwachstum zu fördern, aber dennoch gewann ich durch die Bank weg in jedem Teil meines Körpers an Muskeln hinzu. Die Vorstellung, dass kohlenhydratarme, ketogene Ernährungsweisen zu einem Muskelabbau führen, ist völlig unbegründet. Tatsächlich ist sie am besten zum Erhalten und Erhöhen magerer Muskeln geeignet, wie Phinney und Volek in ihren veröffentlichten Forschungsarbeiten zu diesem Thema gezeigt haben.

EXPERTENWISSEN – KURZ UND KLAR Die ernährungsbedingte Ketose erlaubt meinem Gehirn, von Ketonkörpern angetrieben zu werden, und schützt mich vor den Symptomen gelegentlicher hypoglykämischer Anfälle. Diese Neuroprotektion ermöglicht mir, Gerätetauchen, Schwimmen und andere Sportarten ohne Angst vor einer Hypoglykämie auszuüben. Seit ich mit dem ketogenen Lebensstil angefangen habe, hat sich mein durchschnittlicher Blutzucker von 140 auf 83 mg/dl verringert, das HbA1c von 6,5 Prozent auf 5,0 Prozent und das hsCRP von 3,2 auf 0,7 mg/l, während das HDL-Cholesterin sich von 61 auf 91 mg/dl erhöhte – und all das mit nur der Hälfte der Insulindosis.

Dr. Keith Runyan

Was die weniger quantitativ bestimmbaren Veränderungen angeht: Schnell hatte ich keine Probleme mehr damit, jede Nacht nur vier bis fünf Stunden schlafen zu können, sondern genoss sieben bis neun Stunden erholsamen Schlummer. Meine mentale Leistungsfähigkeit verbesserte sich drastisch (kein Gefühl der Benommenheit im Kopf!). Die Akne-Ausbrüche verringerten sich stark. Saitenwarzen, die ich seit Jahren hatte, begannen zu schrumpfen und zu verschwinden. Und ich weiß, dass das zu viel an Information für Sie ist, aber selbst mein Stuhlverhalten normalisierte sich, nachdem ich in die Ketose gelangte. Das sind nur ein paar der vielen Vorteile, die ich bei der kohlenhydratarmen, fettreichen, ketogenen Ernährungsweise bemerkte.

Wie Sie sehen, kann man mein einjähriges n=1-Experiment der ernährungsbedingten Ketose ganz einfach als rauschenden Erfolg bezeichnen. Sollten Sie sich genauer in die monatlichen Einzelheiten meines persönlichen eK-Versuchs einarbeiten wollen, schauen Sie in mein Blog, das ich alle 30 Tage aktualisiert habe, um meinen Fortschritt zu messen: *livinlavidalowcarb.com/blog/n1*.

Es wäre schwierig gewesen, an die unglaublichen gesundheitlichen Verbesserungen zu glauben, die eine ernährungsbedingte Ketose verspricht, wenn ich sie nicht selbst erlebt hätte. Im nächsten Kapitel erkläre ich Ihnen die fünf größten Fehler, die ich bei meiner kohlenhydratarmen Ernährung gemacht habe und die ich vermied, als ich damit begann, meine Ketone im Auge zu behalten.

EXPERTENWISSEN – KURZ UND KLAR   Die beste Möglichkeit, Makronährstoffe so zu beeinflussen, dass sie den Zustand der Ketose hervorrufen, ist unbekannt, ebenso die Rolle der Ketonkörper und ihre möglichen Nebenwirkungen. Hier führen Einzelpersonen Experimente durch, die uns wertvolle Informationen liefern. Sie werden zwar als anekdotisch bemängelt, aber anekdotische Daten sind wertvoll, solange sie die gestellte Frage beantworten.

Dr. Richard Feinman

Keto in Kürze

→ **Ich habe die ernährungsbedingte Ketose selbst ein Jahr lang ausprobiert, um zu sehen, was passiert.**

→ **Die Blutketonuntersuchung wurde durch Dr. Jeff Volek und Dr. Stephen Phinney populär gemacht.**

→ **Während meines n=1-Experiments habe ich meine Blutketone, meinen Blutzucker und mein Gewicht zwei Mal täglich gemessen.**

→ **Als ich mit dem Messen der Blutketone begann, befand ich mich nicht in der ernährungsbedingten Ketose.**

→ Nur weil Sie kohlenhydratarm essen, bedeutet das nicht, dass Sie ketogen sind.

→ In den zwei bis sechs Wochen der Keto-Adaption steigen Ihre Blutketone.

→ Die Zusammensetzung meiner Ernährung wurde angepasst, um mir bei der Ketonkörperproduktion zu helfen.

→ Meine Frau nahm in der ernährungsbedingten Ketose eine ganz andere Ernährung zu sich als ich.

→ Ich bemerkte bei der Kontrolle des Hungers, der Fähigkeit zu fasten und der Stabilisierung des Blutzuckers umwerfende Ergebnisse.

→ Alle wichtigen Cholesterin- und Entzündungsmarker wurden während der Ketose besser.

→ Im Sport gab es Verbesserungen, auch als ich im Nüchternzustand trainierte.

→ Messen Sie Blutzucker oder Blutketone nicht direkt nach dem Training – warten Sie ein paar Stunden.

→ Der Gewichtsverlust ist wohl das am wenigsten bedeutende Ergebnis meines n=1-Experiments.

→ Der Schwerpunkt jeder von Ihnen vorgenommenen ernährungstechnischen Veränderung sollte auf Ihrer Gesundheit, nicht dem Abnehmen liegen.

→ Eine DXA-Aufnahme zeigte sowohl einen Verlust an Körperfett als auch einen Zuwachs an magerer Muskelmasse während meines n=1-Experiments.

Kapitel 10

Fünf Low-Carb-Fehler und wie die ernährungsbedingte Ketose mich rettete

EXPERTENWISSEN – KURZ UND KLAR Die größte Herausforderung bei einer ketogenen Ernährung ist, die Kohlenhydrat- und Eiweißzufuhr ausreichend zu reduzieren, um in die Ketose zu gelangen und dort zu bleiben. Wenn Sie zu viel Eiweiß essen, wandelt Ihr Körper die Aminosäuren in Glucose um. Wenn Sie zu viele Kohlenhydrate essen, ist Ihr Blutzucker zu hoch, um Ketonkörper zu produzieren. Um Ketonkörper zu produzieren braucht man Fett.

Dr. Terry Wahls

Viele Menschen, die zu einem kohlenhydratarmen, fettreichen, ketogenen Lebensstil wechseln, verlieren Gewicht und verbessern ihre Gesundheit, ohne je die Ketonkörperproduktion messen zu müssen. Kann man also nur kohlenhydratarm und fettreich essen und das reicht?

Die Kurzantwort: vielleicht. Als ich 2004 als 185 Kilogramm schwerer Mann mit der Atkins-Diät begann, führte jeder Schritt weg von den gewaltigen Mengen an Kmüll (Verstehen Sie's? Kohlenhydrate + Müll = Kmüll), die ich zu mir nahm, zu einer Verbesserung meines Gewichts und meiner Gesundheit. Aber mein Erfolgsrezept, das funktionierte, als ich 32 Jahre alt war, funktioniert vielleicht jetzt, da ich über 40 bin, nicht mehr. Die Jahre schlechter Essgewohnheiten holen Sie irgendwann ein, und für diejenigen, deren Stoffwechsel schwerer geschädigt ist oder die Hormonveränderungen durchmachen (besonders die Menopause), ist es entscheidend, streng auf die Ernährung zu achten und Ketonkörper zu messen.

Viele Menschen glauben, dass sie eine ketogene Ernährung einhalten, essen aber auch Nahrungsmittel, die ihren Fortschritt in Richtung Ketose behindern. Vielleicht essen sie eine Banane zum Frühstück, die ihre Kohlenhydratzufuhr sprengt, oder eine Hähnchenbrust zum Abendessen, was ihre Eiweißaufnahme zu sehr erhöht. Das erklärt vermutlich, warum einige Menschen glauben, die Ketose hätte bei ihnen versagt: Ihre Ernährung war einfach nicht streng genug, um sie tatsächlich in die Ketose zu befördern, weshalb sie nie deren Vorteile für die Gesundheit erleben konnten. Finden Sie die Mengen an Kohlenhydraten, Eiweiß und Fett heraus, die für Sie die richtigen sind, und halten Sie sich genau an diese Mengen – das macht den Unterschied aus.

EXPERTENWISSEN – KURZ UND KLAR Die Erhöhung der Eiweißzufuhr ist üblicherweise nicht notwendig und reguliert sich meistens von selbst, was bedeutet, dass die Toleranz von und der Appetit nach Eiweiß die Zufuhr beschränken, und es daher selten, vielleicht nie, notwendig ist, die Eiweißzufuhr absichtlich zu erhöhen oder zu verringern. Eine erhebliche Erhöhung der Eiweißzufuhr kann sogar die Fähigkeit beeinträchtigen, einen Ketosezustand zu erreichen.

Dr. William Davis

In Kapitel 2 habe ich den Unterschied zwischen der kohlenhydratarmen Atkins-Diät, die viele Menschen seit Jahrzehnten zum Abnehmen und Verbessern ihrer Gesundheit verwenden, und dem Konzept der ernährungsbedingten Ketose erklärt. Jetzt möchte ich die fünf Fehler mitteilen, die ich bei meiner Ernährung gemacht habe und die mich davon abhielten, den therapeutischen Zustand ernährungsbedingter Ketose zu erreichen. Die Korrektur dieser Hauptfehler war für mich absolut notwendig, um die Vorteile einer ketogenen Ernährung komplett erleben zu dürfen. Wenn Sie während einer kohlenhydratarmen Ernährung Probleme mit Ihrem Zielgewicht und Ihren gesundheitlichen Zielen hatten, machen Sie vielleicht auch einen der folgenden Fehler.

1. Zu viel Eiweiß

EXPERTENWISSEN – KURZ UND KLAR Jeder Mensch reagiert unterschiedlich sensibel auf Eiweiß. Die bei uns im Labor verwendeten Mäuse reagieren sehr sensibel. Die Einschränkung von Eiweiß in unterschiedlichen Mengen kann eventuell auch für Menschen notwendig sein.

Dr. Charles Mobbs

Dies wurde in Kapitel 6 schon ausführlicher besprochen, ist es aber dennoch wert, wiederholt zu werden, da es dem widerspricht, was wir über kohlenhydratarme Ernährungsweisen gehört haben: dass sie eiweißreich sein müssen. Die Medien und sogenannte Gesundheitsexperten lassen die Menschen glauben, dass eine gegrillte Hähnchenbrust auf grünem Blattgemüse eine perfekte Mahlzeit für eine ketogene Ernährung ist. Sie ist zwar kohlenhydratarm, es gibt nur ein großes Problem: Sie enthält viel zu viel Eiweiß, wenn Sie in die Ketose kommen möchten. Eine kohlenhydratarme, ketogene Ernährung muss *fettreich* sein, nicht eiweißreich, damit ausreichend Ketone produziert werden.

Das alles ist auf die Gluconeogenese zurückzuführen. Wenn Sie zu viel Eiweiß verzehren, wandelt Ihre Leber es in Glucose um. Machen Sie mageres Fleisch wie Hähnchenbrust, Pute und fettarme Stücke von Rind und Schwein zum Schwerpunkt Ihres Ernährungsplans, könnten Sie von Anfang an das Ziel, in die Ketose zu gelangen, sabotieren. Der Verzehr von zu viel Eiweiß (und somit mehr Glucose, die in Ihren Blutkreislauf gelangt) kann Hunger und Gelüste befeuern und Sie zwischen den Mahlzeiten heißhungrig machen. Um das zu verhindern sollten Sie versuchen, fettere Fleischstücke zu wählen und die Gesamtmenge an Eiweiß, die Sie essen, zu kontrollieren, und dann schauen, wie es sich auf Ihren Blutketonspiegel auswirkt.

EXPERTENWISSEN – KURZ UND KLAR In den letzten zehn Jahren war die kohlenhydratarme Ernährung recht einfach für mich, aber der Umstieg auf ketogene Ernährung war bei meinem ersten Versuch eine Herausforderung. Das Einschränken der Kohlenhydrate war kein Problem für mich, aber fettreich zu essen, war anfangs schwierig. Außerdem musste ich meine Eiweißzufuhr erheblich verringern, um die ernährungsbedingte Ketose zu erreichen. Für die meisten Menschen ist es nahezu unmöglich, bei einer höheren Eiweißaufnahme als 2 Gramm pro Kilogramm Körpergewicht auch nur einen niedrigen Grad der Ketose aufrechtzuerhalten – es sei denn, sie verbrauchen durch Sport sehr viel Energie.

Dr. Dominic D'Agostino

In den letzten Jahren ist Eiweiß stärker in den Fokus des Nahrungsmittelmarketings gerückt, aber wenn Sie mehr als die von Ihrem Körper benötigte Menge verzehren, könnten Sie sich selbst davon abhalten, in die Ketose zu gelangen. Das ist vermutlich der größte Fehler, den Menschen machen, wenn sie zu einer kohlenhydratarmen, fettreichen Ernährung wechseln. Ja, Eiweiß ist für Ihren Körper eine gute Sache, aber machen Sie sich bewusst, dass zu viel davon zu Problemen führen kann, egal wie niedrig die Kohlenhydratzufuhr ist.

2. Urinteststreifen zum Messen der Ketose

EXPERTENWISSEN – KURZ UND KLAR Wenn Patienten erstmals mit einer ketogenen Ernährung beginnen, lasse ich sie ihre Urinketone messen, um zu bestätigen, dass sie sich in der Ketose befinden. Da sich die Nieren jedoch anpassen und nach etwa einem Monat der Ketose weniger Ketone ausscheiden, erwarte ich nur, eine Spur oder eine kleine Menge Ketone im Urin zu finden. Wenn ich die Blutketone messe, halte ich nach 0,5 mmol/l oder mehr Ausschau.

Dr. Terry Wahls

Viel zu viele Menschen verlassen sich bei einer kohlenhydratarmen, fettreichen Ernährung auf Urinketonteststreifen (die bekannteste Marke ist Ketostix), um ihre Ketone zu messen. Ein paar Wochen nach dem Beginn einer kohlenhydratarmen, fettreichen Ernährung, wenn Sie vollständig keto-adaptiert sind, wäre es aber (wie wir in Kapitel 8 erörtert haben) ein Fehler epischen Ausmaßes zu glauben, dass diese Streifen Ihnen ein genaues Bild davon liefern, wie Sie sich beim Verbrennen von Fett als Treibstoff machen.

Ich verstehe, welchen Reiz Urinketonteststreifen haben. Es kann unglaublich spannend und motivierend sein zu verfolgen, wie die Streifen sich magisch von hellrosa zu dunkelviolett verfärben, besonders wenn diese Art zu essen für Sie neu ist. Sie scheinen unsere Ernährungswahl zu bestätigen und beweisen, dass wir etwas Gutes für unser Gewicht und unsere Gesundheit tun. Die Farbveränderungen zu sehen, kann sich auf gewisse Art und Weise wie eine Belohnung für unsere Ernährungsbemühungen anfühlen.

Leider können Urinketonteststreifen Ihren Enthusiasmus genau an dem Punkt dämpfen, an dem Sie am Rande des echten Ketoseerfolgs stehen. Der ihnen innewohnende Nachteil ist, dass sie nicht den Ketonkörper (β-Hydroxybutyrat) messen, den Ihr Körper als Treibstoff verwendet, sobald Sie den Wandel vom Zucker- zum Fettverbrenner geschafft haben. Der im Urin gemessene Ketonkörper ist Acetoacetat – und wenn die Ketonkörper Ihre primäre Treibstoffquelle werden, wird Acetoacetat in β-Hydroxybutyrat umgewandelt, was durch einen Bluttest oder durch Korrelation mit dem per Atemlufttest gemessenen Aceton gemessen wird. Die Urinstreifen zeigen nur das Vorhandensein von Acetoacetat an, das drastisch zurückgeht oder verschwindet, sobald der Körper auf β-Hydroxybutyrat als Treibstoff umgeschwenkt ist; was dazu führt, dass keto-adaptierte Menschen denken, sie würden etwas falsch machen.

EXPERTENWISSEN – KURZ UND KLAR   Wenn Menschen keto-adaptiert sind, neigen sie dazu, mehr β-Hydroxybutyrat im Blut zu haben und weniger Acetoacetat im Urin auszuscheiden. Im Verlauf der Zeit stellt der Körper weniger Acetoacetat und mehr β-Hydroxybutyrat her, da β-Hydroxybutyrat ein wichtigerer Grundstoff für die Energieproduktion wird. Das ist der Grund dafür, dass Urinketonstreifen beim Verfolgen der ernährungsbedingten Ketose unzuverlässig sind.

Dr. Zeeshan Arain

Sobald Sie feststellen, dass nach dem Wechsel zur Fettverbrennung Acetoacetat nicht mehr auf den Urinketonteststreifen auftaucht, können Sie davon ausgehen, dass von Ihrem Gehirn bis zum Blut jeder Bereich Ihres Körpers von den Ketonkörpern ernährt wird, die er als Treibstoff bevorzugt – egal, was die Urinteststreifen anzeigen. Halten Sie Ihre Kohlenhydrat- und Eiweißzufuhr in Ihrem persönlichen Toleranzbereich, und Sie werden im herrlichen Zustand der Ketose verweilen, in dem β-Hydroxybutyrat die Herrschaft übernommen hat. Wenn Sie wissen möchten, wie gut Ihre Ketonkörperproduktion läuft, können Sie das β-Hydroxybutyrat mit Hilfe der Blutketonmessgeräte messen, über die wir in Kapitel 8 gesprochen haben.

3. Nicht genügend gesättigte und einfach ungesättigte Fette

EXPERTENWISSEN – KURZ UND KLAR   Gesundes, natürliches Fett in der Ernährung ist für das Immunsystem ungemein vorteilhaft, besonders aus Nahrungsmitteln wie Weidebutter, Ghee aus fermentierter Weidebutter und Kokosöl. Gemeinsam mit bestimmten Geflügelfetten enthalten sie antivirale und antimikrobielle Substanzen, die dabei helfen können, Ihre Immunfunktion direkt zu unterstützen. Auch ein tatsächlicher Ketosezustand wirkt stark entzündungshemmend, hilft, die Aktivität freier Radikale einzuschränken und unterstützt die Aktivität von Antioxidantien.

Nora Gedgaudas

In Kapitel 7 haben wir die entscheidende Bedeutung des Essens von Fett, insbesondere von gesättigten und einfach ungesättigten Fetten, betont. Wenn Sie Ihre Kohlenhydratzufuhr verringern, ist der Makronährstoff, der als Reaktion darauf erhöht werden muss: Fett. Eines der sich haltenden Argumente der seit über 30 Jahren arbeitenden Low-Fat-Propaganda ist der Gedanke, dass Fett schädlich ist, Ihre Arterien verstopft und Sie dick macht. Wir glauben an diese Dinge, weil sie uns die meiste Zeit unseres Lebens wieder und wieder als reine Wahrheit eingehämmert wurden. Und wenn eine Lüge häufig genug wiederholt wird, fangen die Menschen an, an sie zu glauben. Genau das ist mit der Herabwürdigung von Fett in der Ernährung passiert, in besonderem Maße bei gesättigtem Fett.

EXPERTENWISSEN – KURZ UND KLAR Ich finde es erstaunlich, dass viele meiner hausärztlichen und kardiologischen Kollegen an dem überholten Glauben festhalten, dass die Gesamtfettzufuhr und/oder die Zufuhr gesättigter Fette irgendwie mit dem Risiko von Herzerkrankungen zusammenhängt. Die Überprüfungen der Daten, die zur Begründung dieser Argumente verwendet worden sind, sowie neuere klinische Studien zeigen, dass die Gesamtfettzufuhr und die Zufuhr gesättigter Fette nichts mit dem Risiko von Herzerkrankungen zu tun haben.

Dr. William Davis

Deshalb ist es vermutlich keine große Überraschung, dass viele Leute, die eine kohlenhydratarme Ernährung beginnen, auch ihre Fettzufuhr verringern. Sie glauben fälschlicherweise, dass kohlenhydratarm *und* fettarm noch besser sein muss, wenn kohlenhydratarm allein schon gut ist. Wenn es Ihr Ziel ist, in den Zustand einer ernährungsbedingten Ketose zu gelangen, um all die damit verbundenen Vorteile zu erleben, ist das ein verhängnisvoller Fehler. Tatsächlich ist mehr Fett zu essen eine der besten Möglichkeiten, Hunger und Gelüste abzuwehren, besonders die nach Kohlenhydraten, die man am Anfang der kohlenhydratarmen Ernährung hat.

Auch wenn Sie denken, dass Sie bereits eine ziemlich ordentliche Menge qualitativ hochwertiger, vollwertiger Fette essen, kann es sein, dass Sie dies noch ein bisschen nach oben korrigieren müssen. Vor meinem ein Jahr langen Ketoseexperiment enthielt meine Ernährung vermutlich etwa 60 bis 65 Prozent Fett. Das ist definitionsgemäß bereits eine fettreiche Ernährung. Es stellte sich jedoch heraus, dass ich auch das weiter erhöhen musste, bis rund 80 bis 85 Prozent meiner Kalorien aus Fett stammten. In Verbindung mit einer Kohlenhydratzufuhr in meinem persönlichen Toleranzbereich und der Einhaltung meiner persönlichen Eiweißgrenze führte dies dazu, dass mein Körper die ausreichende Menge Ketonkörper produzierte, um in den Genuss der gesundheitlichen Vorteile und der Gewichtsabnahme zu kommen.

EXPERTENWISSEN – KURZ UND KLAR — Bei einer kohlenhydratarmen, fettreichen, ketogenen Ernährung bestätigt das Vorhandensein von Ketonen im Körper durch ihre Produktion und Verbrennung als Treibstoff entweder direkt oder indirekt den Fettsäurestoffwechsel als Energiequelle. Für mich ist dies entscheidend für die beste Gesundheit, die Sie überhaupt erreichen können.

Dr. Ron Rosedale

In den Kapiteln 20 und 21 haben wir Rezepte und Menüpläne zusammengestellt, damit Sie sehen können, wie eine fettreiche Ernährung aussieht – aber im Allgemeinen ist es ganz einfach: Essen Sie mehr Butter, Kokosöl, Schmand, Frischkäse, fetthaltiges Fleisch, Vollfettkäse, Avocados, griechischen Vollfettjoghurt und mehr! Werden Sie kreativ und haben Sie keine Angst vor Fett. Vielleicht müssen Sie nicht so wie ich 80 bis 85 Prozent Ihrer Kalorien in Form von Fett zuführen, aber Sie werden überrascht sein, dass nur ein kleines bisschen mehr Fett in Ihrer Ernährung beim Erreichen des therapeutischen Grads der ernährungsbedingten Ketose den Unterschied machen kann, wodurch Sie die unglaublichen gesundheitlichen Vorteile der Ketose erleben und Gewicht abnehmen können.

Dr. Eric Westman
Kohlenhydratarme, fettarme Diäten (wie beispielsweise die South-Beach-Diät) waren ein Marketingmanöver, um die kohlenhydratarme Ernährung mit der fettarmen Ernährung zu verbinden – aber physiologisch gesehen ergibt das keinen Sinn. Die altehrwürdige kohlenhydratarme, ketogene Ernährung wie die, die Dr. Atkins 35 Jahre lang in seiner Klinik anwendete, war immer eine kohlenhydratarme Ernährung, die gleichzeitig fettreich war.

4. Zu häufig oder zu viel essen

EXPERTENWISSEN – KURZ UND KLAR — Für mich ist die größte Ernährungslüge, dass man für optimale Kraft und Fettverbrennung sechs bis acht Mahlzeiten am Tag essen soll. Dieses Essmuster ist zeitraubend, unpraktisch und wird wissenschaftlich nicht unterstützt. Ich persönlich konnte das gleiche Niveau an mentaler und physischer Energie und Kraft aufrechterhalten, nachdem ich die Anzahl meiner Mahlzeiten von sechs bis sieben auf zwei am Tag reduziert hatte. Weniger häufig zu essen und sättigende, ketogene

Mahlzeiten zu sich zu nehmen, ist befreiend, weil es die Beschäftigung mit der Nahrung, die Vorbereitung, das Aufräumen und das Mitnehmen von Essen im Zaum hält und auch den Stress verringert, wenn man nicht alle zwei bis drei Stunden etwas essen kann. Das Verändern des Makronährstoffverhältnisses in Ihrer Ernährung zu weniger Kohlenhydraten und zu viel mehr Fett hat einen hochgradig sättigenden und eiweißschonenden Effekt.

Dr. Dominic D'Agostino

Bei der ketogenen Ernährung sind Kalorien zweifellos ein kontroverses Thema. Man könnte aber argumentieren, dass es beim Versuch, in die Ketose zu kommen, sinnvoll ist, sich bewusst zu machen, wie viel und wie häufig man isst. Ist Kalorienzählen also wichtig? Ja und nein. Ja, es ist in der Tat möglich, über die Sättigung hinaus zu essen und mehr Nahrung zu sich zu nehmen, als man wirklich braucht. Wenn das passiert, ist es mehr als wahrscheinlich, dass Sie Ihre Kohlenhydrat- und Eiweißzufuhr weit über den Punkt führen, bis zu dem Ihr Körper es angemessen verwenden kann. Dies heizt dann Hunger und Gelüste an und macht es Ihnen unmöglich, sich ohne diese Zufuhr gesättigt und zufrieden zu fühlen. Wir kommen immer wieder auf das Konzept zurück, Kohlenhydrate und Eiweiß im persönlichen Toleranz- und individuellen Grenzbereich zu halten, weil es genau das ist, was Sie auf Ihrer ketogenen Reise am erfolgreichsten macht.

Wie ich bei meinem Experiment mit der ernährungsbedingten Ketose gelernt habe, passieren im Körper ein paar wirklich bemerkenswerte Dinge, sobald man keto-adaptiert ist: Der Hunger ist völlig ausgeschaltet, man vergisst vielleicht sogar zu essen, und man fühlt sich auch bei vielen Stunden zwischen den Mahlzeiten energiegeladen und munter. Ihr Körper »isst« buchstäblich den ganzen Tag gespeichertes Körperfett, während Ihr Gehirn wirksam von den von Ihnen produzierten Ketonkörpern angetrieben wird. Wir sind zwar darauf konditioniert worden, zu denken, wir müssten zu bestimmten Zeiten über den Tag verteilt essen, aber vielleicht müssen wir das gar nicht.

EXPERTENWISSEN – KURZ UND KLAR Wir neigen dazu, Portionsgrößen zu unterschätzen. Zudem befinden sich oftmals in auswärts verzehrten Mahlzeiten »versteckte Kohlenhydrate«. Bei einigen Menschen kann auch der Verzehr von zu viel Eiweiß die Ketose verhindern, auch wenn das sehr individuell ist. Wenn Sie Ihre Nahrungsmittel ein paar Tage lang genau abmessen und Ihre Nährstoff- und Ketonmenge verfolgen, dann kann Ihnen das tolle Informationen liefern für die Ausarbeitung Ihrer Ernährung mit der je richtigen Menge an Kohlenhydraten und Eiweiß für Ihre speziellen Bedürfnisse.

Franziska Spritzler

Es gibt die von vielen Stellen propagierte Auffassung, dass wir ungefähr so essen müssen: Frühstück, Zwischenmahlzeit, Mittagessen, Zwischenmahlzeit, Abendessen, Zwischenmahlzeit, Mitternachtsimbiss. Lassen Sie sich sagen, wie unglaublich lächerlich und unnötig das ist, wenn Sie nicht länger abhängig von Kohlenhydraten sind! War das elfte Gebot, das Moses am Berg Sinai von Gott erhielt, etwa »Du sollst mindestens drei Mal am Tag essen«? Wenn man bedenkt, wie viele Menschen an so etwas wie Essenszeiten glauben, könnte man meinen, dass dies der Fall war.

Wenn Sie mit der Verbrennung von Fett als Treibstoff und der Produktion von Ketonkörpern beginnen, ist es sehr gut möglich, dass Sie sich mit einer, vielleicht zwei Mahlzeiten pro Tag völlig gesättigt und energiegeladen fühlen. Manche Menschen mögen argumentieren, dass das eine Essstörung fördern würde oder ähnlichen Blödsinn. Aber warum sollten Sie mehr Nahrung essen, als Sie benötigen, oder essen, wenn Sie nicht hungrig sind und Ihr Körper mit Ketonen als alternativem Treibstoff perfekt funktioniert? Es gibt keinen Grund, in der Ketose etwas zwischen den Mahlzeiten zu sich zu nehmen; essen Sie einfach bei jeder Mahlzeit bis zur Sättigung, und essen Sie dann erst wieder, wenn Sie hungrig sind.

EXPERTENWISSEN – KURZ UND KLAR   Die einzige Warnung, die wir Patienten [in der Atkins-Klinik] zum Essen einer kohlenhydratarmen, fettreichen Ernährung mit auf den Weg gaben, war, nur bis zur Sättigung zu essen und nicht, bis sie voll sind.

Jackie Eberstein

Wenn Sie das Essen kohlenhydratarmer, fettreicher Mahlzeiten mit moderatem Eiweißgehalt und einer ausreichenden Kalorienmenge aus qualitativ hochwertigen, vollwertigen Nahrungsmitteln mit hoher Nährstoffdichte zu einer regelmäßigen Gewohnheit gemacht haben, werden Sie feststellen, dass eine Mahlzeit Ihren Hunger höchstwahrscheinlich zwölf bis vierundzwanzig Stunden bändigen kann. Ich weiß, es klingt absurd, dass man so lange von einer Mahlzeit bis zur nächsten warten könnte (oder möchte), aber das passiert auf natürliche Weise, weil Sie in der Ketose einfach nicht nervös und wungrig (wütend und hungrig) werden. Wir alle kennen Menschen, deren Persönlichkeit sich dramatisch verändert, wenn sie eine Zeit lang nichts gegessen haben. Meine Frau Christine würde Ihnen erzählen, dass ich dazugehörte, bevor ich mit dem kohlenhydratarmen, fettreichen Essen anfing. Ob Sie es glauben oder nicht, manchmal muss sie mich jetzt daran erinnern, etwas zu essen, weil ich es »vergesse«.

Sie können sich vorstellen, dass Zeiten spontanen kurzzeitigen Fastens (die wir im nächsten Kapitel genauer unter die Lupe nehmen) Ihnen dabei helfen werden, Ihre Nahrungs- und Kalorienzufuhr insgesamt zu senken, ohne dass Sie zwischen den Mahlzeiten elendig hungrig sind. Viel zu viele Menschen essen gewohnheitsmäßig zu festgelegten Tageszeiten (Frühstück vor der Arbeit oder Schule, Mittagessen während einer Pause zur Mitte des Tages, Abendessen am Abend zu Hause mit der Familie). Erlauben Sie Ihrem kulturellen Essensdenkmuster jedoch, sich vom Essen nach der Uhr zum Essen bei Hunger zu verändern, könnten Sie überrascht sein, wie sich Ihre Blutketonwerte erhöhen und sich gesundheitliche Vorteile einstellen.

Denken Sie einen Moment darüber nach, wer die Portionsgröße Ihrer Mahlzeiten bestimmt. Das Restaurant, in dem man Ihnen einen großen Teller voller Essen bringt? Die Lebensmittelhersteller, die die Verpackungsgröße festlegen? Es sollte Ihr Körper sein, der die Menge bestimmt, die Sie essen. Wurden Sie auch mit dem Gedanken erzogen, dass Sie alles auf Ihrem Teller aufessen müssen, weil »es in Afrika hungernde Kinder gibt«? Ich glaube, als wir klein waren, haben alle unsere Mütter diesen Trick das eine oder andere Mal angewendet. Vielleicht waren Sie auch Mitglied im »Club der leeren Teller« und wurden dafür gelobt, alles zu essen, was man Ihnen vorsetzte. Aber diese Konzepte aus unserer Kindheit gelten für Sie als erwachsenen Menschen nicht mehr.

Dr. Eric Westman
»Iss, bis du zu 80 Prozent satt bist« ist die Maxime, nach der in Japan die meisten Kinder erzogen werden – um die inneren Kontrollmechanismen des Körpers die Portionsgröße bestimmen zu lassen. Ist es ein Zufall, dass Okinawa für den höchsten Anteil an über Hundertjährigen bekannt ist?

5. Die Blutzuckerwerte stabilisieren sich nicht

EXPERTENWISSEN – KURZ UND KLAR Damit sie einen Ketosezustand erreichen, bitte ich die Menschen darum, mit dem Weglassen von Getreide und Zucker zu beginnen. Getreide ist, nebenbei bemerkt, der schlimmste Übeltäter beim Auslösen eines hohen Blutzuckers, sogar noch schlimmer als Einfachzucker wie Sucrose. Das Weglassen – nicht das Verringern – ist also der Schlüssel, um in die Ketose zu gelangen.

Dr. William Davis

Da wir uns auf die Ketose konzentrieren, fragen Sie sich vielleicht, warum ich das Thema Blutzucker anschneide. Ist das nicht etwas, um das sich Menschen mit Diabetes Gedanken machen müssen? Wenn das nur wahr wäre! Die Realität ist, dass jeder, der dieses Buch gerade liest, ein Glucosemessgerät verwenden sollte, um den Blutzuckerspiegel zu messen. Es ist wohl eines der wertvollsten und dennoch wenig genutzten Hilfsmittel, die uns zur Verfügung stehen, um zu messen, wie es uns stoffwechseltechnisch geht. Blutzuckermessgeräte sind annähernd in jeder Apotheke oder Drogerie weltweit erhältlich.

Was ist denn daran so wichtig, seinen Blutzuckerspiegel zu kennen? Einiges. Genau zu wissen, wie Ihr Körper hormonell auf Nahrung reagiert, gibt Ihnen Macht. Wenn Sie Ihre Kohlenhydrat- und Eiweißzufuhr innerhalb Ihres persönlichen Toleranzbereichs beziehungsweise unter Ihrer individuellen Grenze halten und ausreichende Mengen sättigenden Fetts aus echten Nahrungsmitteln essen, wird das Ihren Nüchternblutzucker in den 80er- oder sogar 70er-Bereich senken und gleichzeitig Ihren Blutketonspiegel erhöhen. Es besteht fast ein umgekehrt proportionaler Zusammenhang zwischen diesen Zahlen – essen Sie eine kohlenhydratarme, fettreiche Ernährung, geht Ihr Blutzucker nach unten und die Blutketone nach oben. Umgekehrt fallen Ihre Blutketone, wenn der Blutzucker ansteigt (sehr wahrscheinlich, wenn Sie Kohlenhydrate und Eiweiß über Ihre Toleranzgrenzen hinaus verzehren).

EXPERTENWISSEN – KURZ UND KLAR Insgesamt gesehen werden Sie eine stärkere Verbesserung beim Senken Ihres Blutzuckers feststellen, je genauer Sie sich an eine ketogene Ernährung halten.

Dr. Charles Mobbs

Ihr Blutzuckerspiegel könnte das erste Zeichen dafür sein, wie gut Sie Ketonkörper produzieren. Als ich sowohl meinen Blutzucker als auch meine Blutketone ein Jahr lang Tag und Nacht maß, bemerkte ich, dass der Blutzucker zur Normalisierung neigt, bevor sich die Blutketonproduktion erhöht. Wenn Sie beispielsweise innerhalb einer Woche nach Beginn einer kohlenhydratarmen, fettreichen Ernährung mit ausreichend Eiweiß Ihren Nüchternblutzucker am Morgen von 99 auf 85 fallen sehen, kann es sein, dass Ihre Blutketone nicht sofort in den Bereich der ernährungsbedingten Ketose ansteigen. Lassen Sie ihnen ein paar Tage länger Zeit, und die Ketone werden steil ansteigen, während Ihr Blutzucker vermutlich sogar noch etwas fällt. Das ist völlig normal.

Wenn Sie Ihren Blutzucker normalisieren, bekommen Sie den quälenden Hunger und Gelüste unter Kontrolle, Sie werden ausgeglichener und erleben ein Gefühl des Wohlbefindens, das sich nur daraus ergibt, dass Sie aus der Achterbahnfahrt von abwechselnder Hyperglykämie (erhöhtem Blutzucker) und Hypoglykämie (plötzlichem Absinken des Blutzuckers) aussteigen. Halten Sie Ihren Blutzucker stabil, so erreichen Sie einfacher die Ketose – und umgekehrt wird Ihnen die ernährungsbedingte Ketose dabei helfen, Ihren Blutzucker zu stabilisieren. Sie arbeiten gemeinsam, Hand in Hand, um Sie auf Ihrem Weg zur Ketose zum Erfolg zu führen.

EXPERTENWISSEN – Da die Ketone in der ernährungsbedingten Ketose bis zu 80 Pro-
KURZ UND KLAR zent des Energiebedarfs des Gehirns decken, sind die Symptome einer Hypoglykämie, wenn sie denn vorkommt, minimal bis nicht vorhanden, denn das Gehirn verhungert durch den Glucosemangel nicht.

Dr. Keith Runyan

Lassen Sie sich nicht entmutigen, falls Sie mit Ihrem kohlenhydratarmen, fettreichen Ernährungsprogramm Probleme hatten und die gleichen Fehler gemacht haben wie ich. Sie sind nicht allein und die kohlenhydratarme, fettreiche Ernährung hat sich nicht als falsch für Sie erwiesen. Auch diejenigen von uns, die sich schon sehr lange so ernähren, sind anfällig für diese Fehler, deren Korrektur Sie wieder auf Erfolgskurs bringen kann.

Im nächsten Kapitel liegt der Schwerpunkt auf unterbrochenem, also intermittierendem Fasten und dessen Rolle dabei, Sie in die Ketose zu führen.

Keto in Kürze

→ **Einfach nur kohlenhydratarm zu essen, reicht manchmal nicht aus, um in die Ketose zu kommen.**

→ **Ein übermäßiger Eiweißverzehr kann die Produktion ausreichender Ketonkörper behindern.**

→ **Wählen Sie fettigere Fleischstücke, und meiden Sie mageres Fleisch so oft wie möglich.**

→ **Hören Sie damit auf, sich auf Urinketontests zu verlassen, um festzustellen ob Sie sich in der Ketose befinden.**

→ Wenn Sie keto-adaptiert werden, können die Urinketone verschwinden.

→ Nicht genügend gesättigte und einfach ungesättigte Fette zu essen ist
ein großer Fehler.

→ Essen Sie niemals eine kohlenhydratarme, fettarme Ernährung; Ihr
Körper braucht Fett, um zu funktionieren.

→ Es kann sein, dass Sie Ihre Fettzufuhr erheblich steigern müssen, um in
den Genuss der Vorteile zu kommen.

→ Kalorien zählen insofern, als dass Sie nur bis zur Sättigung essen sollten.

→ Kalorienzählen ist unnötig, wenn Sie auf die Sättigungssignale achten.

→ Häufige Mahlzeiten sind bloß eine kulturelle Gewohnheit, keine
physiologische Antwort auf Hunger.

→ Die Ketose ermöglicht Ihnen, spontan zwölf bis 24 Stunden zu fasten.

→ Den Blutzuckerspiegel unter Kontrolle zu bekommen, ist entscheidend
für die ernährungsbedingte Ketose.

→ Lassen Sie sich nicht entmutigen: Wir alle machen auf unserem Weg in
die Ketose Fehler.

Kapitel 11

Die Rolle des intermittieren-
den Fastens bei der Ketose

EXPERTENWISSEN – KURZ UND KLAR Normalerweise werden größere Mengen an Ketonkörpern nur während anhaltenden Fastens produziert, wie es während der Evolution vermutlich häufiger vorkam und auch heute möglicherweise bei Krankheiten oder Abnehmdiäten vorkommt. Auch nach dem normalen nächtlichen Fasten sind die Ketonwerte etwas erhöht.

Dr. Charles Mobbs

Ich weiß, dass ich vermutlich bereits mindestens die Hälfte von Ihnen verloren habe, indem ich nur das Wort fasten erwähnt habe – aber bleiben Sie bei mir, denn es könnte ein anderes wichtiges Teil des sprichwörtlichen Puzzles sein, dass die Vorteile der Ketose für Sie maximieren kann. Fastenzeiträume führen dazu, dass der Körper so reagiert, als würde er verhungern, was zur Erhöhung der Keton-körperproduktion führt.

Erwähnen Sie aber einfach jemandem auf der Straße gegenüber das Wort *fasten*, reichen die Reaktionen von völliger Verachtung bis hin zu reinem Schrecken bei dem Gedanken daran, mehr als ein paar Stunden lang nichts zu essen. Glauben Sie mir, ich verstehe das – denn ich habe genauso reagiert, als ich 2006 zum ersten Mal von dem Low-Carb-Autoren, Blogger und Arzt Dr. Michael Eades, Autor des Bestsellers *Protein Power*, von intermittierendem Fasten (IF) hörte.

Dr. Eades schrieb einen Blogpost über IF, der sehr viel Aufmerksamkeit und die meisten Kommentare erhielt, die er je zu einem Blogpost bekommen hatte. Bei der herkömmlichen Methode des Intervallfastens wechseln sich Fastentage und Tage mit Essen ab (Montag essen, Dienstag fasten, Mittwoch essen, Donnerstag fasten und so weiter). Der von Dr. Eades vorgeschlagene IF-Plan war jedoch etwas praktischer. Hier sein IF-Essensplan:

- ► Tag 1: Essen Sie jederzeit bis 18 Uhr, danach nichts mehr.
- ► Tag 2: Essen Sie bis 18 Uhr nichts.
- ► Tag 3: Essen Sie jederzeit bis 18 Uhr, danach nichts mehr.
- ► Tag 4: Essen Sie bis 18 Uhr nichts.

Und so weiter. Natürlich essen Sie an den Tagen, an denen Sie ab 18 Uhr nichts mehr essen, vorher nicht ständig etwas; Sie essen einfach so, wie Sie es normalerweise tun würden: wenn Sie hungrig sind. Dr. Eades erklärt zudem, beim IF könne man essen, was immer man wolle. Er befürwortet jedoch eine kohlenhydratarme Ernährung und empfiehlt, während des IF bei kohlenhydratarmen Nahrungsmitteln zu bleiben, um die Wirkung besonders zu Abnehmzwecken zu maximieren.

Dr. Eades beschreibt, dass es für ihn sehr einfach war, Frühstück und Mittagessen auszulassen. Wenn Sie über die Wochenenden nachdenken, wenn Ihre Tage wahrscheinlich nicht so reglementiert sind wie an hektischen Arbeits- oder Schultagen, werden Sie letztendlich vermutlich auf natürliche Weise weniger Mahlzeiten essen – völlig ungeplant. Dennoch stand ich der ganzen Fastenidee sehr skeptisch gegenüber, auch dem intermittierenden. Warum sollte man sich selbst damit quälen, nichts zu essen, was zu Mordshunger führt, während man sich einredet, dass es einem gefallen wird? Wer bei vollem Verstand würde das bloß tun wollen?

Das war damals, und jetzt ist jetzt. Das Konzept des Fastens als Teil eines gesunden Lebensstils ist in den letzten Jahren bei denen populär geworden, die sich dem Paläo-Lebensstil verschrieben haben (der auf die Ernährungsgewohnheiten unserer Jäger-und-Sammler-Vorfahren zurückgeht) und von denen viele die Ketose erreichen wollen. Intermittierendes Fasten kann eine effektive Strategie sein, um das Gewicht zu minimieren und die Gesundheit zu maximieren, aber es ist immer noch sehr kontrovers und wird von vielen Menschen falsch verstanden. Wer sollte fasten und wer nicht? Wie lange sollte man fasten, um den größten Nutzen daraus zu ziehen? Kann man ohne Fasten ausreichende Ketonkörpermengen produzieren? Das sind nur einige der Fragen, die wir in diesem Kapitel beantworten werden.

Erstens: Ja, es ist möglich, ohne Fasten einen vorteilhaften Ketonspiegel zu haben, aber für manche kann es schwierig werden. Wenn Sie die für Ihren Toleranzbereich richtige Menge an Kohlenhydraten essen, Eiweiß unterhalb Ihrer individuellen Grenze und Fett bis zur Sättigung und *dennoch* nicht genügend Ketonkörper produzieren, kann es sein, dass Sie zu viel essen und vielleicht zu häufig, wie wir in Kapitel 10 erläutert haben. Das Fasten kann dabei helfen, Ihre Ketonkörperproduktion anzustoßen.

EXPERTENWISSEN – KURZ UND KLAR Das einzige größte Problem für die Ketonkörperproduktion ist eine übermäßige Kalorienzufuhr. Andererseits hat die ketogene Ernährung eine therapeutische Wirkung bei einer Vielzahl von Krankheiten, wenn sie in sorgfältig abgemessenen und eingeschränkten Mengen verzehrt wird.

Dr. Thomas Seyfried

Als ich mein einjähriges Experiment mit der ernährungsbedingten Ketose begann, hatte ich nicht die Absicht, zu fasten. Aber ich entdeckte schnell, dass es einfach spontan und natürlich anfing, besonders als meine Blutketonwerte 1,0 mmol/l überschritten. Ich erinnere mich, dass meine Frau mich bereits am Anfang, innerhalb der ersten Wochen des Experiments fragte, wann ich zuletzt gegessen hätte. Nachdem ich auf die Uhr geschaut hatte und dann mein Ernährungstagebuch durchgegangen war, fiel mir auf, dass es bereits etwa 28 Stunden her war. Wenn Sie mich gut kennen würden, wüssten Sie, wie sagenhaft das war! Ich war durch die von meinem Körper produzierten Ketonkörper so zufrieden, dass ich vergaß, dass ich etwas essen musste. Die Tage, in denen ich »wungrig« war, waren eindeutig vorbei, und nun erlebte ich die Kraft der Ketose in Aktion.

Ich kann mir vorstellen, dass das alles denjenigen merkwürdig erscheint, die immer noch denken, sie bräuchten drei anständige Mahlzeiten am Tag – so wie wir alle erzogen wurden. Aber es ist an der Zeit, über den Tellerrand der herkömmlichen Weisheiten hinauszusehen und festzustellen, dass Fasten möglicherweise viel normaler ist, als Sie denken. Wenn Sie eine Mahlzeit aus vollwertigen Nahrungsmitteln verzehren, die kohlenhydratarm und fettreich sind, mäßig Eiweiß und reichlich Kalorien enthalten, warum sollte Ihr Körper dann in wenigen Stunden erneut gefüttert werden müssen? Muss er nicht. Solange Sie es nicht bei Kohlenhydraten oder Eiweiß übertrieben und reichlich Fett gegessen haben, sollten Ihnen zwölf bis 24 Stunden bis zur nächsten Mahlzeit nicht schwerfallen.

Denken Sie daran, dass das auf natürlichem Wege passiert und nicht von Hunger oder Unwohlsein begleitet sein sollte. Probieren Sie es aus, und schauen Sie, was passiert. Es kann sein, dass Sie sich versucht fühlen, bei mehr Fett in der Ernährung die Nahrungsmittelmenge zu verringern – tun Sie das nicht. Eine Mahlzeit sollte ziemlich umfangreich sein, besonders dann, wenn sie letztendlich die einzige Mahlzeit des Tages ist. Vielleicht sollten aus den zwei Eiern und zwei Scheiben Frühstücksspeck zum Frühstück lieber vier in Butter gebratene und mit Cheddarkäse und Schmand garnierte Eier mit drei Scheiben Frühstücksspeck und einer Avocado werden. Bei der ersten Variante schauen Sie sich ein paar Stunden später schon nach der nächsten Mahlzeit um, wohingegen Sie bei der letzteren Variante vielleicht den ganzen Tag lang nicht mehr ans Essen denken. Was für Freiheiten Sie erleben können, wenn Sie IF zu einem Teil Ihres Lebens machen!

EXPERTENWISSEN – KURZ UND KLAR Jedem Patienten [in Dr. Atkins' Klinik] wurde erklärt, zu jeder Mahlzeit und Zwischenmahlzeit eine Eiweißration einzuplanen. Es war nicht notwendig, den Fettrand vom Fleisch oder die Geflügelhaut wegzuschneiden. Wir ermutigten zur großzügigen Verwendung von Butter mit Gemüse und gesunden Ölen wie Olivenöl in Salaten. Schmand und Konditorsahne waren auch erlaubt.

Jackie Eberstein

Betrachten Sie IF als Mittel zur Messung Ihres »Keto-Fitnesslevels«. Sobald Sie vollständig keto-adaptiert sind und spontan damit anfangen, zwölf bis 24 Stunden mit reichlich Flüssigkeitszufuhr zu fasten, entsteht ein Gefühl der Freiheit, weil Sie sich nicht mehr alle drei Stunden nach etwas zu essen umsehen müssen. Die Verwendung von Ketonkörpern als Treibstoff ermöglicht Ihnen, geistig scharfsinnig zu sein und die vollständige Kontrolle über den Hunger zu haben, ohne Ihre Willenskraft bewusst einzusetzen, um der Versuchung zu essen zu widerstehen. Spontanes intermittierendes Fasten ohne schädliche Nebenwirkungen ist ein sehr klares Anzeichen für eine optimale Stoffwechselgesundheit.

EXPERTENWISSEN – KURZ UND KLAR Im Zusammenhang mit dem Beginn einer fettreichen Ernährung zeigt es, dass der Stoffwechsel Fettsäuren und Ketonkörper verbrennt, und das ist entscheidend für optimale Gesundheit.

Dr. Ron Rosedale

Aber was macht man, wenn man während des intermittierenden Fastens Hunger bekommt? Die Antwort ist ziemlich einfach: *Essen Sie etwas!* Wenn Sie Hunger fühlen, zeigt Ihr Körper Ihnen an, dass Sie mehr Nahrung benötigen. Denken Sie aber daran, dass nicht jedes Gluckern und Geräusch aus Ihrem Verdauungstrakt Hunger bedeutet.

Dr. Eric Westman
Um es wirklich deutlich zu machen, dass man nicht drei Mahlzeiten am Tag essen muss, habe ich für mein Behandlungszimmer ein Schild fertigen lassen, auf dem ›Bei Hunger iss, bei Durst trink!‹ steht. Ich möchte, dass meine Patienten es als altes Sprichwort betrachten! Viele meiner Patienten haben mir erzählt, dass es ihnen dabei hilft, sie daran zu erinnern, dass sie keine Mahlzeiten ›auslassen‹, wenn sie nur ein oder zwei Mal am Tag essen.

Ich habe das »Bei Hunger iss, bei Durst trink!«-Schild gut sichtbar an der Wand jedes Behandlungszimmers in Eric Westmans Duke Lifestyle Medicine Clinic in Durham prangen sehen. Es klingt so einfach, oder? Was es aber unglaublich essenziell macht, ist die Tatsache, dass heutzutage sehr wenig Menschen wirklich auf ihren Körper hören, damit er ihnen sagt, ob sie hungrig oder durstig sind. Unbestritten ist, dass Kohlenhydrate zu essen Sie hungrig macht. Das ist ein wichtiger Gedanke, den Sie verstehen müssen, wenn Sie das Fasten ausprobieren.

Als ich über 181 Kilogramm wog, war ich praktisch die ganze Zeit hungrig. Es schien egal zu sein, wie viel Essen ich in meinen Mund stopfte – ich aß einfach weiter und weiter und weiter. Meinen Hunger unter Kontrolle zu bekommen und zu bemerken, wie echter Hunger sich anfühlte, war ein großer Teil meines Erfolges. Natürlich ist Hunger ein subjektives Gefühl, das bei jedem Menschen unterschiedlich ist, weshalb ich Ihnen nicht genau sagen kann, wie sich echter Hunger bei Ihnen anfühlt. Aber ich kann Ihnen sagen, was *kein* Hunger ist.

Dr. Eric Westman
Bei den meisten Menschen verschwinden Hunger und das Verlangen nach Kohlenhydraten nach ein bis drei Tagen, wenn sie in der Ernährung erheblich verringert wurden. Im Laufe der Zeit können jedoch andere Essgründe problematisch werden und den Fortschritt in Richtung Ketose beeinträchtigen.

Manchmal kann das, was sich wie Hunger anfühlt, tatsächlich von einem Nährstoffmangel herrühren. Ich habe einmal eine E-Mail von einer Blogleserin erhalten, die noch unerfahren in der Ketose war. Trotz einer kohlenhydratarmen, fettreichen Ernährung hatte sie Probleme, ihren Hunger unter Kontrolle zu bekommen, sie fühlte sich ständig benommen und hatte quälende Kopfschmerzen, die durchaus Teil des Wechsels zur Ketonverbrennung sein können. Ich schlug ihr vor, ihre tägliche Salzzufuhr zu erhöhen, indem sie Lebensmitteln und Getränken zusätzliches Salz hinzufügte, beispielsweise einen in etwas warmem Wasser aufgelösten Brühwürfel. Innerhalb weniger Tage bemerkte sie deutliche Veränderungen, wie sie mir schrieb:

Hey Jimmy,

vielen Dank für die Antwort auf meine E-Mail! Ich habe Deinen Rat befolgt und Brühe in meine Ernährung aufgenommen. Seitdem sind meine Kopfschmerzen verschwunden, und ich weiß nun, wann ich wirklich hungrig bin. Ich habe zum ersten Mal meine Blutketone und meinen Blutzucker gemessen. Die Blutketone lagen bei 1,2 mmol/l und mein Blutzucker bei 93. Gestern habe ich Frühstücksspeck, Spaghettikürbis und Rinderhackfleisch mit Marinara-Soße, Weidebutter, Kokosöl und Edelbitterschokolade mit 85 Prozent Kakaoanteil gegessen und war restlos zufrieden. Das hätte ich schon vor langer Zeit tun sollen!

Einfach dadurch, dass sie die Salzmenge in ihrer Ernährung erhöhte, fühlte sie sich durch die Nahrung, die sie auch vorher bereits zu sich genommen hatte, völlig gesättigt. Ihre Begeisterung über die Entdeckung, wie Hunger und echte Sättigung sich anfühlen, ist etwas, was ich für Sie gerne in Flaschen abfüllen lassen würde, damit Sie es selbst erfahren können. Viel zu viele Menschen, die zum Abnehmen eine Diät machen, denken, dass Hunger etwas Tugendhaftes, sogar Wünschenswertes sei. Wie verrückt ist das denn? Wenn Sie Hunger haben, schreit Ihr Körper danach, von Ihnen gefüttert zu werden.

EXPERTENWISSEN – KURZ UND KLAR Die anfänglichen Phasen der Umstellung auf eine ketogene Ernährungsweise können manchmal zu erheblichem Natriumverlust führen, der beim Wechsel der Energieträger vor der vollständigen Keto-Adaption Hunger, kurzfristige Kopfschmerzen, zeitweise Erschöpfung und Schwäche verursachen kann. Dies kann einfach durch das Hinzufügen von mehr Vollspektrum-Salzen zur Ernährung, vorzugsweise Himalaya-Salz, beseitigt werden.

Nora Gedgaudas

Wenn der Hunger uns extrem quält, gilt unser Verlangen meist verarbeiteten Kohlenhydratnahrungsmitteln. Anstatt nachzugeben und in Kohlenhydraten zu schwelgen, versuchen Sie, Ihrem Körper Fett zu geben. Nichts stillt Hunger schneller als Fett (und vielleicht auch ein bisschen Eiweiß)! Eine meiner Lieblingsarten, um den Hunger zu stoppen, ist, eine Scheibe mit Butter bestrichenen Vollfett-Cheddar zu essen.

Für Menschen, die an ein Diät-Denken gewöhnt sind, kann der Übergang zu einer kohlenhydratarmen, fettreichen, ketogenen Ernährung schwierig sein. Die meisten essen nicht genügend Fett oder essen überhaupt zu wenig, um ihren Hunger vollständig zu stillen. Das Knausern mit Fett führt zu mehr Hunger und Gelüsten und all den anderen Nebenwirkungen, die wir bereits mehrfach beschrieben haben. Es ist der perfekte Weg zu Ihrem Versagen – bevor Sie also in der Ernährungsweise den Schuldigen suchen, beachten Sie die Ratschläge in Kapitel 7 und essen Sie mehr Fett. Sie werden feststellen, dass Ihr Hunger völlig befriedigt ist, und natürlich können Sie ohne ausreichend Fett auch nicht in die Ketose gelangen oder sie aufrechterhalten. Begraben Sie Ihre Fettangst ein für alle Mal.

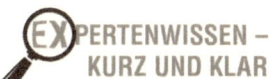

EXPERTENWISSEN – KURZ UND KLAR Das alte Stigma, dass Fett ungesund ist, ist für Menschen auf dem Weg zur Ketose das größte Hindernis.

John Kiefer

Wenn Sie zum Beginn einer ketogenen Ernährung nicht genügend Fett essen, kann das außerdem – wenig überraschend – zu quälendem Hunger führen. Schlägt der Hunger also zu, ist es an der Zeit, zuzulangen und die vielen köstlichen, nahrhaften Lebensmittel zu genießen, die Ihnen bei einer kohlenhydratarmen, fettreichen Ernährung zur Verfügung stehen (eine Liste dieser sättigenden und köstlichen Dinge finden Sie in Kapitel 19). Nach einer solchen Mahlzeit fühlen Sie sich nicht dazu genötigt, zur nächsten Uhrzeit einer »geregelten« Mahlzeit etwas zu essen, einfach weil es an der Tageszeit ist. Essen Sie nicht, wenn Sie nicht hungrig sind! Das hört sich einfach an, aber viel zu viele Menschen unterliegen dem gesellschaftlichen Zwang, nach der Uhr und nicht ihrem Bedürfnis zu essen.

Es gibt viele Menschen wie mich, die dank der Ketose bequem mit nur ein oder zwei Mahlzeiten täglich auskommen. Andere ziehen es vor, mehrmals über den Tag verteilt zu essen. Wie viel und wann Sie essen, ist eine persönliche Entscheidung; kontrollieren Sie einfach Ihren Fortschritt und essen Sie, wenn Sie hungrig sind.

Denken Sie daran, dass Kohlenhydrate Sie hungrig machen, wohingegen Fett (mit etwas Eiweiß) Sie wieder auffüllt und satt hält. Lernen Sie, auf Ihren Körper zu hören, und essen Sie entsprechend.

Neben dem Hunger gibt es viele andere Gründe zu essen: Häufig essen wir aus Langeweile, Angst, Niedergeschlagenheit oder Sorge; wir essen mit Freunden, um gesellig zu sein; wir essen, um unseren Urlaub zu genießen; wir essen, weil wir uns in einer Umgebung befinden, die mit Essen in Verbindung gebracht wird (etwa Popcorn im Kino oder Würstchen bei Sportveranstaltungen). Manche Menschen fühlen sich in sozialen Situationen ausgegrenzt, in denen alle anderen essen und nur sie nicht. Bei Pastoren, Rabbis und Pfarrern gehört es zum Berufsrisiko, dass erwartet wird, dass sie bei Hausbesuchen etwas mit dem Gastgeber essen. In solchen Fällen ist es wichtig, sich daran zu erinnern, dass es bei Zusammenkünften um die Gemeinschaft geht, nicht ums Essen. Einfache Sätze wie »Danke, aber ich habe gerade gegessen« können Kränkungen vermeiden, und im schlimmsten Fall kann »nur ein kleiner Happen« Ihren Gastgeber besänftigen. Natürlich sollten Sie sagen, wie wundervoll dieser Happen war! Außerdem sorgt das Entfernen des Essensaspektes aus Zusammenkünften für mehr Freiheiten im Umgang mit anderen. Wenn Sie angemessen an den Antrieb durch Fett und Ketone angepasst sind, werden Sie es auch nicht vermissen.

EXPERTENWISSEN – KURZ UND KLAR — Zu den Hürden, die Menschen beim Einhalten einer ketogenen Ernährung im Weg stehen, gehört der gesellschaftliche Druck, ›normal‹ zu essen, wenn sie mit Familie und Freunden zusammen sind. Darum befasse ich mich leidenschaftlich damit, Lieblingsessen neu zu erfinden, beispielsweise Proteinnudel-Lasagne und gesunde, zuckerfreie, extrem kohlenhydratarme Nachspeisen – damit meine Klienten nicht mogeln müssen.

Maria Emmerich

Emotionales Essen ist sehr verbreitet, weil Kohlenhydrate enthaltende Nahrungsmittel oder Getränke uns vorübergehend ein gutes Gefühl geben. Die gute Nachricht ist, dass Frühstücksspeck ebenso wie Makkaroni mit Käse zum Seelenfutter werden kann, nur ohne die ungewollten Konsequenzen der Gewichtszunahme und anderer gesundheitlicher Auswirkungen – aber die meisten Menschen sind so erzogen worden, dass sie Süßigkeiten und Stärkehaltiges als Seelentröster betrachten. Glücklicherweise ändert sich das mit der Zeit, wenn Sie einen kohlenhydratarmen, fettreichen Lebensstil annehmen.

Viele Menschen haben zu bestimmten Zeiten des Tages den Drang zu essen oder hören ihren Bauch gluckern oder grummeln und nehmen an, dass dieses Gefühl Hunger bedeutet. Dieses Gefühl ist aber kein Hunger; das Gehirn kommt einfach zu diesem Schluss, weil wir lange Zeit zu dieser bestimmten Tageszeit gegessen haben. Das ist ein pawlowscher Reflex: Ebenso wie Pawlows Hunde lernten, den Klang einer Glocke mit der Fütterungszeit zu assoziieren, und anfingen zu sabbern, sobald sie die Glocke hörten, gewöhnen wir uns unbewusst daran, zu bestimmten Zeiten zu essen; unser Körper reagiert darauf mit Magenbewegungen und Sekretionen – aber das ist kein echter Hunger. Nachdem Sie keto-adaptiert sind, werden Magengeräusche und der Drang, zu bestimmten Tageszeiten zu essen, schnell verschwinden.

Dr. Eric Westman
Ich bin damit aufgewachsen, Feiertage mit Bergen von Süßigkeiten zu feiern: Schokoriegel zu Halloween, Zuckerherzen zum Valentinstag, Plätzchen zu Weihnachten und so weiter. Die letzte Süßigkeit, von der ich mich verabschiedete, waren Jelly Beans zu Ostern – ich brauchte zehn Jahre, um sie endlich aufgeben zu können!

Es soll nicht verschwiegen werden, dass einige Mitglieder der Online-Gesundheitscommunity das intermittierende Fasten für Frauen in Frage stellen, da sie Bedenken wegen hormoneller Regulationsstörungen haben. Solange das Fasten jedoch als Reaktion auf den natürlichen Sättigungseffekt durch den Ketosezustand geschieht, gibt es keinen Grund, es zu vermeiden. Dies vorausgesetzt sollten Sie mit Ihrem Arzt sprechen, wenn Sie ausgeprägte Bedenken haben. Und natürlich sollten Sie während des Fastens darauf achten, wie Sie sich fühlen, und eventuell notwendige Anpassungen vornehmen. Sind Sie hungrig, ist das ein Zeichen für Sie, etwas zu essen!

Da ich einen Hang zu Selbstversuchen habe, wollte ich während meines ein Jahr langen n=1-Experiments mit der ernährungsbedingten Ketose erfahren, was passieren würde, wenn ich eine Woche lang faste: eine Woche ohne etwas zu essen, nur mit Wasser zum Trinken. 2011 hatte ich eine Woche lang mit Wasser, Diät-Softgetränken und Hühnerbrühwürfeln gefastet, um die Aussagen des Krebsforschers Dr. Thomas Seyfried auf die Probe zu stellen. In meinem Podcast-Interview in der *The Livin' La Vida Low-Carb Show with Jimmy Moore* mit ihm im November 2009 hatte Dr. Seyfried erklärt, dass eine Woche Fasten jedes Jahr eine großartige krebs-vorbeugende Maßnahme sein kann. Die Theorie dahinter ist, dass wir Krebszellen töten, wenn wir sie nicht mit Zucker und Kohlenhydraten füttern, und dass die hohe Menge an Ketonkörpern, die wir während des einwöchigen Fastens produzieren, als vorbeugende Maßnahme gegen Krebs wirken kann. Es dauerte etwas, bis ich genügend Mumm entwickelt hatte, aber dann probierte ich es im April 2011 zum ersten Mal aus. Dr. Seyfried lobte meine Bereitschaft zum Selbstversuch sogar 2012 in seinem Buch *Cancer as a Metabolic Disease*.

Nachdem mein Körper zehn Monate am Stück effizient mit Ketonkörpern (β-Hydroxybutyrat) als Treibstoff gelaufen war, wollte ich sehen, ob ich das gleiche einwöchige Fasten hinbekäme, nur diesmal mit Wasser und ohne Diät-Softgetränke und Brühwürfel sowie ohne Sport und meine üblichen Nahrungsergänzungsmittel. Mein Ziel war, eine ganze Woche lang durchzuhalten. Dank der ernährungsbedingten Ketose waren regelmäßige Fastenperioden von 18 bis 24 Stunden bereits sehr natürlich und einfach für mich, aber was würde passieren, wenn ich über diese Zeiträume hinausgehen würde? Natürlich gingen unsere Jäger-und-Sammler-Vorfahren regelmäßig durch solche verlängerten Phasen des Nahrungsmangels, wenn Essen nicht ohne Weiteres verfügbar war – aber wie würde sich das in der modernen Welt anfühlen? Das wollte ich selbst herausfinden.

EXPERTENWISSEN – KURZ UND KLAR Bei der Behandlung von Fettleibigkeit und chronischen Erkrankungen ohne Hunger oder Entbehrungen hat sich die ketogene Ernährung in meiner Praxis als sehr wirkungsvoll erwiesen.

Dr. Keith Runyan

Da ich sehen wollte, welche Veränderungen während der Woche bei mir vorgingen, entschied ich mich, in jeder wachen Stunde jeweils zur vollen Stunde meine Blutketone und den Blutzucker zu messen und genau zu beobachten, was in meinem normalen Alltag geschah. Somit könnte ich in Echtzeit feststellen, wie sich das Fasten auf meine Werte und meinen Gesundheitszustand auswirkten. Mir selbst und meiner Frau versprach ich, das Experiment sofort zu beenden, falls ich mich an irgendeinem Punkt über den einfachen Hunger hinaus schlecht fühlen oder mein Blutzucker mehrere Stunden lang in den unteren 50er-Bereich sinken sollte.

Während der ersten zwei Tage ohne Essen fing mein Blutzucker an, langsam zu sinken, bis am frühen Nachmittag des dritten Tages die Talsohle erreicht war. An dem Punkt lag mein Blutzucker über zwei Stunden lang bei 59 – was von Kopf-schmerzen begleitet wurde. Bis auf diese Ausnahme fühlte ich mich ziemlich gut. Aber die Kopfschmerzen blieben, auch als mein Blutzucker wieder in den oberen 60er-Bereich stieg.

Meine Blutketonwerte folgten einem ähnlichen Muster, nur andersherum. In den ersten zwei Tagen hatte ich normale Werte von etwa 1,0 bis 1,5 mmol/l, und dann zack! Nach 49 Stunden Fasten lagen sie bei 4,6 und kletterten von da aus nach oben, bis auf ein Hoch von 5,8 mmol/l nach 71 Stunden fasten. Dies fiel mit dem für ein paar Stunden auf 59 sinkenden Blutzucker zusammen. Wie ich schon er-wähnt habe, war ich absolut nicht besorgt darüber, dass meine Blutketone so hoch anstiegen, da dies mit einem gleichzeitigen Rückgang meines Blutzuckerspiegels zusammentraf (ich kann es nicht oft genug betonen: eine diabetische Ketoazidose kommt nur dann vor, wenn *sowohl* Blutketone *als auch* Blutzucker auf extrem hohe Werte steigen; die ernährungsbedingte Ketose produziert höhere Blutketonwerte und niedrigen Blutzucker).

Aufgrund der anhaltenden Kopfschmerzen entschied ich, das Fasten offiziell um 17:30 Uhr am dritten Tag zu beenden. Innerhalb einer Stunde, nachdem ich eine recht ansehnliche Mahlzeit vertilgt hatte, verschwanden die Kopfschmerzen vollständig. Ich glaube mittlerweile, dass mein Elektrolythaushalt aus dem Gleich-gewicht geraten war; die Brühwürfel waren sehr viel wirksamer für das Durchhalten im Jahr 2011 gewesen, als ich gedacht hatte. Das war eine Lektion, die ich für den nächsten Versuch eines einwöchigen Fastens mitnahm. Aber ich frage mich, wie viel höher meine Blutketone wohl gestiegen wären, wenn ich die Fastenerfahrung die ganzen sieben Tage lang durchgehalten hätte. Übrigens hatte ich in der Nacht, nachdem ich mein dreitägiges Fasten beendet hatte, Schwierigkeiten zu schlafen und wachte nach nur ein paar Stunden auf.

Hier ein paar Beobachtungen, die ich machte, nachdem meine drei Fastentage vorbei waren:

- ▶ Meine erste Mahlzeit nach 72 Stunden des Fastens war recht beachtlich.
- ▶ Trotz des Essens einer großen Menge Nahrung hielt der Hunger eine Weile an, und ich musste dem Drang widerstehen, weiterzuessen.
- ▶ Eine Zeit lang war ich nach dem Fasten häufiger hungrig als vor dem Fasten.
- ▶ Der Nüchternblutzucker am Morgen stieg in den Tagen nach dem Fasten in den Bereich von 90 an.

▶ Die Blutketone fielen innerhalb von drei Tagen wieder auf die Normalwerte.

▶ Als ich wieder ins Fitnessstudio ging, hatte ich immer noch volle Kraft.

▶ Mein Gewicht stieg, wie vorherzusehen war, nach Ende des Fastens um ein paar Pfund an.

▶ Es dauerte ein paar Tage, bis ich wieder durchschlafen konnte.

▶ Meine mentale Klarheit blieb die ganze Zeit unverändert.

Man muss nicht tagelang vollständig fasten, wenn man in die Ketose kommt; ich habe es nur gemacht, um zu sehen, was passieren würde. Meine Schlussfolgerung ist, dass Sie alle Vorteile des Fastens erleben können, wenn Sie einfach Ihrem natürlichen Hungergefühl beim Essen einer kohlenhydratarmen, fettreichen Ernährung mit mäßig Eiweiß und reichlich Kalorien folgen. Die Ketone ermöglichen Ihnen den Luxus, auf diese Art zu fasten, ohne überhaupt darüber nachzudenken.

Was Sie bislang gelesen haben, hat bei Ihnen vielleicht ein paar Fragen zu ketogenen Ernährungsformen aufkommen lassen, die wir noch nicht beantwortet haben. Im nächsten Kapitel bekommen Sie Antworten auf einige der häufigsten Fragen über alles in Sachen Keto.

Keto in Kürze

→ **Fastenzeiten können dabei helfen, die Ketonkörperproduktion zu erhöhen.**

→ **Der Gedanke, mehrere Stunden lang nicht zu essen, scheint verrückt zu sein, ist er aber nicht.**

→ **Intermittierendes Fasten (IF) ist eine beliebte Strategie zur Gewichtsabnahme und für die Gesundheit.**

→ **Fasten ist eine natürliche, spontane Reaktion auf höhere Ketonwerte.**

→ **Es besteht keine Notwendigkeit, drei vollständige Mahlzeiten am Tag zu essen.**

→ **Ihre Mahlzeiten sollten reichlich genug sein, dass Sie nur ein oder zwei Mal am Tag zu essen brauchen.**

→ **Fastenzeiten helfen Ihnen dabei, Ihr Keto-Fitnessniveau zu bestimmen.**

→ **Essen Sie etwas, wenn Sie hungrig sind.**

→ **Bei Hunger iss, bei Durst trink.**

→ Hunger ist ein subjektives Gefühl, und Sie müssen feststellen, wie es sich für Sie anfühlt.

→ Zu wenig Salz in Ihrer ketogenen Ernährung kann zu Hungergefühlen führen.

→ Es ist verrückt, Hunger zu glorifizieren.

→ Wenn Sie ein Verlangen nach verarbeiteten Kohlenhydraten haben, essen Sie stattdessen Fett und Eiweiß.

→ Wie viel und wann Sie essen, ist eine persönliche Entscheidung.

→ Achten Sie auf die Nicht-Hunger-Signale, die Sie mit Essen in Verbindung bringen.

→ Futter für die Seele muss nicht voller Kohlenhydrate sein; Frühstücksspeck kann Ihr neuer Seelentröster werden.

→ Geräusche wie Gluckern oder Grummeln in Ihrem Bauch sind keine Anzeichen für echten Hunger.

→ Beobachten Sie während des Fastens genau, wie Sie sich fühlen, und passen Sie die Zeiten Ihrer Mahlzeiten entsprechend an.

→ Länger andauernde Fastenzeiten erhöhen die Blutketone und senken den Blutzuckerspiegel.

→ Sie müssen nicht tagelang fasten, um die Wirkungen des Fastens zu erleben.

Kapitel 12

Häufige Keto-Fragen

EXPERTENWISSEN – KURZ UND KLAR Es gibt viele Fehl- und Desinformationen – wenn nicht sogar völlig ungerechtfertigte Hysterie – in Bezug auf die möglichen Risiken einer kohlenhydratarmen, fettbasierten, ketogenen Ernährung. Manches dieser popularisierten Hysterie grenzt ans Absurde.

Nora Gedgaudas

Wir sind jetzt ungefähr auf halbem Wege angelangt, und ich bin mir sicher, dass in Ihrem Kopf einige Fragen zur Ketose und zu ketogenen Ernährungsformen herumschwirren. Bevor wir damit weitermachen, Ihnen die gewaltigen gesundheitlichen Vorteile des Keto-Lebens nahezubringen, nehmen wir uns einen Moment Zeit, um ein paar der häufigsten Fragen zu beantworten.

Ist die Ketose für Menschen ein natürlicher Zustand?

EXPERTENWISSEN – KURZ UND KLAR Werden Kohlenhydrate eingeschränkt, fängt der Körper auf natürliche und wundersame Weise mit der Ketonkörperproduktion an, solange es kein Überangebot an Eiweiß in der Ernährung gibt.

Dr. David Perlmutter

Absolut. Die Ketose ist einfach der Zustand, in dem Fett als Treibstoff verbrannt wird. Ketonkörper werden als alternative Treibstoffquelle produziert, wenn ein Mangel an Glucose besteht. Sobald Sie sich ketogen ernähren – mit sehr wenigen Kohlenhydraten, einer mäßigen Eiweißmenge und viel Fett –, kann die Ketonkörperproduktion innerhalb nur weniger Tage beginnen, bei einigen Menschen kann es jedoch ein paar Wochen oder länger dauern. Unsere Jäger-und-Sammler-Vorfahren konnten zwischen ihren Jagderfolgen dank der Ketonkörper überleben und gedeihen. Für sie war die Ketose mit hoher Sicherheit ein natürlicher Zustand. Wir modernen Menschen haben im Grunde genommen denselben genetischen Aufbau wie unsere Vorväter aus der Altsteinzeit, weshalb wir mit dem Zustand der Ketose ausgezeichnet umgehen können.

Welche Rolle spielen Ballaststoffe in der Ketose?

EXPERTENWISSEN – KURZ UND KLAR – Ich befürworte den Verzehr von Kohlenhydraten in Form von Gemüsen, überwiegend dunkelgrünem Blattgemüse, wegen seines hohen Ballaststoff- und Nährstoffgehalts.

Stephanie Person

Wenn die Menschen an Ballaststoffe denken, kommt ihnen normalerweise Vollkorn in den Sinn. Schließlich wurde uns von all den Ernährungsberatern und Gesundheitsexperten (die es ja eigentlich wissen sollten) erklärt, dass es gesund sei. Aber Getreide, egal ob verarbeitet oder Vollkorn, ist nicht Teil einer gesunden ketogenen Ernährung und wird Ihre Ketonkörperproduktion sehr schnell abwürgen. Ist es also unmöglich, in der Ketose Ballaststoffe zu essen? Nicht im Geringsten.

Nichtstärkehaltiges und grünes Blattgemüse wie Brokkoli und Spinat ist eine reichhaltige Ballaststoffquelle, die Ihre Ketonkörperproduktion nicht verringern sollte. Das Beste, was Sie tun können, ist, sie zu probieren und zu sehen, wie Ihr Körper reagiert. Denken Sie daran, dass wir empfohlen haben, alle Kohlenhydrate, auch Ballaststoffe, zu zählen, wenn Sie Ihre Kohlenhydrattoleranz bestimmen. Das ist der einzige Weg, wie Sie objektiv feststellen können, wie Ihr Körper auf bestimmte Nahrungsmittel reagiert und ob höhere Mengen an Ballaststoffen gut für Sie sind oder nicht.

Bei meiner ketogenen Ernährung leide ich an Verstopfung. Was kann ich dagegen tun?

EXPERTENWISSEN – KURZ UND KLAR — Ausreichende Mengen an Natrium, Kalium, Magnesium und Wasser helfen Ihnen dabei, viele der kurzfristigen Nebenwirkungen der Ketose zu vermeiden, darunter Benommenheit, Kopfschmerzen, Muskelkrämpfe und Verstopfung.

Dr. Keith Runyan

Dies bezieht sich auch auf die vorhergehende Frage, die in den Köpfen der Menschen herumschwirrt, weil sie der Meinung sind, Ballaststoffe zur Vorbeugung von Verstopfung zu benötigen. Wenn Sie bei Ihrer ketogenen Ernährung unter Verstopfung leiden, versuchen Sie mehr von dem oben erwähnten grünen Blattgemüse zu essen. Es wird Ihnen außerdem helfen, wenn Sie mehr gesättigte und einfach ungesättigte Fette essen, mehr Wasser trinken, ausreichend Natrium, Kalium und Magnesium zuführen und auch ein oder zwei Stücke zuckerfreie Schokolade oder Süßigkeiten beziehungsweise Kaugummi mit Zuckeralkoholen wie Erythritol, Sorbitol oder Xylitol essen (die den Stuhlgang anregen). Ausreichend hydriert zu sein und reichlich Fett zu essen, führt häufig zu einer Lösung des Problems.

Hat es gesundheitliche Vorteile, regelmäßig im Wechsel in die Ketose zu kommen und sie wieder zu beenden?

EXPERTENWISSEN – KURZ UND KLAR — Ich bin der Meinung, dass eine gut ausgearbeitete ketogene Ernährung viele der negativen Auswirkungen, die die Menschen bei einer kohlenhydratarmen, fettreichen Ernährung erleben, auffangen kann. Eine Strategie, die manche Menschen vielleicht anwenden möchten, ist, die verschiedenen Makronährstoffe aufzunehmen und dann wieder wegzulassen, so wie es in der Ernährung unserer Vorfahren auf natürliche Weise der Fall war.

Bryan Barksdale

Der Arzt und Forscher John Kiefer, Autor von *The Carb Nite Solution*, schlägt alle sieben bis vierzehn Tage eine »Schummel«-Mahlzeit vor (weniger häufig für Menschen, deren Stoffwechsel besonders schwer geschädigt ist). Kiefer fand heraus, dass die Menschen mit diesem Ansatz – der manchmal auch »Carb-Cycling« genannt wird – mehr Fett abnehmen, schlanker werden und mehr Muskelmasse aufbauen. Sie essen ab und zu einige ihrer Lieblingsgerichte, kommen so aus der Ketose und streben sie danach wieder an. Auch wenn diese Idee in den letzten Jahren immer beliebter geworden ist, kann sie für Menschen, die auf der Suche nach den therapeutischen Wirkungen der Ketose sind, ungeeignet sein.

Wieder einmal: Probieren Sie es selbst aus, um zu sehen, ob es bei Ihnen funktioniert. Unter der Woche eine ketogene Ernährung zu essen und dann am Wochenende die Kohlenhydrat- und Eiweißzufuhr zu erhöhen, mag für einige Menschen wünschenswert sein, es kann sich jedoch auch kontraproduktiv auswirken, da die Rückkehr in die Ketose ein paar Tage bis zu ein paar Wochen dauern kann. Stellen Sie fest, was bei Ihnen funktioniert, damit Sie optimal gesund bleiben, und halten Sie sich daran. Wenn Sie durch das regelmäßige Anfangen und Beenden einer Ketose die von Ihnen gewünschten Ergebnisse erhalten, tun Sie es. Wenn nicht, hat es gewiss keine Nachteile, in einem ständigen Ketosezustand zu bleiben.

Warum habe ich Muskelkrämpfe, wenn ich einer ketogenen Ernährungsweise folge?

Wenn Menschen damit anfangen, eine kohlenhydratarme, fettreiche, ketogene Ernährungsweise mit mäßig Eiweiß zu verfolgen, vergessen sie häufig, auf den Elektrolythaushalt ihres Körpers zu achten und ausreichend Wasser zu trinken; ein Ungleichgewicht der Elektrolyte kann, unter anderem, Muskelkrämpfe verursachen. (Als ich mit meiner kohlenhydratarmen, fettreichen Ernährung begann, bekam ich schlimme Wadenkrämpfe.) Besonders am Anfang, beim Übergang von der Verwendung von Glucose als primärer Treibstoffquelle zum Verstoffwechseln von Ketonkörpern, müssen Sie Ihren Körper mit Salz und Flüssigkeit auffüllen. Nein, es bedeutet nicht, dass Sie unter einem Gatorade-Mangel leiden! (Da ist sowieso viel zu viel Zucker drin.) Es gibt stattdessen sehr einfache Strategien, die Sie anwenden können, um diese schmerzhaften und nervigen Krämpfe zu vermeiden.

Erstens brauchen Sie mehr Kalium und Magnesium. Sie können zwar für beides Nahrungsergänzungsmittel verwenden, es gibt jedoch Ketose-freundliche

Nahrungsmittel, die gute Quellen für Kalium und Magnesium sind. Leider schlagen die meisten Menschen Bananen vor, wenn es um die Erhöhung des Kaliumanteils in ihrer Ernährung geht. Bananen sind jedoch sehr kohlenhydratreich (27 Gramm) und nicht förderlich für die Ketose. Eine bessere Alternative sind Avocados. Eine ganze Avocado enthält doppelt so viel Kalium (975 Milligramm) wie eine große Banane (487 Milligramm). Den wichtigen Nährstoff Magnesium enthalten roher Spinat, Paranüsse, Mandeln, Fisch und dunkle Schokolade.

Zweitens: Füllen Sie den Salzspeicher Ihres Körpers mehrmals am Tag mit einer warmen Tasse Brühe aus Rinder- oder Hühnerbrühwürfeln auf. Das sollte gut funktionieren, um die Krämpfe zu beseitigen – es sei denn, Sie haben Bluthochdruck und reagieren sensibel auf Salz oder leiden unter Herzinsuffizienz. Außerdem sollte dies Ihre Energie ausreichend erhöhen, um den Symptomen der »Keto-Grippe« vorzubeugen, die die ersten Tage einer ketogenen Ernährungsweise begleiten können. Diejenigen, die nicht sensibel auf Salz reagieren, müssen sich wegen eines erhöhten Blutdrucks durch Salz keine Gedanken machen.

Drittens: trinken, trinken und nochmals trinken. Wasser ist ein entscheidender Faktor beim Vorbeugen von Wadenkrämpfen, da es den Muskeln beim Entspannen und Kontrahieren hilft. Gut hydriert zu sein ist besonders wichtig, wenn Sie regelmäßig Sport treiben. Tragen Sie immer eine Wasserflasche bei sich und nehmen Sie über den Tag verteilt immer wieder einen Schluck daraus. Seien Sie nicht überrascht, wenn die Krämpfe plötzlich verschwinden. Und je länger Sie in der Ketose bleiben, desto weniger Krämpfe werden Sie bekommen.

Es ist zwar unwahrscheinlich, aber dennoch möglich, zu viel Wasser zu trinken, was zur Verringerung des Natriumspiegels und anderer Mineralspiegel führen kann, weshalb Ihre Wasserzufuhr unter 800 Milliliter pro Stunde betragen sollte. Es ist aber wahrscheinlicher, dass Sie zu wenig Wasser trinken als zu viel.

Können mir Nahrungsergänzungsmittel helfen, in die Ketose zu kommen?

Sie sollten einfach durch Veränderung der Makronährstoffe (Kohlenhydrate, Eiweiß und Fett) in Ihrer Ernährung gemäß Ihrer individuellen Bedürfnisse wie in Kapitel 5, 6 und 7 beschrieben in der Lage sein, Ketonkörper zu produzieren. Das

vorausgesetzt, gibt es jedoch ein paar Nahrungsergänzungsmittel, die Ihre Ketonkörperproduktion ankurbeln können.

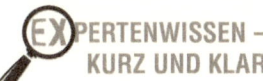 **EXPERTENWISSEN –** Um die (Blutketon-)Produktion von β-Hydroxybutyrat zu erleich-
KURZ UND KLAR tern, fügen wir entweder MCT- oder Kokosöl hinzu.

Dr. David Perlmutter

Öl mit mittelkettigen Triglyceriden (MCT), das sich in gewissen Mengen in
Kokosöl befindet und als Nahrungsergänzungsmittel in Reformhäusern und
anderen Gesundheitsläden verkauft wird, kann Ihren Ketonkörperspiegel schnell
innerhalb eines Zeitraums von zwei bis drei Stunden erhöhen. Seien Sie jedoch
vorsichtig, da es bei übermäßigem Konsum Magenbeschwerden, Bauchschmerzen
und Durchfall verursachen kann. Fügen Sie es langsam über eine gewisse Zeit
hinzu, bis Sie größere Mengen verzehren können. Denken Sie daran, dass MCT-
Öl kein Ersatz für die Veränderungen in der Ernährungsweise ist, die für eine Ketose notwendig ist. Aber es kann jemandem, der mit der Ketonkörperproduktion
Probleme hat, einen dringend gebrauchten psychologischen und physiologischen
Schub geben.

EXPERTENWISSEN – Die größte Frage ist, ob die ketogene Ernährung die Mikronähr-
KURZ UND KLAR stoffe aus Vitaminen, Mineralien, essenziellen Fetten und Antioxidantien liefert, die zur Biologie des Lebens notwendig sind.

Dr. Terry Wahls

Im Allgemeinen ist eine ketogene Ernährungsweise unglaublich nahrhaft und sollte
Ihnen die meisten Nährstoffe liefern, die Sie zur optimalen Gesundheit benötigen.
Die Einnahme eines Multivitaminpräparats ohne Eisen (es sei denn, Sie haben
niedrige Eisenwerte oder sind eine Frau vor den Wechseljahren, in welchem Fall
ein Präparat mit Eisen hilfreich sein kann) kann hier und da dabei helfen, Lücken
aufzufüllen. Andere Nahrungsergänzungsmittel, über die man nachdenken kann,
sind Alpha-Liponsäure, Coenzym Q10, L-Carnitin, Vitamin D, Vitamin C, Kali-
umhydrogencarbonat und Magnesium. Sollten Sie immer noch ein starkes Verlangen nach Kohlenhydraten verspüren, probieren Sie 1.000 mg L-Glutamin drei Mal
täglich, auf nüchternen Magen genommen.

Bieten mit MCT-Öl produzierte Ketonkörper die gleichen Vorteile wie die, die durch Einschränkung der Kohlenhydrate, mäßig Eiweiß und mehr Fett produziert wurden?

Diese Frage hat die Wissenschaft noch nicht beantwortet. Viele Menschen verwenden MCT-Öl sehr gern, weil seine Auswirkungen auf die Ketonkörper schnell auf dem Blutketonmessgerät sichtbar sind. Warum aber sollte man die Ketose nicht natürlich durch die Ernährung herbeiführen, indem man viel Fett in der Ernährung verzehrt (es muss nicht notwendigerweise in Form von Kokosöl oder MCT-Öl sein), Kohlenhydrate bis in den persönlichen Toleranzbereich verringert und mäßig Eiweiß unterhalb der individuellen Grenze verzehrt? Wenn Sie das tun, gibt es keinerlei Grund, weshalb Sie nicht all die Ketonkörper produzieren sollten, die Sie zum Erleben der gesundheitlichen Vorteile benötigen. Wenn der Verzehr von MCT-Öl Ihnen dabei hilft, sich mit den Veränderungen in Ihrer Ernährung wohlzufühlen, dann nehmen Sie es zu sich. Aber es ist mit Sicherheit besser, wenn Sie versuchen, Ketonkörper auf natürliche Weise über die Ernährung und durch die strategische Anwendung intermittierenden Fastens herbeizuführen.

EXPERTENWISSEN – KURZ UND KLAR – Vergessen Sie nicht, ein paar MCT aus Fetten wie Kokosöl hinzuzufügen – was ich gerne als kleine Mogelei für die Ketose bezeichne! Wenn Sie das tun, ermöglicht es Ihnen, Ihre Kohlenhydratzufuhr zu lockern, ohne dass es Sie notwendigerweise aus der Ketose wirft.

Dr. Bill Wilson

Was passiert mit meiner Darmflora, wenn ich eine ketogene Ernährung verfolge?

Das ist eine der großen Kontroversen in der Online-Gesundheitscommunity. Ich habe den Ernährungsforscher Dr. William Lagakos um ein paar Informationen dazu gebeten. Er merkt an, dass die Zusammensetzung der Darmflora überwiegend durch die Ernährung bestimmt wird, besonders durch die Art und Qualität von Ballaststoffen in der Ernährung, aber dass es derzeit zu wenig Forschungsstudien gibt, die die Auswirkungen der Ketose auf die Darmflora untersuchen. Eine in der Ausgabe des Wissenschaftsmagazins *Nature* vom 23. Januar 2014 veröffentlichte Studie fand jedoch heraus, dass die ketogene Ernährung die Anzahl der Mikroorganismen der Gattung Bacteroides erhöhte und die der Gattung Firmicutes verringerte. Das kann aus vielen Gründen von klinischer Relevanz sein. Das umgekehrte Muster beispielsweise – eine Erhöhung der Firmicutes und Verringerung der Bacteroides – wurde in Studien mit Tieren und Menschen in Verbindung gebracht mit Fettleibigkeit und einer verringerten Fähigkeit, Energie aus Nahrung zu gewinnen. In einer Studie mit Menschen wurden die durch die ketogene Ernährung hervorgerufenen mikrobiellen Veränderungen außerdem mit geringeren Entzündungswerten in Verbindung gebracht.

Dr. William Davis, Kardiologe und Autor des *New-York-Times*-Bestsellers *Weizenwampe*, weist auf die besondere Wichtigkeit des Hinzufügens unverdaulicher Ballaststoffe in die Ernährung für eine optimale Darmgesundheit hin. Er erklärt, dass »sie für die Vermehrung gesunder Bakterienarten im Darm, wie Lactobacillus und Bifidobakterien, sorgen [...] und gleichzeitig die Umwandlung solcher Ballaststoffe in Fettsäuren wie Butyrat ermöglichen, die die Darmzellen ernähren und somit das Risiko für Darmkrebs senken, und sogar eine Kaskade an Stoffwechselereignissen auslösen, die zu verringertem Blutzucker, verringerten Triglyceriden, höherem HDL, verringertem Blutdruck und verringertem Viszeralfett führen«. Das Anreichern der Darmflora mit mehr Lactobacillus ist entscheidend, um der Wiederaufnahme von Gallensäure vorzubeugen, die stattdessen mit dem Stuhl ausgeschieden wird.

Hier nun, was laut Dr. Davis der Schlüssel zum Erhalten aller Vorteile der Ketose bei gleichzeitigem Verzehr unverdaulicher Ballaststoffe mit präbiotischen Eigenschaften ist: Schränken Sie kohlenhydrathaltige Hülsenfrüchte und Knollen auf unter 15 Gramm Nettokohlenhydrate (Gesamtkohlenhydrate minus Gramm an Ballaststoffen) pro Verdauungsfenster von sechs Stunden ein und erhöhen Sie gleichzeitig Ihren Verzehr an unverdaulichen Ballaststoffen, die nicht in Blutzucker umgewandelt werden. Übersetzt bedeutet das: eine halbe rohe Süßkartoffel täglich, eine unreife Banane oder Kochbanane oder sogar ein Produkt wie einen Riegel Quest Bar, die alle die Fructooligosaccharide liefern, die Ihre Darmflora füttern.

Leider ist dies keine belegte Wissenschaft, und vieles ist weiter im Unklaren. Es ist möglich, dass das Essen bestimmter Nahrungsmittel bei einer ketogenen Ernährung die Darmflora pflegt. Eine Studie hat außerdem gezeigt, dass Körperbau und genetische Veranlagungen offenbar einen größeren Einfluss als die Ernährung haben. Die Einflussnahme auf die Darmflora ist komplex und beinhaltet sowohl ernährungsbedingte als auch nichternährungsbedingte Faktoren. Es gibt keinen Grund, weshalb die Darmgesundheit bei einer ketogenen Ernährung nicht aufblühen sollte, und vorläufige Daten lassen darauf schließen, dass die Darmflora durch diese Art zu essen tatsächlich verbessert werden kann.

Hindert mich das Trinken von Kaffee daran, in die Ketose zu gelangen?

Das ist eine Frage, die ich seit vielen Jahren von Menschen höre, die mit dem Erreichen der Ketose Probleme haben. In seinem Buch *Die neue Atkins-Diät* erwähnte Dr. Atkins, dass bei einigen Menschen »übermäßiger Koffeinkonsum zu einer hypoglykämischen Reaktion führen kann« – anders gesagt kann Koffein dazu beitragen, dass der Blutzucker fällt. Das wiederum kann zu einem Verlangen nach Nahrungsmitteln (üblicherweise Kohlenhydraten) führen und dann zum Verzehr übermäßiger Mengen an Kohlenhydraten oder Eiweiß, was Sie aus der Ketose befördern kann. Er empfahl Menschen, bei denen der Koffeinkonsum zu einer Hypoglykämie führt, es sein zu lassen oder »Koffein nur in Maßen zu sich zu nehmen«.

Jackie Eberstein, die examinierte Krankenschwester, die fast drei Jahrzehnte lang mit Dr. Atkins in seiner medizinischen Klinik in New York City zusammenarbeitete, stellte fest, dass es keine wissenschaftlichen Studien gibt, die Koffein und Ketose untersuchen, aber dass die negativen Auswirkungen von Koffein auf den Blutzucker den Ketonspiegel beeinflussen könnten.

»Manche Menschen sind sensibler als andere, und natürlich spielt die Menge eine Rolle«, erklärt Eberstein. »Auch andere Faktoren spielen eine Rolle, beispielsweise die Koffeinzufuhr, wenn der Blutzucker nach dem Essen einer kohlenhydratarmen Mahlzeit stabiler ist, [wenn Koffein] keine oder nur eingeschränkt negative Auswirkungen hat. Bei einigen von uns kann [die Aufnahme von] Koffein, wenn wir aus anderen Gründen unter Stress stehen, Gelüste [nach Kohlenhydraten] auslösen.«

Deshalb ermutigt sie die Menschen, »ihre Toleranzgrenze zu bestimmen« und bei instabilem Blutzucker Koffein völlig zu vermeiden. Für alle anderen ist die Einschränkung des Konsums auf maximal drei Portionen am Tag vermutlich eine gute Idee. Ich persönlich hatte nie Probleme durch Koffeinkonsum, wie auch meine Frau Christine, die fast täglich einen Milchkaffee mit geschlagener Konditorsahne trinkt. Das ist etwas, was Sie ausprobieren müssen, um zu sehen, wie Ihr Körper darauf reagiert. Machen Sie ein Selbstexperiment und schauen Sie, was passiert.

Kann ich bei einer ketogenen Ernährung Milchprodukte essen?

Das ist ein anderes Problem, dass »von Ihrer persönlichen Disposition« abhängt. Jeder ist anders, aber meine persönliche ketogene Ernährung enthält viele Milchprodukte, einschließlich Konditorsahne, Schmand, Frischkäse und Hartkäse. Sie sind ein großer Teil meiner persönlichen kohlenhydratarmen, fettreichen Ernährung und haben nie bei der Produktion ausreichender Ketonkörper Probleme gemacht. Andere reagieren jedoch sehr sensibel auf Milchprodukte und müssen sie aufgrund von Nebenwirkungen auf Verdauung und Stoffwechsel aus ihrem Speiseplan nehmen. Haben Sie Bedenken, dass Vollfett-Milchprodukte bei Ihnen Probleme verursachen könnten, lassen Sie sie 30 Tage lang weg und schauen Sie, wie Sie sich fühlen. (Nebenbei bemerkt sollten Sie nie zu fettarmer Milch oder Joghurts greifen; die Abwesenheit von Fett verringert nicht nur die Sättigung und die Ketonkörperproduktion, sondern des entfernte Fett wird außerdem durch jede Menge Zucker ersetzt.)

Dr. Eric Westman
Viele Befürworter des Paläo-Lebensstils meinen, dass Milchprodukte vermieden werden sollten. Dr. Loren Cordain, Autor von Die Paleo-Ernährung, *zeigte einmal das Bild eines angsteinflößenden Elches mit riesigem Geweih und fragte: › Wollen Sie dieses Tier melken?‹ Milchprodukte sollten zwar wegen ihres Laktosegehalts (Zucker) vermieden werden, aber die meisten Menschen können sehr gut ketogen bleiben, wenn sie Vollfett-Milchprodukte wie Sahne und Käse essen.*

Wie lange dauert es bei mir, bis ich Verbesserungen in Sachen Gewicht und Gesundheit bemerke, wenn ich die Ketose erreicht habe?

EXPERTENWISSEN – KURZ UND KLAR – Viele sich ketogen ernährende Menschen haben in der Vergangenheit viele unterschiedliche Diäten ausprobiert. Wenn sich das gewünschte Ergebnis nicht schnell einstellt, fangen sie an, zu zweifeln, ob sie das Richtige tun. Das wird häufig zu einer Art Besessenheit, und sie verbringen viel Zeit damit, zu lesen, was sie bei ihrer Ernährung falsch machen, und nach Auswegen zu suchen. Sie suchen nach Berichten, um mit deren Begründung die Ketose nicht mehr zu verfolgen. Diese Ängste und Zweifel manifestieren sich in vielen physischen Symptomen, bis die Person letztendlich aufgibt, mehr Kohlenhydrate isst und sich seelisch besser fühlt, weil sie etwas Gutes für sich getan hat. Aber sie hat nie wirklich die kompletten Vorteile erfahren, die eine ketogene Ernährung ihr bieten könnte.

Dr. Zeeshan Arain

Das ist eine schwierige Frage, denn die Antwort hängt von individuellen Faktoren ab: wie lange Sie brauchen, um keto-adaptiert zu werden, wie Ihr Gesundheitszustand vor Beginn der ketogenen Ernährung war und wie gut Sie sich an Ihre personalisierte Strategie halten, um in die Ketose zu gelangen (am wichtigsten sind das Einhalten Ihrer Kohlenhydrattoleranz und Ihrer Eiweißgrenze). Die meisten Menschen fangen jedoch innerhalb weniger Tage damit an, sowohl Gewicht auf der Waage als auch Zentimeter um den Bauch herum zu verlieren. Sobald Sie die ernährungsbedingte Ketose erreicht haben, sollten Sie mehr Energie haben, völlige Kontrolle über Ihren Appetit, weniger Stimmungsschwankungen und einen sehr viel klareren Kopf.

Bestimmte gesundheitliche Probleme – erhöhter Blutzucker, Bluthochdruck, problematische Cholesterinwerte (insbesondere höhere Triglyceride und niedriges HDL) – sollten innerhalb weniger Wochen beginnen, sich zu normalisieren. Bleiben Sie jedoch geduldig, auch wenn Sie nicht so schnell Ergebnisse feststellen. Beharrlichkeit zahlt sich aus, und wenn Ihre Tests gute Ketonwerte zeigen, sollten sich die Wirkungen bald einstellen. Zweifeln Sie nicht an sich selbst, wenn Sie kurz davor sind zu erleben, was die Ketose für Sie tun kann.

Ist es langfristig sicher, in der Ketose zu bleiben? Wenn nicht, wer sollte das vermeiden?

EXPERTENWISSEN – KURZ UND KLAR – Eine ununterbrochene, langfristige Ketose kann bei manchen Menschen zu Nebenwirkungen führen, aber diese lassen sich leicht unter Kontrolle bringen und kommen meistens nur in den ersten Monaten vor, wenn die Person schrittweise keto-adaptiert wird. Die meisten Probleme, die Menschen bei einer ketogenen Ernährung haben, erleben sie am Anfang und können sie normalerweise durch angemessene Flüssigkeitszufuhr und Ergänzung von Mineralien beheben.

Dr. Dominic D'Agostino

Aufgrund des allgemeinen Durcheinanders bei der Ketose, vor allem durch diejenigen, die sie mit der Ketoazidose verwechseln, sind Fragen über die langfristige Sicherheit einer ketogenen Ernährungsweise aufgekommen. Eine in der Herbstausgabe 2004 der medizinischen Fachzeitschrift *Experimental and Clinical Cardiology* veröffentlichte Studie des Forschers Dr. Hussein Dashti fand jedoch heraus, dass eine ketogene Ernährungsweise »bei Patienten zu einem signifikanten Rückgang der Triglycerid-, Gesamtcholesterin-, LDL-Cholesterin- und Glucosewerte und einem signifikanten Anstieg der HDL-Cholesterinwerte« führte und dass »die Durchführung einer ketogenen Ernährung für einen relativ langen Zeitraum sicher ist«. Ich esse seit über einem Jahrzehnt auf diese Art und Weise und kenne viele andere Menschen, die schon viel länger keto-adaptiert sind. Es gibt keine Belege für Probleme, die auf das Einhalten einer ketogenen Ernährung als permanentem Lebensstil der Wahl zurückzuführen sind.

Gibt es aber Menschen, die eine Ketose vermeiden sollten? Die überwiegende Mehrheit der Menschen wird durch eine ketogene Ernährung enorme gesundheitliche Vorteile erleben, aber sie mag dennoch nicht für jeden das Richtige sein. Wie wir gleich ausführlicher erklären werden, sollten sich Typ-1-Diabetiker ihr wegen des Risikos der Ketoazidose (wie in Kapitel 1 dargelegt) vorsichtig nähern. Auch bei Problemen mit der Gallenblase sollten Sie diese behandeln, bevor Sie eine ketogene Ernährung beginnen (dazu später mehr).

Für alle anderen gilt: Wenn Sie sechs bis zwölf Monate lang eine gut ausformulierte ketogene Ernährung einhalten, bei der Kohlenhydrate und Eiweiß in Ihren persönlichen Grenzbereichen bleiben und die große Mengen an Fetten aus vollwertigen Nahrungsmitteln enthält, Sie bei Messungen von Blut oder Atemluft ausreichend Ketone sehen, sich aber keine Verbesserungen bei Ihrem Gewicht oder Ihrer

Gesundheit einstellen, sollten Sie vielleicht etwas anderes ausprobieren. Ich habe jedoch noch nie von jemandem gehört, der eine ketogene Ernährung verfolgte, jede Menge Ketonkörper produzierte und *nicht* die unglaublichen Vorteile erlebte, von denen wir gesprochen haben.

Sollten Sie sich bei einer ketogenen Ernährung über Ihre langfristige Gesundheit Gedanken machen, suchen Sie einen Arzt auf, der zu einer ermunternden Zusammenarbeit mit Ihnen bereit ist und Ihren Fortschritt überprüft. Hier eine Liste mit Labortests, die Sie regelmäßig durchführen lassen können, um Ihren Gesundheitszustand insgesamt zu überprüfen:

- ▶ Nüchterninsulin
- ▶ Nüchternblutzucker
- ▶ Homocystein
- ▶ hsCRP
- ▶ NMR LipoProfile-Test
- ▶ Standard-Lipidprofil
- ▶ Harnsäure
- ▶ komplette Schilddrüsenwerte

Dr. Eric Westman
Es gibt einige wenige vererbbare Krankheiten, bei denen der Körper nicht dazu in der Lage ist, Fett als Treibstoff zu verwenden – im Allgemeinen als ›angeborene Stoffwechselstörungen‹ bezeichnet. Diese Krankheiten werden in der frühen Kindheit entdeckt, weshalb Heranwachsende und Erwachsene, die keine derartige Diagnose haben, sich keine Sorgen machen brauchen.

Sollte ein Typ-1-Diabetiker eine ketogene Ernährung verfolgen?

EXPERTENWISSEN – KURZ UND KLAR – Die Ketose könnte für einige Typ-1-Diabetiker klar ungeeignet sein. Andererseits haben wir bei diesem Ernährungsansatz keine Komplikationen beobachten können.

Dr. David Perlmutter

Das ist eine berechtigte Frage, besonders da sich Typ-1-Diabetiker wegen der Ketoazidose Sorgen machen müssen. Solange Ihr Blutzuckerspiegel jedoch gut unter Kontrolle ist (wobei eine ketogene Ernährung Ihnen zufälligerweise dabei helfen wird), steigt der Ketonspiegel im Körper nicht in gefährliche Höhen an. Und das gilt für alle, einschließlich Menschen mit Diabetes Typ 1.

Vergessen Sie nicht, dass ein Typ-1-Diabetiker kein Insulin herstellen kann (das Hormon, das Glucose in die Zellen bringt). Laut einer im Mai 2012 in der medizinischen Fachzeitschrift *Diabetology & Metabolic Syndrome* veröffentlichten Studie stellten Typ-1-Diabetiker, die über vier Jahre eine Ernährung mit Kohlenhydrateinschränkung zu sich nahmen, jedoch fest, dass sich ihr Bedarf an Insulin stark verringerte. Anders gesagt: Ihr Zustand verbesserte sich aufgrund der kohlenhydratarmen Ernährung. Sollten Sie hierzu spezielle Fragen oder Bedenken haben, wenden Sie sich bitte an einen Arzt, der sich mit der Biochemie kohlenhydratarmer, fettreicher, ketogener Ernährungsformen auskennt.

Die examinierte Diätassistentin Franziska Spritzler sagt, dass Menschen mit Diabetes – auch Typ-1-Diabetiker – »häufig drastische Verbesserungen der Blutzuckerkontrolle feststellen«, wenn sie in der Ketose sind. Sie merkt an, dass Forschungen zeigen, dass es einem Typ-1-Diabetiker, der dank einer kohlenhydratarmen, fettreichen Ernährung mit mäßig Eiweiß Ketonkörper produziert, auch dann weiterhin gut geht, wenn sein Blutzucker unter 70 mg/dl sinkt – auch wenn dieser Blutzuckerspiegel bei jedem, der Glucose als primäre Treibstoffquelle nutzt, eine Hypoglykämie auslöst. Deshalb ist die vollständige Keto-Adaption für Typ-1-Diabetiker so hilfreich.

Muss ich Kalorien zählen, damit die Ketose bei mir funktioniert?

EXPERTENWISSEN – KURZ UND KLAR Der größte Vorteil der ernährungsbedingten Ketose ist, dass sie den Appetit derart reguliert, dass der Verzehr überschüssiger Kalorien, die letztendlich zu einer Gewichtszunahme und Störung des Stoffwechsels führen würden, verhindert wird.

Dr. Dominic D'Agostino

Dies ist einer der befreiendsten Aspekte einer ketogenen Ernährung: Sie müssen keine Kalorien zählen. Wenn Sie Ihre Kohlenhydrat- und Eiweißzufuhr an Ihre besonderen Bedürfnisse angepasst haben und ausreichend Fett zu sich nehmen, passiert meist etwas ganz Erstaunliches: Sie fühlen sich völlig gesättigt, ohne Gelüste, ohne Hunger und ohne Stress wegen jedes kleinen Bissens an Essen, den Sie sich in den Mund stecken. Das nenne ich Diäthalten, und es ist an der Zeit, die Fesseln des Kalorienzählens für immer abzuwerfen. (Wenn Sie erfahren möchten, warum Kalorien in Wirklichkeit nicht das sind, was Sie denken, lesen Sie das Buch *The Calorie Myth* von Jonathan Bailor.)

Bedeutet das einen Freifahrtschein, um im Rahmen Ihrer kohlenhydratarmen, fettreichen Ernährung mit mäßig Eiweiß ohne Konsequenzen für Gewicht und Gesundheit so viel Essen verschlingen zu dürfen, wie Sie möchten? Nicht im Geringsten. Aber wenn Sie den Hunger nicht durch den Verzehr zu vieler Kohlenhydrate oder von zu viel Eiweiß schüren und köstliche und sättigende vollwertige Fette zu sich nehmen, werden Sie gar nicht essen wollen, bis Sie vollgestopft sind. Die Kalorien bleiben genau in dem Bereich, in dem sie sein sollen.

Die Ketose verändert Ihr Denken in Bezug auf Essen; Sie beginnen, es eher als Treibstoffquelle für Ihren Körper und nicht als physischen Genuss zu sehen. Das soll nicht heißen, dass Sie das Essen bei einer ketogenen Ernährung nicht genießen (das tun Sie!), sondern es nimmt den Drang, zu viel zu essen.

Mit welchen Nebenwirkungen muss ich rechnen, wenn ich damit anfange, in die Ketose zu kommen?

EXPERTENWISSEN – Wenn Sie darüber nachdenken, sind die möglichen Nebenwirkun-
KURZ UND KLAR gen durch kohlenhydratarmes oder ketogenes Essen keine große Sache. Wollen Sie wirklich ernste Nebenwirkungen durch eine Ernährung erleben, dann probieren Sie die amerikanische Standardernährung SAD (Standard American Diet). Sie ist wie eine permanente Wunde, die die medizinische Praxis für Ärzte sehr profitabel und Ihr Leben gleichzeitig extrem unglücklich macht. Die Wahl liegt bei Ihnen – eine sehr kurze Zeit mit lästigen Symptomen, während Sie keto-adaptiert werden, gegenüber lebenslanger schlechter Gesundheit und weniger als optimaler Funktion. Für mich ist die beste Wahl ziemlich offensichtlich.

Dr. Bill Wilson

Während des Übergangs von der Zucker- zur Fettverbrennung fühlen sich einige
Menschen vorübergehend unwohl, was liebevoll als »Keto-Grippe« bezeichnet wird.
Sie kann sich auf viele Arten äußern, darunter Mundgeruch, häufiges Wasserlassen,
ein Gefühl der Erschöpfung, Benommenheit, Abfall des Blutzuckers, Verstopfung,
Verlangen nach Kohlenhydraten, Muskelschmerzen, Kopfschmerzen, Durchfall und
Blähungen oder Schlafstörungen. Denken Sie daran, dass Sie diese Nebenwirkungen
nicht unbedingt haben müssen; aber wenn es so ist, werden sie nicht länger als ein paar
Wochen anhalten. Sollten Sie jedoch länger als ein paar Wochen darunter leiden, kann
das ein Zeichen dafür sein, dass Sie noch nicht vollständig keto-adaptiert sind – Sie
befinden sich vermutlich im »Niemandsland« zwischen Zucker- und Fettverbrenner.
Damit diese Symptome verschwinden, gehen Sie in die Ketose und bleiben Sie dort.

Dr. Eric Westman
*Die »Fettverbrennung« beinhaltet die Nutzung von Fettsäuren und
Ketonkörpern als Treibstoff, während die »Zuckerverbrennung« Glucose
beinhaltet. Technisch gesehen laufen im Körper immer Fett- und
Zuckerverbrennung gleichzeitig ab. Wenn Sie Zucker verbrennen, ist es
jedoch schwierig, viel Fett zu verbrennen, weil die Zuckerverbrennung die
Fettverbrennung abstellt. Der Körper speichert nur die Energie weniger Tage
in Form von Zucker (Glykogen); ist die Zuckerspeicherkapazität also erschöpft,
muss zusätzlicher Zucker entweder verbrannt oder in Fett umgewandelt werden.
Das bedeutet, dass die Verbrennung überschüssigen Zuckers Vorrang im Körper
hat, während das Fett gespeichert bleibt.*

Warum muss ich mehrmals in der Nacht zur Toilette, wenn ich mit einer ketogenen Ernährung anfange?

Eine ausgezeichnete Frage. Maria Emmerich, Coach für ketogene Ernährung,
erklärt, dass Ihr Insulinspiegel ziemlich schnell sinkt, weil eine kohlenhydratarme,
fettreiche, ketogene Ernährung mit mäßig Eiweiß Ihre Insulinsensitivität verbessert. Als Reaktion darauf fangen Ihre Nieren damit an, überschüssige Flüssigkeit
auszuscheiden. Und um diese Flüssigkeit loszuwerden, bringen sie Sie dazu, sie
auszupinkeln.

Seien Sie also nicht beunruhigt, wenn Sie am Anfang Ihres Weges zur Keto-Adaption mehrmals in der Nacht aufstehen müssen. Das ist nur vorübergehend. Achten Sie nur darauf, dass Sie während des Übergangs ausreichend Salz, Wasser und Kalium zuführen, um das zu ersetzen, was Ihr Körper verliert, und Nebenwirkungen wie Kopfschmerzen, wenig Energie, Schwindel und Krämpfen vorzubeugen.

Warum stinkt mein Atem, wenn ich in der Ketose bin, und was kann ich dagegen tun?

Nach ein paar Tagen kohlenhydratarmen, fettreichen Essens kann es sein, dass Sie einen merkwürdigen, metallischen Geschmack im Mund oder ein pelziges Gefühl auf der Zunge haben. Das bedeutet manchmal, dass Ihre Lieben bemerken, dass Ihr Atem müffelt. Für manche Menschen ist das Grund genug, um niemals den Zustand der Ketose erreichen zu wollen. Aber es ist albern, sich selbst der Möglichkeit zu berauben, erleben zu können, was die Ketose für die Gesundheit tun kann. Was zum Teufel geht da also vor?

In Kapitel 8 haben wir erwähnt, dass es drei Arten von Ketonen im Körper gibt. Das Keton in der Atemluft wird *Aceton* genannt, und es könnte die Quelle von Mundgeruch sein. Zusätzlich führt auch zu viel Eiweiß zu Mundgeruch, weil es Ammoniak produziert (ein weiterer Grund, die Eiweißzufuhr moderat zu halten). Nun die gute Nachricht: Der Mundgeruch ist vorübergehend und verschwindet, wenn Sie daran angepasst sind, Ketone als primäre Treibstoffquelle zu verwenden.

Trinken Sie viel Wasser, kauen Sie Minzblätter, ein Stück Zimtstange oder auch einen zuckerfreien Kaugummi oder lutschen Sie zuckerfreie Minzbonbons, um Abhilfe zu schaffen. Am wichtigsten ist jedoch, daran zu denken, dass dies nicht für immer anhält und ein Zeichen dafür ist, dass Sie bald die Früchte der Ketose ernten können.

Während der Periode sind meine Ketonkörper plötzlich verschwunden. Was ist passiert?

Jacqueline Eberstein, die examinierte Krankenschwester, die mit Dr. Atkins zusammenarbeitete, erklärt, dass die hormonellen Veränderungen vor der Menstruation die Ketonkörper verringern oder sie völlig verschwinden lassen können; während dieser Zeit nutzt der Körper überwiegend aus Eiweiß in der Ernährung gewonnene Glucose als Treibstoff. Sie fügt jedoch hinzu, dass das kein Grund zur Sorge sei, da dies nur vorübergehend ist. Sobald Ihre Periode vorbei ist, kommen auch die Ketone wieder.

Was passiert, wenn ich es vermassele und aus der Ketose komme?

EXPERTENWISSEN – KURZ UND KLAR — Wenn sie mogeln, haben Klienten eine Begegnung mit einem starken Motivationsgrund, um den ketogenen Lebensstil fortzuführen. 24 bis 48 Stunden danach haben sie die »Kohlenhydratgrippe« und können kaum glauben, wie schlecht sie sich fühlen. Das ist eine fantastische Mahnung für sie, nicht nur weiterhin die gesunde Keto-Ernährung zu essen, sondern auch, dass sie für ihren Körper das Richtige ist.

Maria Emmerich

Hey, wir alle neigen dazu, ab und an etwas zu vermasseln. Wir können unser schlimmster Kritiker sein, aber es ist gut zu lernen, sich selbst gegenüber gütig und nachsichtig zu sein. Wenn Sie vom Plan abweichen und aus der Ketose kommen, ist das mit Sicherheit nicht das Ende der Welt. Stehen Sie einfach wieder auf, klopfen Sie sich den Staub ab und fangen Sie noch mal von vorne an. Haben Sie Geduld, und Sie werden schnell wieder dort sein, wo Sie sein sollten. Wenn meine Ketonkörper aus dem Bereich der ernährungsbedingten Ketose gefallen waren, bin ich fast immer innerhalb von zwei oder drei Tagen zurück in die Ketose gekommen.

Die kompletten Vorteile einer ketogenen Ernährung können Sie nur erleben, wenn Sie sich die meiste Zeit streng daran halten. Selbst eine Mahlzeit, die über Ihre Kohlenhydrattoleranz oder Eiweißgrenze hinausgeht, kann Ihre Ketonkörper mehrere Tage lang verschwinden lassen. Glücklicherweise ist eine ketogene Ernährung so sättigend und köstlich, dass Sie quasi die ganze Zeit dazu motiviert werden, bei der Stange zu bleiben (im Gegensatz zu Low-Fat-Diäten, die Sie hungrig machen, weil Sie ständig ein Verlangen nach Ihren Lieblingsnahrungsmitteln haben, wodurch Sie deprimiert und entmutigt werden).

Kann ich bei einer ketogenen Ernährung Sport treiben?

EXPERTENWISSEN – KURZ UND KLAR – Keto-adaptierte Sportler oder Menschen, die über längere Zeit körperlich aktiv sind, werden einen kleinen Leistungsanstieg bemerken, beispielsweise schnellere Schwimm- oder Laufzeiten oder eine Verbesserung ihrer Ausdauer.

Dr. William Davis

Absolut! Eine Sache, die Sie bei völliger Keto-Adaption bemerken werden, ist ein plötzliches Verlangen, Ihren Körper zu bewegen. Der Schwerpunkt von Fernsehsendungen wie *The Biggest Loser* und Kampagnen gegen Fettleibigkeit, wie »Let's Move« der First Lady Michelle Obama, liegt zwar auf Bewegung als Mittel zum Abnehmen und Gesundwerden, in der Realität führt jedoch das vorherige Lösen des Ernährungsproblems zu einem spontanen Anstieg der körperlichen Aktivität.

Und es gibt noch mehr gute Nachrichten: Der Ernährungsbiochemiker Dr. Bill Lagakos erklärt, dass das Ausüben des Lieblingssports tatsächlich »durch Regulierung der Energiebilanz höhere Ketonwerte fördern kann«. Verringern Sie den Energieüberschuss in Ihrem Körper, verbessert das direkt »die Fettoxidation durch Unterdrückung von Insulin und Aktivierung des sympathischen Nervensystems«. Und das Endergebnis ist eine Erhöhung Ihrer Ketonkörperproduktion. Eine tolle Sache!

Die Steigerung der körperlichen Aktivität führt sogar zu noch mehr Vorteilen für Ihre Gesundheit, darunter weniger Stress, weniger Appetit (aufgrund der erhöhten Ketonkörperproduktion während des Sports), Muskelwachstum und verbesserte Knochendichte. In der Ketose werden Sie so viel Energie haben, dass Sie nicht wissen werden, wohin damit. Spielen Sie Basketball, gehen Sie joggen, erledigen Sie Arbeiten im Haushalt, spielen Sie mit Ihren Kindern – machen Sie alles, wofür diese Energie produktiv genutzt werden kann. Ihre Gesundheit wird es Ihnen danken!

Hat es negative Auswirkungen auf meinen Ketonspiegel, wenn ich künstliche Süßstoffe zu mir nehme?

Das ist eine interessante Frage und eine, die einfach beantwortet werden kann – nein, es hat keine negativen Auswirkungen auf die Ketonkörperproduktion. Dies vorausgesetzt gibt es ein paar andere Dinge, die Sie bei künstlichen Süßstoffen wie Splenda (Sucralose), Nutrasweet (Aspartam), Truvia (Stevia-/Erythritol-Mischung), Sweet & Low (Saccharin) und Zuckeralkoholen (Erythritol, Sorbitol, Maltit und anderen) beachten müssen. Viele dieser Süßstoffe gibt es in Form von in Päckchen abgepacktem Pulver, dem ein Füllstoff namens *Maltodextrin* zugefügt wird, der im Grunde genommen Zucker ist. Zugegeben, es ist nur etwa ein Gramm pro Päckchen, aber das kann schnell mehr werden, wenn Sie morgens mehrere Päckchen in Ihren Kaffee kippen. Deshalb sind flüssige Süßstoffe immer die bessere Alternative – wir empfehlen flüssiges Stevia, den natürlichsten aller Zuckerersatzstoffe.

Künstliche Süßstoffe sind mit Sicherheit eine gute Alternative gegenüber zuckerhaltigen Nahrungsmitteln und Getränken, Sie sollten jedoch beachten, dass sie bei vielen Menschen den Hunger und das Verlangen nach Süßigkeiten anregen können. Sie werden aber bemerken, dass Sie weniger Süßes essen möchten, je länger Sie in der Ketose sind. Es kann sein, dass Sie eines Morgens aufwachen und plötzlich feststellen, dass die süße Speise, von der Sie dachten, Sie könnten ohne sie nicht leben, Sie nicht mehr in Versuchung führt.

Kann ich bei meiner ketogenen Ernährung Alkohol trinken?

EXPERTENWISSEN – KURZ UND KLAR Alkoholkonsum kann die Ketose beenden. Manche Menschen können eine Einzelportion eines kohlenhydratarmen Getränks wie ein Glas Rotwein oder ein Schnapsglas Wodka tolerieren, aber jede weitere Portion oder der Genuss kohlenhydrathaltigerer Getränke, beispielsweise Bier aus Mikrobrauereien, wird die Ketose beenden.

Dr. William Davis

Das hängt davon ab. Am besten ist es, Alkohol zu vermeiden, bis Sie vollständig keto-adaptiert sind. Sobald das geschehen ist, können Sie damit anfangen, kleine Mengen bestimmter alkoholischer Getränke zu sich zu nehmen, um zu sehen, wie es Ihnen bekommt.

Manche Sorten Alkohol können für Ihr Ziel, mehr Ketonkörper zu produzieren, kontraproduktiv sein. Die besten Getränke sind hochprozentige, wie Tequila, Wodka und Whiskey, da sie sehr wenig Kohlenhydrate enthalten. Natürlich sollten Sie dafür sorgen, dass Sie nicht zu viel davon trinken, da Ihr Körper den Alkohol immer noch verstoffwechseln muss.

Es gibt einen beliebten Cocktail mit dem Namen »NorCal Margarita«, der von Robb Wolf, einer der führenden Persönlichkeiten der Paläo-Community, kreiert wurde. Die Zutaten für diesen Drink sind einfach: zwei Shots Tequila, etwas Limettensaft und Mineralwasser. Weitere Ideen für Erwachsenen-Getränke finden Sie im Buch *Paleo Happy Hour* von Kelly Milton.

Wenn Sie sensibel auf Kohlenhydrate reagieren, kann es sein, dass Weintrinken keine gute Idee ist. Sollten Sie aber Kohlenhydrate vertragen können, kann ein Glas Rot- oder Weißwein die richtige Wahl sein. Sie müssen selbst bestimmen, welches alkoholische Getränk für Sie das Richtige ist. Natürlich sollte Bier, einschließlich der »kohlenhydratarmen« Sorten, bei einer ketogenen Ernährung nicht konsumiert werden.

Meine Gallenblase wurde entfernt – kann ich dennoch eine fettreiche, ketogene Ernährung verfolgen?

Die Gallenblase speichert Verdauungsenzyme aus der Leber, die Fett aufspalten, und gibt sie nach einer Fett enthaltenden Mahlzeit ab. Trotzdem haben die meisten Menschen, deren Gallenblase entfernt worden ist, keinerlei Probleme damit, Fett zu essen. Meiner Frau Christine wurde die Gallenblase 2008 entfernt, und sie hatte etwa ein Jahr lang Probleme damit, größere Mengen an Fett zu essen. Im Verlauf der Zeit konnte sie jedoch ihre Fettzufuhr langsam auf 60 Prozent der von ihr verzehrten Kalorien erhöhen. Einigen Menschen hilft das Einnehmen von Verdauungsenzymen oder Gallensalzen, um die Enzyme zu ersetzen, die ihre Gallenblase sonst zur Verfügung stellen würde.

Nebenbei bemerkt meint Nora Gedgaudas, Expertin für kohlenhydratarme, fettreiche, ketogene Ernährungsformen, dass ein zugrundeliegendes oder vorher bestehendes Problem mit der Gallenblase wegen ihrer Rolle bei der Fettverdauung auf dem Weg zur Keto-Adaption einen Stolperstein darstellen kann. Diese Probleme in den Griff zu bekommen, ist für das Erleben des maximalen Potenzials der ernährungsbedingten Ketose unerlässlich. Es kann durchaus möglich sein, mit einem Gesundheitsfachmann zusammen an der Wiederherstellung der Gallenblasenfunktion zu arbeiten, anstatt sie entfernen zu lassen.

Gedgaudas erklärt, dass das Entfernen der Gallenblase nicht notwendigerweise das zugrunde liegende Problem löst. »Das Herausnehmen der Gallenblase ›heilt‹ Sie nicht – es verdeckt nur die Symptome«, sagt sie. Häufige Ursachen von Gallenblasenproblemen sind Schilddrüsenprobleme und verschiedene Verdauungsstörungen. Außerdem können Sie besonders anfällig für Probleme mit der Gallenblase sein, wenn Sie sich sehr fettarm, vegetarisch oder vegan ernährt haben. Gedgaudas erklärt: »Wird sie nicht genutzt, können Sie sie verlieren.« Beheben Sie sämtliche Probleme mit der Gallenblase, bevor Sie eine fettreiche, ketogene Ernährung ausprobieren.

Ich bin Vegetarier. Wie kann ich mich ketogen ernähren, ohne Fleisch zu essen?

Eine ketogene Ernährung ist zwar mit Sicherheit einfacher, wenn Sie Fleisch essen, aber es ist für Vegetarier nicht unmöglich, die Vorteile der Ketose zu erleben. Wenn Sie sich im Rahmen einer ovo-lacto-vegetarischen Ernährung den Verzehr von Eiern erlauben, sind diese eine ausgezeichnete Quelle von Fett und mäßig Eiweiß, insbesondere wenn sie in köstlichem Kokosöl gebraten werden. Grüne Blattsalate mit Avocado, einem Spritzer Zitronensaft und Olivenöl können ein ausgezeichnetes Mittag- oder Abendessen sein. Außerdem bieten Nüsse Ihnen viele kohlenhydratarme, fettreiche Alternativen, darunter Macadamianüsse, Mandeln und Walnüsse. Ja, für Sie als Vegetarier kann es eine größere Herausforderung sein, in die Ketose zu kommen (und noch größer, wenn Sie sich vegan ernähren). Aber es ist nicht unmöglich, wenn Sie viele gesunde, pflanzliche Fette und nicht zu viele Kohlenhydrate oder Eiweiß essen.

Dr. Eric Westman
Sind Menschen Pflanzenfresser, Fleischfresser oder Allesfresser? Es gibt viele
Diskussionen darüber, ob Menschen überwiegend Vegetarier oder Fleischfresser
»sein sollten«, oder ob wir einfach »Nahrung essen sollten, nicht zu viel,
überwiegend Pflanzen«, wie Michael Pollan vorschlägt. Ich finde, die Frage
ist falsch gestellt. Eine bessere Frage wäre: »Was sind die gesundheitlichen
Konsequenzen, auf eine bestimmte Art und Weise zu essen? Wenn ich Vegetarier
oder Fleischfresser bin, wie sieht meine Gesundheit heute aus und wie wird
sie in der Zukunft vermutlich sein?« (Ist die Ketose Ihr Ziel, sollten Sie jedoch
darüber nachdenken, ein Fleischfresser zu werden – es ist schwierig, mit einer
vegetarischen Ernährung in die Ketose zu gelangen.)

Was, wenn ich nur die gesundheitlichen Vorteile der Ketose haben möchte, nicht aber den Gewichtsverlust?

Der menschliche Körper ist ein außerordentlicher Apparat, der trotz der von uns an ihn gestellten Anforderungen ziemlich effizient funktioniert. Ja, eine ketogene Ernährung ist für Menschen, die einiges an zusätzlichem Körperfett mit sich herumtragen, sehr effektiv zum Abnehmen. Was aber ist mit dünnen Menschen, die nur die gesundheitlichen Vorteile der Ketose erfahren möchten? Wie können sie das erreichen, ohne sich in Luft aufzulösen?

Ernährungsexpertin Nora Gedgaudas sagt, dass »sich Ihr Gewicht normalisieren kann«, wenn Sie damit anfangen, eine kohlenhydratarme, fettreiche, ketogene Ernährung mit mäßig Eiweiß zu essen. Da sie kein Ernährungsplan zum Abnehmen, sondern vielmehr für erheblich verbesserte Gesundheit ist, sollten Sie keine Bedenken haben, diese Art zu essen selbst auszuprobieren. Gedgaudas warnt jedoch, dass Sie zu Malabsorption oder endokrinen Störungen (wie autoimmunen Schilddrüsenproblemen) neigen könnten, wenn Sie in der Ketose untergewichtig sind oder sich eine unerwünschte Gewichtsabnahme einstellt – ist das der Fall, sollten Sie das zugrunde liegende Problem beheben, bevor Sie damit beginnen, wieder ein gesundes Gewicht zu erreichen. Fangen Sie damit an, sich einen Gesundheitsexperten zu suchen, der sich mit der Ketose auskennt.

Wenn Sie sich ketogen ernähren und Ihr Körper etwas an Gewicht verlieren muss, dann wird er das tun. Sind Sie jedoch schlank und beginnen damit, eine kohlenhydratarme, fettreiche, ketogene Ernährung mit mäßig Eiweiß zu essen, gehen Sie nicht davon aus, dass Sie abnehmen werden – Sie haben nichts abzunehmen. Wenn Sie sich aber über einen Gewichtsverlust Gedanken machen, sollten Sie überlegen, kleine Mengen an Süßkartoffeln oder weißem Reis zuzuführen, solange dies nicht Ihren Blutzucker erhöht oder Ihren Ketonspiegel senkt.

Eine ketogene Ernährung ist nicht wie der Fluch im Horror-Klassiker *Der Fluch* von Stephen King – Sie werden sich nicht einfach in Luft auflösen.

Dr. Eric Westman
Die ketogene Ernährung ist keine Diät zur Gewichtsreduktion – sie ist eine Ernährung zur Fettverbrennung. Wenn Sie überschüssige Fettspeicher haben, wird der Körper sie aufbrauchen. Wenn Sie keine überschüssigen Fettspeicher haben, nutzt Ihr Körper das von Ihnen gegessene Fett als Treibstoff und wird Sie wissen lassen, wenn Sie mehr Fett essen müssen, indem er Sie hungrig macht.

Jedes Mal wenn ich eine ketogene Ernährung anfange, fühle ich mich mies. Warum funktioniert sie bei mir nicht?

EXPERTENWISSEN – KURZ UND KLAR Die meisten meiner Klienten kommen mit irgendeinem gesundheitlichen Problem zu mir, das ihren Fortschritt blockiert. Sie haben üblicherweise mit wenig Energie, Stoffwechselbeeinträchtigungen, zu viel Körperfett, Stress, Darmproblemen, Schlafstörungen, Nahrungsmittelproblemen, Frust beim Sport und aus dem Lot geratenen Hormonen zu kämpfen, und die gefürchteten Arztbesuche mit bedrohlichen Testergebnissen lassen sie vor Angst verrückt werden. Im Ergebnis kämpfen diese armen Menschen damit, in den Ketosezustand zu kommen. Der Körper wird nicht funktionieren, wenn die zugrunde liegenden Probleme nicht behoben sind!

Stephanie Person

Das hört sich an, als wären Sie nie vollständig keto-adaptiert gewesen. Wie wir schon früher erklärt haben, sollten die Symptome der »Keto-Grippe« nicht länger als ein paar Wochen anhalten. Überprüfen Sie Ihren Ketonspiegel und stellen Sie sicher, dass Sie ausreichend Ketonkörper produzieren, um den therapeutischen Nutzen zu erzielen. Dann seien Sie weiter geduldig, während Ihr Körper sich vom Zuckerverbrenner in eine effiziente Fettverbrennungsmaschine verwandelt.

Es ist auch möglich, dass Sie nicht ausreichend Salz über Ihre Ernährung zuführen. Die Low-Carb-Forscher Dr. Stephen Phinney und Dr. Jeff Volek schätzen, dass die meisten Menschen täglich fünf bis sieben Gramm Salz benötigen, wenn sie sich an eine ketogene Ernährung halten.

Ich habe tolle Blutketonwerte, aber ich nehme nicht ab. Weshalb?

EXPERTENWISSEN – KURZ UND KLAR   Der Ketonspiegel im Kreislauf spiegelt nicht genau den Grad oder das Tempo des Gewichtsverlusts wider. Das bloße Vorhandensein von Ketonkörpern und ein Energiedefizit, nicht aber die Tiefe der Ketose per se scheinen die Hauptbeschleuniger eines Gewichtsverlusts zu sein.

Dr. Bill Lagakos

Diese häufige Frage trifft den Kern einer wichtigen Lektion über die Ketose. Ja, eine der großartigen Nebenwirkungen einer ketogenen Ernährung ist tatsächlich ein Gewichtsverlust. Aber die Produktion einer ausreichenden Menge an Blutketonen bedeutet nicht automatisch, dass Sie schnell abnehmen. Ich weiß, dass das für Menschen entmutigend sein kann, die Keto für diesen Zweck verwenden, aber es gibt trotz wenig oder keiner Bewegung auf der Waage viele andere Gründe, dabeizubleiben: weniger Hunger und Gelüste, stabiler Blutzucker, niedrigerer Blutdruck, besserer Schlaf, mehr Energie, mentale Klarheit und vieles mehr.

Vielleicht müssen Sie Ihre Ernährung anpassen, indem Sie mehr Fett hinzufügen und sicherstellen, dass Kohlenhydrate und Eiweiß so sind, wie sie für Sie sein sollten. Darüber hinaus sollten Sie wissen, dass das Abnehmen (und genauer der Fettverlust) eine äußerst komplexe Sache ist. Ja, eine ketogene Ernährung gibt Ihnen im Kampf gegen den Bauch eine echte Chance. Für manche Menschen kann es ein harter Weg sein, aber langfristig gesehen ist es das wert.

Dr. Zeeshan Arain, der Allgemeinmediziner aus South Yarra, Victoria, hält sich selbst an eine ketogene Ernährung und empfiehlt sie seinen Patienten. Er merkt an, dass es ein verbreiteter Irrglaube ist, dass höhere Blutketonwerte (β-Hydroxybutyrat) automatisch zu einem Gewichtsverlust führen.

Er erklärt, dass es möglich ist, Ketonkörper auf drei verschiedene Arten zu produzieren: durch alleinige Fettverbrennung, durch die alleinige Verbrennung von gespeichertem Körperfett oder durch eine Kombination aus beidem. Der Trick beim Abnehmen ist, wenigstens etwas des in Ihrem Körper gespeicherten Fetts zu verbrennen. Die beste Möglichkeit, das zu überprüfen, ist, Ihre Ketonwerte so oft wie möglich zu messen, um sicherzustellen, dass Sie mit Ihrer ketogenen Ernährung auf dem richtigen Weg sind, besonders wenn sich etwas in Ihrem Tagesablauf geändert hat, beispielsweise die Menge der Nahrungszufuhr oder die von Sport oder Stress. Denken Sie jedoch daran, dass höhere Ketonwerte nicht bedeuten, dass sich das Abnehmen automatisch einstellt.

Dr. Arain sagt: »Sich zu sehr auf die Zahlen zu fokussieren, kann wegen der erzeugten Angst kontraproduktiv für das Abnehmen sein.« Konzentrieren Sie sich stattdessen darauf, die Dinge zu tun, die Sie zum Abnehmen tun müssen, einschließlich sich wegen Ihrer Bemühungen gut zu fühlen, einen hohen Grad an Energie aufrechtzuerhalten und den Stress in Ihrem Leben so gering wie möglich zu halten. Diese Dinge werden mehr für Sie tun, als wenn Sie sich ständig über den Stand Ihres Ketonspiegels Gedanken machen.

Lassen Sie sich dadurch ermutigen, dass Sie früher oder später erfolgreich sein werden. Und vergessen Sie nicht, dass es gut sein kann, dass Ihre Kleidung anfängt, Ihnen besser zu passen, obwohl die Waage keinen Gewichtsverlust anzeigt. Und das ist immer eine gute Sache.

Warum dürfen andere mehr Kohlenhydrate und Eiweiß essen als ich? Das ist einfach unfair.

EXPERTENWISSEN – KURZ UND KLAR Die Ketose verfügt, wie die meisten Dinge in der Ernährungswissenschaft, über ein unglaubliches Spektrum an individueller Variabilität. Ist die Person übergewichtig und hat eine Insulinresistenz oder Diabetes? Wie sind Alter und Geschlecht der sich ketogen ernährenden Person? Leidet die Person an Epilepsie oder einer chronischen neurologischen Störung? Vielleicht ist der Patient ein Ausdauersportler, der einfach nach einer effizienteren Strategie zur Energieversorgung sucht. Hat man diese Informationen, ist es einfacher, den Grad an Makronährstoffen zu bestimmen, der ausreicht, um der Person dabei zu helfen, in den Zustand der ernährungsbedingten Ketose zu gelangen.

Dr. Zeeshan Arain

Wir vergleichen uns gern mit unseren Freunden, Familienmitgliedern und Kollegen, oder? Ich denke, dass das menschlich ist, aber wir steuern unweigerlich auf eine Enttäuschung und Entmutigung zu, wenn wir erwarten, dass es für uns genauso funktioniert, wenn wir das essen, was andere essen. Unsere Botschaft, die wir laut und deutlich verbreiten wollen, ist: Wir sind alle verschieden und haben einzigartige Stoffwechselbedürfnisse, die von unseren genetischen Voraussetzungen, unserer Umwelt und anderen Faktoren abhängen. Wir sind keine Roboter mit einem eingebauten Programm, das bei jedem das gleiche Ergebnis produziert. Wir sind einzigartige Schneeflocken, und es ist eine unglaublich weite Bandbreite an Variablen daran beteiligt, dass unsere Körper so arbeiten, wie sie es tun. Manche Menschen dürfen weniger Kohlenhydrate und Eiweiß verzehren als andere. Das ist in Ordnung. So haben sich unsere Körper entwickelt, und wir müssen die Situation akzeptieren, in der wir uns gerade befinden.

Die gute Nachricht ist, dass Sie sich – egal wie geschädigt Ihr Stoffwechsel ist – dennoch in der fantastischen Position befinden, Ihre Gesundheit zu optimieren und Ihren Körper effizient mit Ketonkörpern zu versorgen. Auch wenn ich nicht mehr als 30 Gramm Kohlenhydrate und 100 Gramm Eiweiß täglich essen kann, hält mich das nicht davon ab, die Dinge zu tun, die ich tun muss, um gesund zu bleiben. Wer weiß – vielleicht kann ich im Laufe der Zeit mehr Kohlenhydrate und Eiweiß hinzufügen, wenn mein Körper sich von dem jahrzehntelangen Schaden erholt hat, den ich ihm mit dem Essen der amerikanischen Standardernährung zugefügt habe. Und das gilt auch für Sie.

Dr. Eric Westman
Manchmal können die Zahlen auf der Waage irreführend sein. Ihr Gesamtgewicht ist eine Mischung aus Körperfett, magerer Muskelmasse und Wasser. In unserer Klinik unterscheidet eine besondere Waage zwischen Fettgewicht und Wassergewicht, und wenn sich das Gesamtgewicht nicht verändert hat, können wir häufig sehen, dass das Fettgewicht gesunken ist (was gut ist), während das Wassergewicht gestiegen ist (nicht so gut). Wenn das Wassergewicht stark ansteigt, könnte ein Arzt für Adipositasmedizin wie ich ein Diuretikum verschreiben, um den Abbau des überschüssigen Wassergewichts zu unterstützen.

Warum muss ich bei einer ketogenen Ernährung mehr Fett essen, obwohl ich an meinem Körper sehr viel Fett habe, das als Treibstoff verbrannt werden kann?

EXPERTENWISSEN – KURZ UND KLAR Eine Insulinresistenz erhöht den Glucose- und Insulinspiegel und schließt das Fett innerhalb der Fettzellen ein, weshalb es nicht für Energie freigesetzt werden kann. Menschen mit einer Insulinresistenz haben bereits überschüssiges Körperfett, und aufgrund ihres hohen Insulinspiegels ist das Fett nicht ohne Weiteres für die Energieproduktion verfügbar. Das zwingt den Körper und das Gehirn dazu, fast ausschließlich auf Glucose für Energie zurückzugreifen, was ganz klar kein gesunder Stoffwechselzustand ist. Stellen Sie sich vor, Ihr Körper und Gehirn wären von einem Stück Cremetorte abhängig – kein schönes Bild von einem Stoffwechsel!

Dr. Bill Wilson

Besonders für übergewichtige oder fettleibige Menschen hört es sich vielleicht merkwürdig an, dass sie Fett essen müssen, um Fett zu verbrennen.

Das liegt am Zweck des Fettverzehrs. Die Fette in der Ernährung füllen die entstehende Lücke, wenn Sie Kohlenhydrate und Eiweiß einschränken. Diese Fette helfen dabei, Sie zu sättigen und den Prozess der Ketonkörperproduktion in Gang zu setzen. Sobald Sie in der Ketose sind, werden Sie nicht nur das Fett aus der Ernährung, sondern auch das gespeicherte Körperfett als Treibstoff verbrennen.

Manche Menschen glauben fälschlicherweise, dass sie ihre Fettzufuhr stark reduzieren müssen, um mehr Körperfett zu verbrennen. Das wäre jedoch kontraproduktiv dem gegenüber, was Sie mit Ihrem ketogenen Lebensstil erreichen wollen. Sie wären hungriger und leichter reizbar, würden starke Gelüste verspüren (überwiegend nach Kohlenhydraten) und wären wahrscheinlich so frustriert, dass Sie einfach aufgeben würden. Das durchzumachen ist es nicht wert, wenn Sie einfach nur mehr Fett in Ihre Ernährung aufnehmen müssen, damit Sie Körperfett verlieren.

Denken Sie daran, dass es sinnvoll ist, Fett zu essen, wenn Ihr Körper eine Fettverbrennungsmaschine ist!

Ich bin eine sich den Wechseljahren nähernde Frau. Kann die Ketose ohne Medikamente meine Hormone wieder ins Gleichgewicht bringen?

Liebe Frauen, die Sie mit der Frustration durch Hormone zu kämpfen haben, die außer Rand und Band geraten sind – seien Sie guten Mutes. Eine ketogene Ernährung ist eine unglaublich wirksame Weise, die Hormone wieder auszugleichen und unter Kontrolle zu bringen. Es mag zwar nicht über Nacht geschehen und die vollständige Heilung mag abhängig von Ihrer persönlichen Situation etwas Zeit erfordern; vielleicht müssen Sie auch einen Arzt zu Rate ziehen, der Ihnen bei diesen Problemen helfen kann. Aber der Verzehr einer kohlenhydratarmen, fettreichen Ernährung mit mäßig Eiweiß kann tatsächlich eine kraftvolle Art und Weise sein, um die Menopause ohne Medikamente wie die Hormonersatztherapie zu bewältigen.

Die Atkins-Krankenschwester Jacqueline Eberstein hatte selbst während der unvermeidbaren Veränderungen in der Menopause damit zu kämpfen, ihr Gewicht zu kontrollieren und die Hormone zu stabilisieren. Eberstein beschreibt es als »Aha-Erlebnis« und stellte fest, dass sie ihre Kohlenhydratzufuhr auf nur etwa 20 Gramm pro Tag herunterfahren musste und auch das nur »eben für die Ketose ausreichte«. Nach der Menopause ist es schwieriger, in der Ketose zu bleiben, und es kann sein, dass Sie wieder Hunger, Gelüste und andere hormoninduzierte Symptome bemerken.

Eberstein sagt, dass all das für ältere Frauen, die sich verzweifelt wieder »normal« fühlen wollen, sehr entmutigend sein kann, aber dass Sie sich in der besten gesundheitlichen Position befinden werden, wenn Sie innerhalb Ihrer persönlichen Kohlenhydrattoleranz und der Eiweißgrenze bleiben und reichlich gesunde gesättigte und einfach ungesättigte Fette essen. Sie selbst benötigte mehrere Jahre mit »harter Arbeit und dem Erstellen einer Kur mit bioidentischen Hormonen« und einer ketogenen Ernährung, um an den Punkt zu gelangen, an dem sie vor der Menopause war. Wenig Kohlenhydrate und viel Fett haben Eberstein dabei geholfen, kein Gewicht mehr zuzunehmen und ihr Gewicht letztendlich wieder unter Kontrolle zu bekommen. Heute verzehrt sie 20 bis 30 Gramm Kohlenhydrate täglich, weil das alles ist, was sie tolerieren kann. »Aber die Alternative ist nicht akzeptabel«, sagt Eberstein. »Damit kann ich glücklich leben.«

Diese Liste umfasst bei Weitem nicht alle Fragen, die Sie vermutlich zu ketogenen Ernährungsformen haben, aber wir haben unser Bestes gegeben, um einige der häufigsten Fragen hier zu beantworten. Sollten Sie eine bestimmte Frage zur ketogenen

Ernährung haben, die hier nicht behandelt wurde, schreiben Sie uns gern eine E-Mail: *livinlowcarbman@charter.net*. Wir werden versuchen, eine Antwort für Sie zu finden.

Im nächsten Kapitel lesen Sie acht inspirierende Erfolgsgeschichten von Menschen, die ihrem Leben mit einer ketogenen Ernährung eine Wende geben konnten. Wenn Sie einen leichten Tritt in den Hintern brauchen, um in Bewegung zu kommen, ist dies genau das richtige Kapitel.

Keto in Kürze

→ **Die Ketose ist einfach der Zustand, in dem Fett als Treibstoff verbrannt wird.**

→ **Alle für Sie notwendigen Ballaststoffe erhalten Sie aus nicht stärkehaltigem und grünem Blattgemüse.**

→ **Mit den richtigen Strategien ist Verstopfung bei einer ketogenen Ernährung kein Thema.**

→ **Manchen Menschen geht es besser, wenn sie abwechselnd in die Ketose kommen und sie beenden, manchen nicht.**

→ **Ein ausgewogener Elektrolythaushalt beugt am Anfang einer ketogenen Ernährung Muskelkrämpfen vor.**

→ **Nahrungsergänzungsmittel können bei einer ketogenen Ernährung die maximale Nährstoffzufuhr sicherstellen.**

→ **MCT-Öl erhöht vorübergehend die Blutketone; es ist jedoch besser, sie durch die Ernährung zu erhöhen.**

→ **Eine ketogene Ernährung hat keine negativen Auswirkungen auf Ihre Darmflora.**

→ **Koffein kann den Blutzuckerspiegel erhöhen, was Ihre Ketone verringern kann.**

→ **Der Verzehr von Milchprodukten kann für manche Menschen problematisch sein, andere können sie jedoch reichlich essen.**

→ **Erste Veränderungen aufgrund einer ketogenen Ernährung sollten sich innerhalb weniger Tage einstellen.**

→ **Es gibt keine Belege, die die langfristige Sicherheit der ernährungsbedingten Ketose in Frage stellen.**

→ **Den meisten Typ-1-Diabetikern geht es in der Ketose gut, aber einige sollten wegen der Ketoazidose vorsichtig sein.**

→ Bei einer ketogenen Ernährung haben Kalorien keine Bedeutung, solange Sie nur bis zur Sättigung essen.

→ Alle Nebenwirkungen einer Ketose sind vorübergehend und sollten innerhalb weniger Wochen abklingen.

→ Wenn Sie ketogen werden, geben Ihre Nieren Flüssigkeit ab, was häufige Toilettenbesuche zur Folge hat.

→ Der Keto-Atem kann anfänglich auftreten, wenn Sie sich kohlenhydratarm und fettreich ernähren, er verschwindet jedoch wieder.

→ Die Menstruation kann zeitweise dafür sorgen, dass sich die Ketonwerte verringern.

→ Wenn Sie aus der Ketose kommen, machen Sie einfach wieder das, was Sie getan haben, um in die Ketose zu gelangen.

→ Beim Verfolgen einer ketogenen Ernährung ist Sport nicht nur möglich, sondern förderlich.

→ Achten Sie bei künstlichen Süßstoffen auf Maltodextrin; wählen Sie lieber Stevia.

→ Bei einer ketogenen Ernährung können bestimmte Alkoholsorten in eingeschränktem Maße getrunken werden.

→ Sie können immer noch fettreich essen, auch wenn Ihre Gallenblase entfernt worden ist.

→ Als Vegetarier ketogen zu essen ist schwierig, es sei denn, Sie essen genügend Fett.

→ Schlanke Menschen müssen sich keine Sorgen machen, bei einer ketogenen Ernährung abzunehmen.

→ Das Überwinden der Symptome der »Keto-Grippe« in der Anfangszeit der ketogenen Ernährung ist der Schlüssel zum Erfolg.

→ Abnehmen ist nicht Zweck einer ketogenen Ernährung; andere gesundheitliche Vorteile sind viel wichtiger.

→ Individuelle Änderungen bedeuten, dass Ihre ketogene Ernährung sich von der anderer Menschen unterscheidet.

→ Das Essen von Fett hilft dabei, die Flamme zur Verbrennung gespeicherten Körperfetts anzufachen.

→ Eine ketogene Ernährung in Verbindung mit Strategien zum Hormonersatz kann Ihre Hormone während und nach der Menopause ins Gleichgewicht bringen.

Kapitel 13

Acht Keto-Erfolgsgeschichten

EXPERTENWISSEN – KURZ UND KLAR Wenn Sie eine ketogene Ernährung beginnen, empfehle ich Ihnen, Ihre Ziele zu notieren und ein Tagebuch über Ihre Fortschritte zu führen. Das hilft Ihnen dabei, motiviert zu bleiben und Dinge nachzuvollziehen. Bei jeder Veränderung sind Konsequenz und Beharrlichkeit der Schlüssel zum Erfolg.

Dr. Bill Wilson

Vielleicht haben Sie dieses Buch bislang zu gleichen Teilen mit Offenheit und Skepsis gelesen und fragen sich nun, wie die Ketose im Leben echter Menschen funktionieren kann. In Kapitel 16 enthüllen wir Ihnen, was die Wissenschaft über den Ketosezustand sagt. Aber es geht nichts über den inspirierenden Bericht über ein Leben, das sich für immer zum Besseren verändert hat.

Ich habe Ihnen bereits meine eigene Transformationsgeschichte in Sachen Gewicht und Gesundheit erzählt und will Ihnen nun acht weitere Menschen vorstellen, deren Leben sich radikal verändert hat, nachdem sie damit begannen, sich an einen Plan für kohlenhydratarme, fettreiche, ketogene Ernährung mit mäßig Eiweiß zu halten. Lassen Sie sich von ihren Geschichten dazu inspirieren, es selbst auszuprobieren.

Lynne Daniel Ivey, Durham, Alter: 53

Die Diätbemühungen von Lynne begannen im zarten Alter von zehn Jahren, als sie ihr erstes Treffen von Weight Watchers besuchte. In den darauffolgenden Jahrzehnten hatte sie Probleme damit, ihr Gewicht unter Kontrolle zu halten, obwohl sie eine

Diät nach der anderen machte, und wurde jedes Mal hungriger. Sie wünschte sich verzweifelt, dünn zu werden, dünn zu bleiben und nie wieder die Qualen ständigen Hungers erleiden zu müssen.

Nachdem sie fast vier Jahrzehnte lang endlos viele »Tricks« (wie sie sie nennt) zum Abnehmen ausprobiert hatte – Kalorien zählen, fettarme Diäten, Abnehmpillen, Diät-Shakes, Proteinriegel und diese überenthusiastischen Treffen zur Unterstützung, bei denen sie Geld ließ, aber keine Gesundheit bekam –, entschied Lynne, dass es nun endlich genug sei, und zwar im September 2009, als sie »voller Angst« feststellte, dass sie bei 1,63 Metern Größe 156 Kilogramm Gewicht mit sich herumschleppte.

»Ich war mehr als entmutigt«, erzählte Lynne mir. »Ich war erschöpft von sehr viel Stress in meinem Arbeitsumfeld und zu Hause. Und ich hatte Probleme damit, die Herausforderungen zu bewältigen, die das Leben mir zuspielte.«

Eine dieser Herausforderungen war die Pflege ihrer kränkelnden Mutter, die unter Diabetes Typ 2 litt, bis sie dieser Krankheit im Alter von 74 Jahren erlag. An diesem Punkt schwor sich Lynne, etwas zu tun, um nicht das gleiche Schicksal zu erleiden, denn »das war keine schöne Art zu sterben«. Aber alle herkömmlichen Diät- und Lebensstilratschläge, die sie von Ärzten erhalten hatte – nämlich fettarm zu essen und sich mehr zu bewegen –, machten sie »hungriger, kränker und fetter« als zuvor.

»Ich war permanent erschöpft. Ich fühlte mich wie eine völlige Versagerin«, gab Lynne zu.

Im November 2009 ging Lynne zu Dr. Eric Westman, von dem sie gehört hatte, er sei bei der Bewältigung von Fettleibigkeit, Diabetes Typ 2 und anderen chronischen Krankheiten bei seinen Patienten mit einer kohlenhydratarmen, fettreichen, ketogenen Ernährung sehr erfolgreich gewesen.

Dr. Westman öffnete Lynne die Augen für die krasse Wahrheit, dass die fettarme Ernährung, an die sie sich zum Abnehmen und Gesundwerden gehalten hatte, der eigentliche Grund dafür war, weshalb sie so große Probleme hatte, ihr Gewicht unter Kontrolle zu bekommen, und dass diese Ernährungsweise sie ironischerweise zu denselben Gesundheitsproblemen führen würde, unter denen sie ihre Mutter hatte leiden sehen. Mehr brauchte es nicht, um sie zu motivieren, eine ketogene Ernährung auszuprobieren. Durch die Aufnahme von 1.600 Kalorien, die sich aus 90 Prozent Fett, 8 Prozent Eiweiß und nur 2 Prozent Kohlenhydraten zusammensetzten, nahm Lynne insgesamt 90 Kilogramm ab. Noch wichtiger ist, dass sie seit über vier Jahren nicht wieder zugenommen hat.

»Ich bin im dauerhaften Zustand optimaler Ketose aufgelebt – aufgeblüht!«, erklärt sie. »Dank Dr. Westman habe ich gelernt, eine gut ausgearbeitete ketogene Ernährung mit köstlichen, frischen Nahrungsmitteln, die reich an guten Fetten, mit wenig Eiweiß und sehr, sehr wenig Kohlenhydraten sind, zu genießen.«

Nach Jahren des Kampfes mit ständigem Hunger bei jeder Diät, die sie ausprobierte, ist Hunger nun kein Thema mehr für Lynne: Sie isst nur noch eine Mahlzeit pro Tag und ist »begeistert vom intermittierenden Fasten«. Das hat ihren Nüchternblutzucker runter auf 70 gebracht, mit regelmäßigen Ketonwerten zwischen 1,8 und 4,0 mmol/l. Ihr Energielevel ist auf einem Höhenflug, und jedes messbare Zeichen ihrer Gesundheit ist spektakulär, einschließlich normalem Blutdruck und hervorragender Cholesterin-Werte.

»Für diejenigen, die die Mechanismen hinter einer ketogenen Ernährung und der ernährungsbedingten Ketose nicht verstehen, sind diese Veränderungen in meiner Gesundheit kaum zu glauben. Aber sie sind wahr«, bemerkt Lynne.

Lynne isst viel Kokosöl, Olivenöl, Butter, Konditorsahne, Frischkäse, Hartkäse, ganze Eier und manchmal ein paar Macadamianüsse. Eiweiß ist auf kleine Portionen begrenzt; sie erklärt, dass sie es bei ihren fettreichen Mahlzeiten wie ein Gewürz einsetzt. In Sachen Gemüse ist sie ab und zu ein paar nichtstärkehaltige Sorten wie Kopfsalat, Grünkohl, Spinat, Zwiebeln, Tomaten, grüne Bohnen, Kürbis, Zucchini, Brokkoli und Paprika.

»Ich lebe so gesund wie noch nie in meinem Leben, und meine gesündesten Jahre liegen noch vor mir«, sagt Lynne. »Wenn man die richtige Ernährung für sich findet, ist Heilung tatsächlich möglich.«

Und die von Lynne geschilderten Ergebnisse zeigen, dass eine kohlenhydratarme, fettreiche, ketogene Ernährung mit mäßig Eiweiß offensichtlich das Richtige für sie ist.

EXPERTENWISSEN – KURZ UND KLAR Meine Großmutter sagte immer, wenn die Du-weißt-schon-was am Dampfen ist, ist es um Himmels Willen an der Zeit, etwas zu verändern und zu sehen, ob die Dinge besser werden. Erwarten Sie keine anderen Ergebnisse, wenn Sie weiterhin dasselbe tun. Meiner Meinung nach wäre eine ketogene Ernährung für viele Menschen mit chronischen Gesundheitsproblemen eine gute Wahl.

Dr. Bill Wilson

Freda Mooncotch, Chicago, Alter: 40

Freda sagt, dass die ketogene Ernährung ihr »das Leben zurückgegeben« hat, nachdem sie unter einer Nebennierenschwäche litt, weger der sie 18 Monate lang die meiste Zeit schlief. Ende 2012 kämpfte sie weiterhin mit Energielosigkeit und Erschöpfung, als sie über die ketogene Ernährung stolperte. Sofort begann sie damit, mehr Fett in Form von Rohsahne und -milch in ihre Ernährung aufzunehmen. Als Freda bemerkte, dass ihre Energie zurückkehrte und sie eine größere mentale Klarheit und ein besseres Gedächtnis als je zuvor hatte, wurde ihr klar, dass sie etwas Besonderes entdeckt hatte, was sie möglicherweise wieder auf die richtige Gesundheitsspur bringen konnte. Im Juni 2013 begann Freda bewusst mit einer kohlenhydratarmen, fettreichen, ketogenen Ernährung mit mäßig Eiweiß. Innerhalb eines Monats stellte sie Blutketone oberhalb von 5,0 mmol/l fest. Was als einfaches Experiment begonnen hatte, um zu sehen, was passieren würde, ist nun für Freda »zur Lebensweise« geworden. Aufgrund der gesteigerten Energie durch die ernährungsbedingte Ketose war sie dazu in der Lage, wieder zur Schule zu gehen und einen Abschluss in Ernährung und Bewegungswissenschaft zu machen.

»Wieder zur Schule gehen zu können war vor der ernährungsbedingten Ketose nur ein Traum«, erklärt Freda. »Jetzt ist es Wirklichkeit, und ich werde nie wieder zu meiner früheren Art des Essens zurückkehren.«

Sie gibt zu, dass es Zeiten gibt, in denen sie die Ketose verlässt, und dass sie dann »die Veränderung fühlen« kann.

»Das ist wie Tag und Nacht«, sagt Freda. »Von Bradley Cooper in *Ohne Limit* verwandele ich mich in Leonard aus *Zeit des Erwachens*, wenn die ersehnte Heilung ihre Wirkung verliert und er bemerkt, dass es für ihn keine Chance gibt, sein Leben zu leben. Das macht mich verrückt vor Angst.«

Jetzt, so erklärt Freda, macht ihr der ketogene Zustand die Schwierigkeiten bewusster, die viele Menschen dabei haben, ihre Ernährung unter Kontrolle zu bekommen.

»Sie sind fast wie Leonard und wollen einfach ihre Energie zurückhaben«, bemerkt sie. »Die ernährungsbedingte Ketose hat mir nur Vorteile gebracht und mir wirklich dabei geholfen, mit Leichtigkeit die beste Version meiner selbst zu werden.«

Energetisierter und motivierter als je zuvor hilft Freda jetzt anderen in Coaching-Sitzungen dabei, mit ketogener Ernährung ihr Leben zurückzubekommen.

Peggy Holloway, Omaha, Alter: 61

Peggy sagt, sie sei »der lebende Beweis dafür, dass eine ketogene Ernährung funktioniert«, und sie hat gesehen, wie fast jeder in ihrer Familie mit diesem Ernährungsansatz seine »Gesundheitsprobleme umkehren konnte«. Peggy selbst war 1999 nach Jahren einer kalorienarmen, fettarmen Ernährung am Rande eines Diabetes und musste zusehen, wie ihre Schwester an Gewicht zunahm und einen Diabetes Typ 2 entwickelte, obwohl sie all das tat, was sie für das Richtige hielt.

»Ich verbrachte mein Erwachsenenleben mit Diäthalten nach dem vorherrschenden Wissen, um das schreckliche Schicksal zu vermeiden, das meinen Großvater und meinen Vater im Alter ereilte, die beide schließlich aufgrund von Komplikationen durch eine schwere Insulinresistenz starben«, sagt sie.

Nachdem sie gesehen hatte, wie ihre Schwester unter Verdauungsproblemen, schwankendem Energielevel, Benommenheit und der Unfähigkeit litt, ohne zu hungern abzunehmen, begann Peggy mit der Suche nach Alternativen zu den Ernährungsratschlägen, die sie ihr ganzes Leben lang erhalten hatte. Sie stieß auf die Arbeit von Dr. Robert Atkins und hält ihn heute für einen Helden, weil »er mich zu dem Verständnis geführt hat, dass die Krux aller Gesundheitsprobleme in meiner Familie Insulinresistenz und Kohlenhydratunverträglichkeit waren«. Interessanterweise entdeckte ihr Bruder zeitgleich die kohlenhydratarme, fettreiche Ernährung, die ihm dabei half, sein chronisches Erschöpfungssyndrom zu bewältigen.

Durch den Wechsel zu einer auf vollwertigen Nahrungsmitteln basierenden ketogenen Ernährung gelang es Peggy, Magen-Darm-Beschwerden, Benommenheit und Dysregulationen des Blutzuckers zu überwinden und gleichzeitig seit gut über einem Jahrzehnt ein gesundes Gewicht zu halten. Ihr Partner Dr. Ken Peters, ein 72 Jahre alter Hausarzt im Ruhestand, unterstützte Peggys Bemühungen, verfolgte aber weiterhin bis 2011 die amerikanische Standardernährung, bis er bemerkte, dass er »hartnäckiges Bauchfett« nicht mehr loswurde, weil es nicht mehr auf Kalorieneinschränkung und mehr Bewegung reagierte. Durch das kohlenhydratarme Essen nahm er innerhalb von drei Monaten 13 Kilogramm ab, versuchte aber, vor dem Radrennen »Ride Across Nebraska« zum Carbo-Loading zurückzukehren. Er bekam einen »Hungerast«, hatte keine Energie und stellte fest, dass er mehr tun musste.

An diesem Punkt begann er zuzuhören, was Peggy ihm über die Vorteile der Ketose für die Ausdauerleistung erzählte, worüber sie im Buch *The Art and Science of Low Carbohydrate Performance* von Dr. Stephen Phinney und Dr. Jeff Volek gelesen hatte. Er fing an, sich ketogen zu ernähren, und ist »nun komplett konvertiert«.

»Die beste Nebenwirkung unseres ketogenen Lebensstils ist die Verbesserung, die wir bei unseren sportlichen Leistungen erlebt haben und die für uns fast wie ein Wunder ist«, sagt Peggy.

Durch den Verzehr von mehr Fett in Form von Eigelb und Schweinebauch sowie Butter und Kokosöl in ihrem Kaffee (eine Idee, die als »Bullet-proof Coffee« bekannt ist und vom Online-Gesundheitsunternehmer und Paläo-Podcaster Dave Asprey populär gemacht wurde), waren Peggy und ihr Partner dazu in der Lage, mehrere Radrennen über Langstrecken mit reichlich Energie und ohne kohlenhydratbasierte Snacks als Treibstoff zu absolvieren. Peggy war wirklich überrascht, wie viel Energie sie nach den Rennen noch hatten und dass sie keinen Muskelkater bekamen, der normalerweise bei ihnen auf ein Langstreckenrennen folgte. Und das, obwohl die beiden auch nicht mehr die Jüngsten sind – was diese Leistung noch erstaunlicher macht.

»Wir sind 61 beziehungsweise 72 Jahre alt; seit Jahren ist keiner von uns wegen eines medizinischen Problems zum Arzt gegangen, und wir nehmen keine Medikamente gegen chronische Erkrankungen«, erklärt Peggy. »Wir freuen uns natürlich sehr darüber, unsere Erfahrungen mit anderen zu teilen, weil wir möchten, dass jeder, der unter den üblichen Ratschlägen, fettarm und kalorienarm zu essen, leidet, das erlebt, was wir erlebt haben. Und wir haben die Wissenschaft auf unserer Seite, die das untermauert!«

EXPERTENWISSEN – KURZ UND KLAR   Ich verstehe nicht, warum es schlecht sein oder negative Auswirkungen auf den Stoffwechsel haben soll, Nahrungsmittel mit zusätzlichem Zucker und raffinierte und stark verarbeitete Nahrungsmittel wegzulassen und sie mit natürlichen Fetten, einer Vielzahl an Eiweißen, Gemüsen mit geringer glykämischer Last und Obst zu ersetzen. Dafür habe ich keine Beweise gesehen. Es ergibt keinen Sinn. Das ist genau das, was die Menschen schon immer gegessen haben.

Jackie Eberstein

Dane DeValcourt, Lafayette, Alter: 40

Danes ketogene Erfolgsgeschichte enthält einen enormen Gewichtsverlust, aber außerdem (vielleicht noch wichtiger) eine unglaubliche Kehrtwende bei einer seltenen Krankheit, mit der er sein Leben lang gelebt hatte. Im Januar 2013 wog Dane mit 39 Jahren 132 Kilogramm und wusste, dass er etwas unternehmen musste, damit er für seine kleine Tochter da sein konnte. Gleichzeitig litt er unter Morbus McArdle, einer sehr seltenen Stoffwechselerkrankung. Sie ist auch als Glykogen-speicherkrankheit Typ V bekannt und hindert die Muskeln daran, für Energie die Glykogenspeicher anzuzapfen. Das führt zu starker Erschöpfung, Muskelkrämpfen und dem Einsetzen von Muskelkater bei nahezu jeder Aktivität. Es ist eine sehr schmerzhafte Erkrankung, die bei Dane auch zu einer Degeneration der Rücken-wirbel führte und einen chirurgischen Eingriff am Nacken erforderlich machte.

Im Februar 2013 setzte sich Dane selbst das Ziel, auf 113 Kilogramm abzuspe-cken. Nachdem er nach einem Monat mit Essen, das nach üblichen Ernährungs-maßstäben als gesund galt (eine fettarme, kohlenhydratreiche, kalorienreduzierte Diät), keinen Erfolg sah, schlug ihm ein im medizinischen Bereich arbeitender Freund vor, er solle einen kohlenhydratarmen, fettreichen, ketogenen Ernährungs-ansatz ausprobieren. Die Ergebnisse stellten sich fast unmittelbar ein: Als er von Reis und Brot zu Steak und Frühstücksspeck wechselte, begannen die Pfunde zu purzeln. Außerdem steigerte sich Danes Energie, und er fing sogar damit an, Sport zu treiben, auch wenn Morbus McArdle dies sonst zu einer Qual machte. Nach nur zehn Monaten hatte er insgesamt 50 Kilogramm abgenommen. Noch wichtiger war jedoch, dass Dane teilweise dazu in der Lage war, die Muskelschmerzen und die Schwäche durch Morbus McArdle zu überwinden.

»Ketogen zu sein hat mir den Umgang mit Morbus McArdle erleichtert, denn meine Muskeln werden nun durch das Fett mit Treibstoff versorgt, das ich esse«, erklärt er. Heute isst Dane das, was er als eine sehr kohlenhydratarme, fettreiche Pa-läo-Ernährung voller echter Nahrungsmittel wie die, die unsere Jäger-und-Samm-ler-Vorfahren aßen, bezeichnet. Die radikalen Veränderungen, die er in seinem Le-ben einfach durch Umsetzung des Prinzips der Ketose in seiner Ernährung erreicht hat, überzeugen jeden, den er trifft, von seiner Geschichte.

»Die Ketose hat eine enorme Auswirkung auf mein Leben, und alle, die mich kennen, fragen mich danach und hören aufmerksam dem zu, was ich zu sagen habe«, sagt Dane. »Freunde und Familie sagen, was für ein tolles Beispiel ich dafür bin, wie man das Richtige tun kann, und sie sind sehr beeindruckt von meinem Ergebnis.«

Als Krönung seiner ketogenen Ernährungs-Erfolgsgeschichte absolvierte Dane im Januar 2014 einen Halbmarathon. Das ist derselbe Kerl, der vor nicht allzu langer Zeit keine 15 Meter laufen konnte, einen Eingriff an der Halswirbelsäule und damit verbundene Schmerzen hatte und seit Jahren an einer chronischen Erkrankung litt, die Muskelschmerzen verursachte, egal wie viele Muskelrelaxantien und Schmerzmittel er nahm. Für Dane war das Laufen eines Halbmarathons ein wahres Wunder.

»Dass ich dazu in der Lage bin, einen Halbmarathon zu laufen, während die meisten anderen Menschen mit Morbus McArdle sich nicht einmal vorstellen können, überhaupt zu laufen, ist einfach überwältigend für mich«, bemerkt Dane.

Adam Farmer, Indianapolis, Alter: 19

Das erste Mal hörte Adam als 16-Jähriger durch einen abtrünnigen Gesundheitspädagogen von kohlenhydratarmen, fettreichen, ketogenen Ernährungsformen. Dieser erzählte, dass gesättigte Fette der Gesundheit nicht schaden. Das weckte bei Adam das Interesse, sich eine ketogene Ernährung als Weg zu optimaler Gesundheit genauer anzusehen.

»Viele der Informationen, die mein Gesundheitspädagoge mir gab, waren schockierend und kaum zu glauben«, sagt er. »Also untersuchte ich schließlich selbst, ob das, was er sagte, der Wahrheit entsprach.«

Adam recherchierte über kohlenhydratarme, fettreiche, ketogene Ernährungsformen und »wurde überzeugt« genug, dass er sie im Februar 2012 selbst ausprobierte. Interessanterweise war seine Familie wenig begeistert über seinen Streifzug in die Ketose.

»Sie dachten, ich wäre verrückt«, erklärt er. »Meine Eltern schleppten mich zu Ärzten und beschwerten sich über all die Butter und tierischen Fette, die ich aß. Die Ärzte sagten mir, ich solle nicht zu extrem werden, sondern meine Ernährung ausgewogen gestalten.«

Adam ließ sich nicht von der negativen Energie seiner Familie und den Ärzten beeinflussen, sondern blieb bei seiner ketogenen Ernährung. Und er stellte unglaubliche Veränderungen in seinem Leben fest. Er nahm an Gewicht ab, konnte das Adderall gegen sein ADHS absetzen, hatte den ganzen Tag über konstante Energie, hatte nicht länger mit Depressionsschüben zu kämpfen und fühlte sich allgemein deutlich besser. Auch nach diesen bemerkenswerten Veränderungen seiner Gesundheit wurde Adam weiterhin von seiner Familie »lächerlich gemacht«, weil er sich kohlenhydratarm, fettreich und ketogen ernährte.

»Mein Bruder nennt mich einen Waschlappen, weil ich mich weigere, Getreide oder Zucker zu essen«, sagt Adam. »Es kommt nicht mehr so häufig vor, aber manchmal sagt meine Familie immer noch, dass meine Ernährung die Arterien verstopft und mein Herz dazu bringt, aufzuhören zu schlagen, wenn ich meinem Essen Butter hinzufüge oder das Fett esse, was meine Familie von ihrem Fleisch abschneidet.«

Die phänomenalen Ergebnisse, die er an sich dank seiner ketogenen Ernährung beobachtet hat, haben Adam dazu motiviert, zu studieren, um staatlich geprüfter Diätassistent oder vielleicht sogar Arzt zu werden und das Wissen über kohlenhydratarme, fettreiche Ernährungsformen an die Menschen weiterzugeben, die an Herzerkrankungen, Diabetes und Fettleibigkeit leiden und dieses Wissen am dringendsten benötigen.

EXPERTENWISSEN – KURZ UND KLAR Klinische und Laborversuche haben noch nicht gezeigt, ob die nachweisbar positiven Auswirkungen der Kohlenhydrateinschränkung in der Ernährung durch die ketogene Wirkung entstehen, und auch nicht, auf welche Weise sie mit der Kalorieneinschränkung in Verbindung stehen. Die Wirksamkeit einer kohlenhydratarmen Ernährung und insbesondere die Fähigkeit einer kohlenhydratreichen Ernährung, Stoffwechselkrankheiten eher zu verschlimmern als zu verbessern, lassen den Schluss zu, dass das Experimentieren mit einer ketogenen Ernährung kaum Risiken hat.

Dr. Richard Feinman

Lawrence Petruzzelli, Melbourne, Alter: 21

Wie die meisten anderen Menschen in diesem Kapitel war Lawrence übergewichtig, obwohl er Kalorien reduzierte, die Fettaufnahme einschränkte und jede Woche Stunden mit Herz-Kreislauf-Training verbrachte. Er sagt, dass dieses Programm bei ihm »nie funktioniert hat«, egal wie stark er sich anstrengte. Dann hörte er von der Paläo-Diät, die »eine Zeit lang gut funktionierte« und durch die er sich besser fühlte.

Als sein Gewichtsverlust jedoch stockte, begann er damit, im Fitnessstudio Gewichte zu heben und mehr Eiweiß zu essen. Aufgrund des in Kapitel 6 erklärten Gluconeogenese-Effekts, bei dem überschüssiges Eiweiß in Glucose umgewandelt wird, wurde Lawrence dadurch hungrig und hatte Fressanfälle, wodurch er wieder an Gewicht zulegte. Bei dem Versuch zu verstehen, warum das bei einer vermeintlich gesunden Ernährung passierte, erfuhr er von der ketogenen Ernährung und fing sofort an, sie einzuhalten. Die Ergebnisse kamen schnell und waren verblüffend.

»Innerhalb von zwei Wochen hatte ich die sieben wieder zugelegten Pfund abgenommen, nahm weiter ab und baute sogar Muskeln auf«, sagt Lawrence.

Er erklärt, dass die ketogene Ernährung ihm die besten Ergebnisse ermöglicht, die er beim Krafttraining je hatte, und dass er sich nie zuvor in seinem Leben besser gefühlt hat. Das Beste an der Ketose ist laut Lawrence, dass er nicht hungrig ist, obwohl er an Gewicht abnimmt, und dass es einfach ist, regelmäßig intermittierend zu fasten.

»Die Weihnachtsfeiertage über habe ich nicht gefastet und von vielen Nahrungsmitteln zu viel gegessen, aber ich habe nicht zugenommen«, bemerkt Lawrence. »Es gab keine Veränderung, was verrückt ist, da ich täglich mindestens 1000 Kalorien mehr gegessen habe als normalerweise.«

Die meiste Zeit bleibt Lawrence aber bei kohlenhydratarmen, fettreichen Nahrungsmitteln der höchsten Qualität, die er auftreiben kann, wie Innereien, die seinen Körper nähren, seinen Hunger unter Kontrolle bringen und seinem Körper dabei helfen, so zu funktionieren, wie es für ihn vorgesehen ist.

Alice Russell, Cumberland, Alter: 52

Anfang 2012 ging es Alice nicht besonderes gut. Sie fühlte sich fast ständig aufgedunsen, ihr tat alles weh, sie war launisch und ängstlich. Manchmal war ihr schwindelig und übel, und sie war am Rande einer Ohnmacht. Mit 49 Jahren bemerkte sie, dass ihr Gewicht ständig nach oben gegangen war, während sie unter Schlafapnoe und Albträumen litt und jeden Tag beim Aufwachen sehr müde war. Es war ein Leben in der Hölle. Es ist überflüssig zu erwähnen, dass sie ziemlich verängstigt war und verzweifelt herausfinden wollte, was mit ihr los war.

Eines der ersten Dinge, das sie tat, um ihre Gesundheit wiederzuerlangen, war, mit dem Rauchen aufzuhören, womit sie im Februar 2012 Erfolg hatte. Als sie jedoch eines Tages ohnmächtig wurde und deswegen zum Arzt ging, lag ihr Nüchternblutzucker bei 126 mg/dl. Alice wusste, dass sie von ihrer zuckerreichen, getreidebasierten, fettarmen Ernährung wegkommen musste, da sie ihr offensichtlich nicht dabei geholfen hatte, gesund zu werden.

Im Mai 2012 besuchte sie die Bücherei vor Ort, um nach Büchern über Ernährung und Gesundheit zu suchen. Die Bibliothekarin empfahl ihr, *Protein Power* von Dr. Michael Eades und Dr. Mary Dan Eades zu lesen. Alice erinnerte sich daran, bereits vor vielen Jahren von der kohlenhydratarmen, fettreichen Aktins-Diät gehört zu haben, aber dieses Mal fiel der Groschen.

»Ich hatte lange Zeit im Krankenhaus als Köchin gearbeitet und während dieser Zeit gesehen, dass die Lebensmittelpyramide nicht funktionierte«, bemerkt Alice. »Ich war krank, genauso wie viele andere Menschen. Wir wurden eine fette und ungesunde Gesellschaft.«

Als sie mit ihrem Ehemann darüber sprach, eine kohlenhydratarme Ernährung mit frischem Fleisch und Gemüse durchzuführen, entschieden sie beide, dies als ernsthafte Änderung des Lebensstils zu begreifen. Die Auswirkungen zeigten sich umgehend, als Alice begann, Gewicht abzunehmen, Sport zu treiben und viel mehr Fett zu essen als je zuvor.

»Ich ließ mir vom Fett keine Angst machen«, sagt sie. »Ich genoss es, Butter, Kokosöl, Käse, Eier und Fleisch zu essen und meinen Kaffee mit Sahne zu trinken.«

Wie die meisten Menschen, die einen kleinen Einblick in kohlenhydratarme und ketogene Ernährungsweisen bekommen haben, bildete sich Alice ununterbrochen selbst weiter. Sie sah sich Vorträge auf YouTube an, hörte Podcasts über gesunde Ernährung und sog alles Wissen von Ärzten und Autoren auf, das diese online über die Vorteile eines gesunden kohlenhydratarmen, fettreichen Lebens teilten.

Im Dezember 2012 versuchte sie ernsthaft, in den Zustand der ernährungsbedingten Ketose zu kommen, um etwas gegen den andauernden Schwindel, den Energiemangel und die Stimmungsschwankungen zu tun, die ihr schwankender Blutzuckerspiegel mit sich brachte. Sie reduzierte die Kohlenhydrate auf nur 20 Gramm pro Tag, während sie weiterhin sämtliche köstlichen, gesunden Fette aß, an die sie sich gewöhnt hatte. Die Auswirkungen auf ihre Gesundheit waren nicht zu übersehen.

»Ich fühlte mich toll«, sagt Alice. »Ich hatte eine Art Hoch, das ich zuvor nicht kannte und das mir gleichmäßige Energie, stabile Kraft und eine sehr natürliche Fähigkeit verlieh, etwa 16 Stunden zwischen den Mahlzeiten verstreichen zu lassen.«

Als sie im Sommer 2013 versuchte, wieder einige Früchte und Wurzelgemüse in ihre Ernährung aufzunehmen, stoppten die positiven Auswirkungen, die sie durch die Ketose erlebte, und die bekannten Probleme mit Schwindel, Angst und Stimmungsschwankungen kehrten mit aller Macht zurück.

»Noch bevor ich hungrig wurde, war mir schwindelig«, erinnert sich Alice an ihre hypoglykämischen Schübe. »Ich fühlte, wie mein Blutzuckerspiegel fiel und musste einen Apfel essen, damit ich mich gut genug fühlte, um meine Mahlzeit zu essen.«

Alice bemerkte, dass sie hochsensibel auf Kohlenhydrate reagierte und sie diese erneut auf ein viel niedrigeres Niveau reduzieren musste, um wieder in den Ketosezustand zu kommen. Im November 2013 verringerte sie ihre Kohlenhydrat- zufuhr wieder auf 20 Gramm pro Tag, und ihre Probleme mit Schwindel, Angst und Stimmungsschwankungen lösten sich auf, als sie erneut in die Ketose kam.

»Meine Stimmung ist jetzt stabiler«, merkt Alice an. »Mir ist nicht mehr schwindelig, ich habe keine Angst mehr, ich fühle mich nicht mehr aufgebläht beziehungsweise habe keine Blähungen, ich schlafe sehr gut und träume nur wenig, und meine Schlafapnoe ist vollkommen verschwunden.«

Außerdem konnte sie den Gewichtsverlust halten, was ihr das Vertrauen gibt, dass der ketogene Lebensstil der richtige Weg für sie ist.

»Ich weiß nicht, ob jeder wollen würde, in einem Zustand der Keto-Adaption zu leben. Aber ich weiß, dass dies für mich der bevorzugte Weg der Treibstoffversor- gung ist«, schließt Alice.

Sie fügt hinzu, dass zwar »nicht jeder so unverträglich gegenüber Kohlenhyd- raten ist wie ich«, aber dass es für die Menschen wichtig ist, auf die Zucker- und Stärkemengen zu achten, die sie zu sich nehmen.

»Leute, Zucker ist schlecht für euch«, warnt sie. »Das ist kein Geheimnis.«

EXPERTENWISSEN – KURZ UND KLAR Die häufigste Kritik an ketogenen Ernährungsweisen ist, dass die Ketose ungesund und gefährlich ist und sogar zum Tode führen kann. Aber wo sind die Toten? Wenn sie so gefährlich ist, wo sind die Massen an Opfern? Und: Warum rettet sie so viele Leben?

John Kiefer

Jim Small, Denver, Alter: 60

Sein ganzes Leben lang war Jim immer der »aktive Typ«. In der Highschool und auf dem College war er in der Schwimmmannschaft, fuhr mit dem Fahrrad überall hin, brachte Kindern Karate bei und vieles mehr. Als Erwachsener blieb er aktiv und wusste dank eines Abschlusses in Medizin und der Promotion an der Duke

University, dass gut zu essen und gesund zu bleiben bedeutete, Fett und Kalorien zu reduzieren. Trotz alledem sammelte sich das Gewicht über die Jahre hinweg an.

Als er nach Abschluss seiner Facharztweiterbildung wieder nach Hause nach Denver in Colorado zurückzog, begann Jim wieder ernsthaft mit dem Radsport und nahm an vielen Rennen über 100 Meilen teil. Er dachte sich, dass das ganze zugenommene Gewicht bei all dem Sport wieder weggehen müsste, aber das tat es nicht – tatsächlich begann sein Gewicht, weiter anzusteigen. Nachdem sein Vater einen Herzinfarkt hatte und seine Enkelkinder geboren wurden, wusste Jim, dass es »an der Zeit für eine Veränderung« war.

Jim begann, online nach mehr Informationen über eine Diät zu suchen, die bei ihm und seiner Frau vor vielen Jahren gut funktioniert hatte – die Atkins-Diät. Er suchte weiter nach kohlenhydratarmer, fettreicher Ernährung und freute sich zu erfahren, dass Nahrungsmittel wie Avocados, Frühstücksspeck, Käse, Ente, Eier und Fisch auf dem Speiseplan standen. Das war die Motivation, die er für das Ausprobieren einer ketogenen Ernährung brauchte.

»Wir essen jeden Tag, wie viele Menschen nur essen, wenn sie im Urlaub sind«, erklärt Jim.

Er hat etwa 12 Kilogramm abgenommen und seinen Bauchumfang von 94 auf 84 Zentimeter verringert. Seine Cholesterinwerte verbesserten sich allesamt drastisch, und das Sodbrennen, das Jim jahrelang nicht erfolgreich behandeln konnte, verschwand einfach. Außerdem beendete eine Woche ketogener Ernährung sein Schnarchen, und während einer Missionsreise ging ihm das Fasten im Rahmen der spirituellen Vorbereitung leicht von der Hand. Jim erklärte mir, dass diese gesundheitlichen Ergebnisse für ihn nicht so anstrengend waren, wie viele Menschen glauben mögen.

»Ich wiege keine Nahrungsportionen ab«, sagt er. »Aber ich wiege mich selbst jeden Tag, um mich zu kontrollieren.«

Die Menschen sind erstaunt über die Veränderungen bei Jims Gewicht und Gesundheit, und als Arzt ist er davon überzeugt, dass dies etwas ist, was nahezu jeder machen kann, um seine Gesundheit zu verbessern.

»Die ketogene Ernährung ist wirklich ein eine gute Sache«, schließt Jim. »Für mich als Pathologe und Arzt scheint die Wissenschaft dahinter stichhaltig zu sein.«

Fühlen Sie sich schon angeregt, eine kohlenhydratarme, fettreiche, ketogene Ernährung mit mäßig Eiweiß selbst auszuprobieren? Diese acht Personen sind nur wenige der Menschen, deren Leben sich durch die Kraft der Ketonkörper geändert hat.

Vielleicht haben Sie versucht, in die Ketose zu gelangen, aber hatten Probleme mit der ausreichenden Ketonkörperproduktion. Im nächsten Kapitel helfen wir Ihnen dabei, zehn Gründe zu identifizieren, weshalb das passieren kann und erklären Ihnen, was Sie dagegen tun können. Verlieren Sie nicht die Hoffnung und lassen Sie sich durch diese Erfolgsgeschichten ermutigen, dass gute Dinge auf Sie warten.

EXPERTENWISSEN – KURZ UND KLAR Menschen, die sich für Keto entscheiden, lechzen nach einer Veränderung. Sobald sie an die Ketose angepasst sind, steigt ihre Lebensqualität exponentiell.

Stephanie Person

Keto in Kürze

→ **Eine ketogene Ernährung verändert das Leben der Menschen.**

→ **Es funktioniert, mit den »Tricks« aufzuhören und eine kohlenhydratarme, fettreiche Ernährung zu übernehmen.**

→ **Die Steigerung Ihrer Blutketone führt zu unglaublicher Energie und Ausgeglichenheit.**

→ **Es ist in nahezu jedem Alter möglich, von der Ketose zu profitieren.**

→ **Es gibt viele seltene Erkrankungen, die durch die Ketose verbessert werden könnten.**

→ **Bleiben Sie trotz Hänseleien bei Ihrer kohlenhydratarmen, fettreichen Ernährung auf Kurs.**

→ **Manchmal reicht Low-Carb oder Paläo einfach nicht – probieren Sie ketogen.**

→ **Zu wissen, wie Sie sich in der Ketose und außerhalb der Ketose fühlen, ist wichtig.**

→ **Auch medizinische Fachleute erkennen die Vorteile ketogener Ernährungsformen an.**

Kapitel 14

Zehn Gründe, weshalb Sie vielleicht nicht genügend Ketonkörper produzieren

EXPERTENWISSEN – KURZ UND KLAR Einige Menschen haben es sehr eilig, mit der Produktion von Ketonkörpern zu beginnen. Seien Sie aber nicht überrascht, wenn Sie dadurch Probleme bekommen, dass Sie diesen Prozess vorantreiben wollen. Die »Ich will es jetzt«-Haltung führt zu erhöhtem Stress, und das ist ein todsicherer Weg, um die Ketone um die Ecke zu bringen.

Stephanie Person

Seitdem ich in meinem Blog begonnen habe, über mein n=1-Experiment mit der ernährungsbedingten Ketose zu schreiben, habe ich ziemlich viele E-Mails von Menschen erhalten, die über ihr Unvermögen, ausreichend Ketonkörper zu produzieren (obwohl sie ihrer Meinung nach eine gute kohlenhydratarme, fettreiche Ernährung mit mäßig Eiweiß verfolgen), frustriert und besorgt sind. Hier nur ein Beispiel der Kommentare, die ich bekam:

Ich nutze das von Ihnen empfohlene Blutketonmessgerät, um die Ketose zu überprüfen. An den meisten Tagen esse ich weniger als 50 Gramm Kohlenhydrate, und es würde mich überraschen, wenn es an einem »schlechten« Tag mehr als 100 Gramm wären. Immer wenn ich abends, so gegen 19 Uhr, meine Ketonwerte messe, ergeben sie nur 0,2 bis 0,4 mmol/l, also weniger, als wenn man in der ernährungsbedingten Ketose ist. Ich möchte unglaublich gerne all die großartigen Vorteile erleben, die Ketonkörper haben, aber ich befürchte, ich muss in meinem Alltag noch irgendetwas verändern, um mehr Fortschritte zu machen. Können Sie mir sagen, was?

Aber sicher kann ich das, und genau darum geht es in diesem Kapitel.

Vielleicht versuchen Sie wie dieser Blogleser erfolglos, in den Zustand der ernährungsbedingten Ketose zu gelangen. Und das ist zum Verzweifeln. Es mag so scheinen, als wäre es egal, wie stark Sie versuchen, Ihre Ketonwerte zu erhöhen – sie bewegen sich einfach kein bisschen. Was in aller Welt geht da vor und was kann man dagegen tun?

Im Folgenden finden Sie zehn Gründe, warum Sie vielleicht nicht ausreichend Ketonkörper produzieren, sowie ein paar praktische Lösungsansätze, um Ihnen dabei zu helfen, die großartigen gesundheitlichen Vorteile einer kohlenhydratarmen, fettreichen Ernährung zu erleben.

1. Sie nehmen automatisch an, dass Ihre kohlenhydratarme Ernährung ketogen ist

EXPERTENWISSEN – KURZ UND KLAR — Die meisten Bedenken, die ich gegenüber kohlenhydratarme, fettreiche, ketogene Ernährungsweisen höre, basieren auf fehlerhaften wissenschaftlichen Studien, die angeblich eine schädliche Wirkung kohlenhydratarmer Ernährungsweisen zeigen. Diese Studien werden entweder nur über einen sehr kurzen Zeitraum durchgeführt oder haben eine »Low Carb«-Gruppe zum Gegenstand, die mehr als 150 Gramm Kohlenhydrate täglich plus mageres Fleisch verzehrt – das ist vielleicht etwas kohlenhydratärmer, aber noch lange nicht ketogen.

Maria Emmerich

Im eingangs zitierten Brief schreibt mein Leser, dass er meistens weniger als 50 Gramm isst, gelegentlich jedoch mehr. Das ist zwar eine kohlenhydratarme Ernährung, aber vielleicht gehört er zu den Menschen, die so sensibel auf Kohlenhydrate reagieren, dass sie sie noch weiter verringern müssen. Und da er bereits so sensibel auf Kohlenhydrate reagiert, ist es naheliegend, dass übermäßig viel Eiweiß wegen der Gluconeogenese auch ein Problem sein könnte.

Aus diesem Grund ist es so wichtig, dass Sie Ihre persönliche Kohlenhydrattoleranz und Ihre individuelle Eiweißgrenze herausfinden und gesättigte und einfach ungesättigte Fette bis zur Sättigung essen. Das ist der wahre Schlüssel, um ausreichend Ketonkörper zu produzieren und die Vorteile erleben zu können, die sie Ihnen bieten.

Interessanterweise hätte der Blogleser nicht gewusst, dass er nicht in der Ketose ist, wenn er seine Ketonwerte nicht gemessen hätte – was mich zum nächsten Punkt bringt.

2. Sie messen Ihre Ketonwerte nicht

EXPERTENWISSEN – KURZ UND KLAR Wenn mir jemand erzählt, er habe eine ketogene Ernährung ausprobiert, sie hätte aber »nicht funktioniert«, dann hat er meistens seine Ketonwerte nicht gemessen und war nicht wirklich in der Ketose. Es ist wichtig, diese Ernährung mindestens vier bis sechs Wochen lang einzuhalten, um sie fair beurteilen zu können.

Dr. Dominic D'Agostino

Dies ist vielleicht der Fehler, der am häufigsten zu Beginn einer kohlenhydratarmen, fettreichen Ernährung gemacht wird. Jedes Mal, wenn mir ein Blogleser in einer E-Mail schreibt, dass er fassungslos sei, nicht die Vorteile der Ketose zu erleben, ist eine meiner ersten Fragen, ob er das Vorhandensein von Ketonkörpern in seinem Körper misst. Viele der Leser antworten: »Ich dachte, durch kohlenhydratarmes Essen allein würde ich in die Ketose kommen.« Wenn das wahr wäre, hätte niemand mit dem Wechsel zu einem kohlenhydratarmen, fettreichen Lebensstil Probleme. In Kapitel 8 haben wir Ihnen bereits erklärt, dass die einzige Möglichkeit, die Produktion von Ketonen absolut sicher feststellen zu können, das Messen, Messen, Messen ist. Sonst ist es nur ein Ratespiel.

3. Sie messen Ketone immer noch im Urin, nicht im Blut oder in der Atemluft

Das haben wir bereits einige Male angesprochen, aber es ist dermaßen wichtig, dass wir es wiederholen müssen. Die Ketonmessung im Urin kann ganz am Anfang Ihrer Reise in die ernährungsbedingte Ketose hilfreich sein. Folgendes passiert dabei: Während der ersten Tage verfärbt sich der Teststreifen pink, danach kann er ein paar Tage lang sogar lila werden, was erhöhte Werte des Ketonkörpers Acetoacetat anzeigt. Nachdem Sie aber ein oder zwei Wochen lang sehr sorgfältig Ihre kohlenhydratarme, fettreiche Ernährung eingehalten haben, verschwinden die Ketone aus Ihrem Urin, und Sie fragen sich, was passiert ist und was Sie falsch gemacht haben.

Tatsächlich haben Sie jedoch etwas sehr richtig gemacht: Sie sind vollständig keto-adaptiert geworden. Herzlichen Glückwunsch! Aber warum zeigen die Teststreifen dann das Vorhandensein von Ketonen nicht mehr an?

Der Ketonkörper Acetoacetat, der eine Weile dafür gesorgt hat, dass sich Ihre Urinketonteststreifen verfärbten, wurde nun in den im Blut vorhandenen Ketonkörper β-Hydroxybutyrat umgewandelt, welcher der bevorzugte Treibstoff Ihres Gehirns und Ihres Körpers ist, wenn Sie Ihre Energie über Ketone beziehen. Deshalb sieht es so aus, als würden Ihre Ketone verschwinden; in der Tat verbrennen Sie nun sehr effizient Ketonkörper. Sie haben das Low-Carb-Nirwana erreicht!

Unnötige Sorgen darüber, warum Sie nicht in der Ketose sind, können Sie vermeiden, indem Sie von der Urinmessung der Ketone auf die Messung von Blut oder Atemluft (die den Ketonkörper Aceton enthält, dessen Werte recht gut mit den Werten des Ketonkörpers β-Hydroxybutyrat im Blut korrelieren) umsteigen.

4. Sie haben sich selbst nicht genügend Zeit gegeben, um vollständig keto-adaptiert zu werden

EXPERTENWISSEN – KURZ UND KLAR — Studien deuten darauf hin, dass es bei den meisten Menschen ungefähr drei bis vier Wochen bis zur Keto-Adaption dauert, bei der die Auswirkungen des Glykogenabbaus nicht länger von Bedeutung sind, da der Körper dazu in der Lage ist, mit Ketonkörpern zu funktionieren.

Dr. Bill Lagakos

Geduld ist eine Tugend, sagt man. Aber wer auch immer das gesagt hat, hat wohl noch nie probiert, in die Ketose zu kommen! Wenn ich das tue, was ich tun sollte, dann sollte ich schließlich auch die entsprechenden Ergebnisse dieser Bemühungen sehen können, oder?

Das stimmt, das sollten Sie in der Tat. Aber denken Sie daran, dass jeder anders ist und es sein kann, dass Sie Ihrem Körper einfach nicht genügend Zeit gegeben haben, um von Glucose (Zucker und Kohlenhydrate) auf Ketonkörper und Fettsäuren als Treibstoff zu wechseln. Bis zur Keto-Adaption kann es wenige Tage (wenn Sie bereits recht kohlenhydratarm essen, dauert es nicht lange) oder aber bis zu vier bis sechs

Wochen dauern (besonders, wenn Sie von der westlichen Standardernährung wechseln, die sehr kohlenhydratreich ist). Kennen Sie das Sprichwort »Die Zeit heilt alle Wunden«? Das trifft definitiv zu, wenn Sie sich um die Ketose bemühen.

Es kann gut sein, dass Sie auf Ihrem Weg zur Ketose nur ein kleines bisschen mehr Zeit vergehen lassen müssen, um erfolgreich zu sein. Aber es gibt noch etwas, was Sie beim Faktor Zeit beachten müssen: Je effizienter Ihr Körper bei der Nutzung von Blutketonen als Treibstoff wird, desto weniger lassen sich diese eventuell messen. Das ist kein Grund zur Beunruhigung, wenn Ihr Ketonwert nicht unter 0,5 mmol/l sinkt. Ihr Körper läuft jetzt wie eine gut geölte, ketogene Fettverbrennungsmaschine!

Dr. Eric Westman
Ein Großteil meiner Arbeit in der Klinik ist das, was ich »Neujustierung von Erwartungen« nenne. Nicht jeder nimmt innerhalb einer Woche zehn Pfund ab, wie das verheißungsvolle Marketing vieler Diätprogramme und -produkte dreist verkündet. Denken Sie daran, wie lange es gedauert hat, an Gewicht zuzunehmen – und dann stellen Sie fest, dass ein bis zwei Pfund Gewichtsverlust pro Woche ein sehr gesundes Tempo ist.

5. Sie übersteigen Ihre Kohlenhydrattoleranz und Ihre Eiweißgrenze

EXPERTENWISSEN – KURZ UND KLAR Als allgemeine, auf anekdotischer Evidenz basierende Richtlinie sollten Sie Kohlenhydrate auf etwa 50 Gramm und Eiweiß auf 1 bis 1,5 Gramm pro Kilogramm fettfreier Körpermasse täglich einschränken und Fett bis zur Sättigung essen. Bei den meisten Menschen führt dies zu Serum-BHB-Werten zwischen 0,5 und 3,0 mmol pro Liter. Diejenigen mit schweren Stoffwechselschäden müssen Kohlenhydrate und Eiweiß möglicherweise noch weiter einschränken.

Dr. Zeeshan Arain

Dieser Punkt ist dermaßen wichtig, dass wir ihm bereits zwei komplette Kapitel (Kapitel 5 und 6) gewidmet haben. Diese Lektion kann nicht oft genug wiederholt werden: Sie sollten nicht erwarten, ausreichend Ketonkörper produzieren zu können, bis Sie genau wissen, wie viele Kohlenhydrate und wie viel Eiweiß richtig für Sie sind. Wenn es eine Lösung für alle gäbe, würde ich sie Ihnen mitteilen. Leider gibt es sie nicht. Wenn Sie also bei Ihrer ketogenen Ernährung nicht die gewollten Ergebnisse erreichen, spielen Sie mit Ihrer Kohlenhydrat- und Eiweißzufuhr, um Ihren persönlichen Optimalbereich für den Erfolg zu finden.

Achten Sie auf versteckte Quellen, über die Sie zu viele Kohlenhydrate und Eiweiß verzehren könnten und passen Sie auf, was Sie sich in den Mund stecken. Wenn Sie Low-Carb-Produkte wie Eiweißriegel und -shakes zu sich nehmen und außerdem denken, dass die »Nettokohlenhydrate« unterhalb Ihrer Grenze bleiben, erhalten Sie womöglich einen doppelten Schlag: extra Kohlenhydrate, von denen Sie dachten, Sie müssten sie nicht zählen und eine erhöhte Menge Eiweiß. Denken Sie daran, dass Sie bei Ihrer kohlenhydratarmen Ernährung nicht viel Eiweiß essen sollten, wenn Sie Ketone produzieren wollen.

Dr. Eric Westman
Beim Zählen von »Nettokohlenhydraten« und »Gesamtkohlenhydraten« kommt es häufig zu Verwirrungen. »Nettokohlenhydrate« werden berechnet, indem die Grammzahl der Ballaststoffe von der Gesamtgrammzahl der Kohlenhydrate abgezogen wird. Dies funktioniert gut bei denjenigen, deren Stoffwechsel nicht sehr beschädigt ist oder die nicht viel Gewicht abnehmen müssen. Da jedoch von den Ballaststoffen einiges als Glucose aufgenommen wird und es Ihr Ziel ist, ketogen zu werden, ist es klüger, die Ballaststoffmenge nicht von der Gesamtgrammzahl der Kohlenhydrate abzuziehen.

6. Sie nehmen nicht genügend Fett mit der Ernährung auf

EXPERTENWISSEN – KURZ UND KLAR Eine Möglichkeit, um einen ausreichenden Ketonkörperspiegel sicherzustellen, ist, jeden Tag eine recht hohe Fettzufuhr von bis zu 75 Prozent der Kalorien oder mehr beizubehalten. Für den Stoffwechsel ist Fett der Ausgangsstoff der Ketonkörperproduktion, und es ist egal, ob Fett durch die Ernährung oder durch Fettgewebe bereitgestellt wird.

Dr. Bill Lagakos

In Kapitel 9 habe ich Ihnen bereits erzählt, dass der größte Fehler während meines n=1-Experiments mit der ernährungsbedingten Ketose war, bei meiner kohlenhydratarmen Ernährung nicht ausreichend Fett zu essen. Ich nahm zwar bereits mehr als 60 Prozent meiner Kalorien in Form von Fett zu mir, aber erst als ich sie auf über 80 Prozent erhöhte, kam ich endlich in die wahre Ketose. Fett bis zur Sättigung zu essen ist unglaublich wichtig, um in die Ketose zu kommen und dort zu bleiben, wie wir in Kapitel 7 erklärt haben.

Wenn Sie mehr Fett essen, befriedigt das Ihren Hunger und erhöht Ihren Blutzucker nicht. Außerdem hält Sie das Essen von mehr Fett davon ab, mehr Kohlenhydrate und Eiweiß zu essen, was Ihre Ketonkörperproduktion wieder stoppen könnte. Wenn Sie mit kleinem ernährungstechnischem Einsatz das Beste herausholen wollen, dann sind vollwertige Fettquellen genau das Richtige.

EXPERTENWISSEN – KURZ UND KLAR Die häufigste und größte Kritik, die ich über ketogene Ernährungsformen höre, sind Bedenken, dass die hohe Fettzufuhr Herzerkrankungen und Herzinfarkte hervorruft.

Dr. William Davis

Ich weiß, dass uns aufgrund der falschen Vorstellung, Fett würde unsere Arterien verstopfen und zu Herzerkrankungen führen (was einfach nicht wahr ist), und weil es 9 Kalorien pro Gramm enthält und Kohlenhydrate und Eiweiß nur 4 Kalorien pro Gramm, lange gesagt wurde, wir sollten die Finger vom Fett lassen. Ernährung ist aber sehr viel komplexer als diese einfache mathematische Gleichung, die Gesundheitsexperten herangezogen haben. Die Fettphobie, von der unsere Kultur mehrere Jahrzehnte lang beherrscht wurde, wird sehr bald beendet sein.

Warum sollten Sie also keinen Vorsprung vor allen anderen haben, indem Sie mehr Fett aus vollwertigen Nahrungsquellen essen? Seien Sie nicht verwundert, wenn Sie Ihre Ketonwerte ansteigen sehen.

7. Ein Medikament oder eine Kombination aus Medikamenten belastet Ihre Leber

EXPERTENWISSEN – KURZ UND KLAR Medikamente können chronische Erkrankungen wie Diabetes und Fettleibigkeit »behandeln«, aber sie können sie nicht verhindern oder umkehren. Sich an eine ketogene Ernährungsweise zu halten, ist jedoch eine kraftvolle Methode, um diesen häufigen chronischen Krankheiten vorzubeugen oder sie umzukehren. Als Krankenhausarzt mag ich bei der Arbeit mit meinen Patienten sichere

Lösungsansätze. Wenn Sie damit beginnen, sich auf Ihre Ernährung zu konzentrieren, ist der Rest nur noch Kosmetik.

Dr. Bill Wilson

Sowohl verschreibungspflichtige als auch rezeptfreie Medikamente können Ihrem Körper Probleme bereiten. Ja, manchmal sind Medikamente notwendig, aber sie können mehr Giftstoffe in den Körper hineinbringen, die Ihre Leber wieder abbauen muss. Das ist sehr wichtig, da die meisten Medikamente, auch rezeptfreie, bei langfristiger Einnahme Schäden verursachen können. Sie können kurzfristig dabei helfen, Symptome zu verbessern – wenn Sie sie jedoch für den Rest Ihres Lebens einnehmen, müssen Sie diesen Preis zahlen.

Was das mit der Ketose zu tun hat? Na ja, die Leber ist an der Regulierung des Insulinspiegels beteiligt; und wenn sie durch Medikamente belastet ist, kann Ihr Insulinspiegel erhöht bleiben. (Das bedeutet nicht, dass Sie notwendigerweise Ihre Medikamente absetzen sollten. Bei Bedenken sprechen Sie bitte mit Ihrem Arzt über die Risiken und Nebenwirkungen Ihrer spezifischen Medikamente.) Ist der Insulinspiegel zu hoch, kann das der Fähigkeit des Körpers, Ketonkörper zu produzieren, ein Ende setzen.

Sollte es Ihnen möglich sein, Ihre Medikamente abzusetzen oder auf ein rezeptfreies Medikament zu verzichten, könnten Sie ein Ansteigen Ihrer Ketonkörper beobachten. Das ist ein Punkt, den Sie im Hinterkopf behalten sollten, wenn Sie bei Ihren Ketontests nicht die gewünschten Ergebnisse feststellen.

Dr. Eric Westman
In Ernährungs- und Stoffwechselstudien, die Anfang des 20. Jahrhunderts durchgeführt wurden, wurden Kohlenhydrate »anti-ketogene Faktoren« genannt. Das Essen von Kohlenhydraten erhöht den Insulinspiegel, und dieser Anstieg des Insulins schaltet die Ketonkörperproduktion aus.

8. Sie verzehren zu wenig oder zu viele Kalorien

EXPERTENWISSEN – KURZ UND KLAR Beim Einhalten einer gut ausgearbeiteten ketogenen Ernährung mit ausreichend, Ihren Bedarf deckenden Kalorien ist es unwahrscheinlich, langfristig Probleme zu bekommen.

Franziska Spritzler

In diesem Buch haben wir nicht sehr viel über Kalorien gesprochen – aus gutem Grund. Wenn Sie eine Ernährung mit wenig Kohlenhydraten sowie mäßig Eiweiß und ausreichend Fett aus echten, vollwertigen Quellen bis zur Sättigung essen, löst sich das Kalorienproblem von allein, ohne dass Sie sie wie besessen zählen müssen. Beim Streben nach einer Ketose können manche Menschen allerdings Probleme damit bekommen, dass sie entweder zu wenig Kalorien zur Sättigung essen oder über die Sättigung hinaus.

In Kapitel 12 haben wir Möglichkeiten angesprochen, wie Sie echten Hunger von anderen Faktoren unterscheiden können, die Sie zum Essen anregen – denn aufgrund des Überflusses an Nahrung in unserer Gesellschaft sind wir daran gewöhnt, viel zu essen und aus anderen Gründen als aus Hunger zu essen. Das macht es schwierig für uns zu wissen, wann wir mit dem Essen aufhören sollten. Auf der anderen Seite verklärt unsere Gesellschaft Hunger im Diätbereich als gute Sache, was uns den Druck macht, weniger Kalorien zu essen, als unser Körper vermutlich benötigt. Beide Extreme können bei Ihrem Streben, einen ausreichenden Ketonkörperspiegel zu erreichen, eine große Rolle spielen.

Fördern Sie die Ketonkörperproduktion, indem Sie auf Ihren Hunger achten, ausreichend essen, damit Sie nicht in zwei Stunden wieder das Bedürfnis danach haben, und indem Sie darauf achten, nicht so viel zu essen, dass Sie bis zum Bersten voll sind. Das bedeutet nicht, dass Sie wie besessen Kalorien zählen müssen; das wäre kontraproduktiv. Ebenso wie beim Herausfinden Ihrer Kohlenhydrattoleranz und Ihrer Eiweißgrenze sollten Sie auch mit der Kalorienmenge experimentieren, mit der Sie sich gesättigt fühlen und die Sie in ausreichender Menge Ketonkörper produzieren lässt. Sie schaffen das!

Bewusstes Essen ist niemals eine schlechte Idee, und sicherzustellen, dass Sie es mit den Kalorien nicht unter- oder übertreiben, kann dabei helfen, sehr schnell die Ketonkörper durch Ihre Venen fließen zu lassen.

9. Sie essen zu oft über den Tag verteilt

Wir leben in einer Zeit, in der es beim Essen nicht nur um die Ernährung, sondern auch um die Gemeinschaft und das Genießen des Lebens geht. Das ist unter anderem einer der Gründe, weshalb alle, die sich dagegen entscheiden, gemeinsam mit anderen bei einer sozialen Zusammenkunft zu essen, stigmatisiert werden. Auf der

Arbeit, in Ihrer Kirchengemeinde oder Synagoge und sogar zu Hause sind Sie dem enormen Druck ausgesetzt, sich etwas zu essen in den Mund zu stecken, einfach weil es eine bestimmte Tageszeit ist. Kann es aber Ihre Fähigkeit, Ketonkörper zu produzieren, beeinträchtigen, wenn Sie zu häufig essen? Darauf können Sie wetten!

In Kapitel 11 haben wir die Bedeutung intermittierenden Fastens bei der Ketose angesprochen: Beides greift ineinander. Wenn Sie eine kohlenhydratarme, fettreiche Ernährung mit mäßig Eiweiß und ausreichend Kalorien verfolgen, um Ihre Nährstoffbedürfnisse völlig zu befriedigen, dann sollte es für Sie sehr einfach sein, 12 bis 24 Stunden ohne Probleme zwischen den Mahlzeiten verstreichen zu lassen. Neben der richtigen Zusammensetzung der Hauptbestandteile dieser Mahlzeit (Kohlenhydrate, Eiweiß und Fett) helfen Ihrem Körper auch die verlängerten spontanen Fastenzeiten sehr dabei, in die Ketose zu kommen. Es gibt keinen Grund, an einer weiteren Mahlzeit teilzunehmen, wenn Sie von der vorherigen noch gesättigt sind.

Sollte jemand Sie fragen, warum Sie nichts essen, können Sie antworten: »Ich esse ... Ketonkörper!« Der Gesichtsausdruck des anderen wird unbezahlbar sein.

10. Chronischer Stress und Schlafmangel erhöhen Ihren Cortisol- und Blutzuckerspiegel zu sehr

EXPERTENWISSEN – KURZ UND KLAR – Chronischer Schlafmangel, der zu einer Störung des Biorhythmus führt, und/oder ein chronischer Grad an erheblichem Stress kann zu einem derartigen Anstieg des Cortisolspiegels führen, dass es im Grunde genommen unmöglich wird, in den Ketosezustand zu gelangen.

Nora Gedgaudas

Warum sind wir die ganze Zeit gestresst? Die meisten von uns machen sich die ernstzunehmenden negativen Auswirkungen von chronischem Stress auf nahezu jeden Bereich unserer Gesundheit gar nicht richtig bewusst. Zudem fordert Stress von unserem Körper seinen Tribut, wenn er uns von dem erholsamen Schlaf abhält, den wir so nötig haben. Diese doppelte Belastung aus Stress und Schlafentzug ist ein unbarmherziger Kreislauf, der auf Ihr Vermögen, in die Ketose zu kommen, verheerenden Schaden anrichten kann.

Wenn Sie Ihre Fähigkeit, eine therapeutische Menge an Ketonkörpern zu produzieren, komplett zugrunde richten wollen, dann machen Sie sich weiter wegen allem Gedanken und Druck, damit Sie jede Nacht nur wenige Stunden schlafen. Im Laufe der Zeit wird das jede angestrebte Veränderung von Ernährung und Lebensstil untergraben, egal wie wichtig sie Ihnen ist. Wir anderen schauen uns genauer an, warum es keine gute Idee ist, permanent gestresst zu sein, wenn man in die Ketose kommen möchte.

Stress erhöht den Spiegel an Cortisol – einem Hormon, das wiederum das Hungergefühl und den Blutzucker ansteigen lässt, wenn der Körper in den Selbsterhaltungsmodus umschaltet. Dies ist ein Grund, weshalb Sie Probleme mit dem Abnehmen haben könnten, egal wie strikt Sie sich an eine kohlenhydratarme, fettreiche Ernährung mit mäßig Eiweiß halten. Gehen Sie in Ihren Garten und spielen Sie, gehen Sie zum Yoga, unternehmen Sie irgendetwas Schönes mit Ihren Kindern; tun Sie alles, was Sie tun können, um den Stress in Ihrem Leben zu verringern. Sobald Sie vorbeugende Maßnahmen zur Stressreduktion ergreifen, werden Sie feststellen, dass Ihr Körper nachts besser ruhen kann. Nehmt's locker, Leute!

Denken Sie daran, dass das Englische »stressed« für gestresst sich rückwärts »Desserts« liest und dass es dieselben negativen Auswirkungen auf Ihre Ketose-Bemühungen haben kann, wie der in den meisten Desserts enthaltene Zucker. Geben Sie Ihren Ketonkörpern eine Chance, und tun Sie lieber früher als später etwas gegen das, was Sie bedrückt.

Dies sind nur zehn von vielen Gründen, warum Sie bei Ihrer ketogenen Ernährung keinen ausreichenden Ketonkörperspiegel erreichen könnten. Andere Faktoren wie mangelnde Unterstützung von Freunden, Familie und Ihrem Arzt, mentale Grenzen, mangelndes Selbstvertrauen in Ihre Fähigkeit, die Ernährung einhalten zu können, oder der Glaube, dass Sie Kohlenhydrate für die Gesundheit Ihres Gehirns in der Ernährung brauchen, eine schlechte Planung Ihrer Mahlzeiten und so weiter können auch eine Rolle spielen. Versuchen Sie nicht, zu perfekt zu sein. Ihr Ziel ist es, konstant das zu tun, was Sie in die Ketose bringen wird. Seien Sie freundlich zu sich selbst, während Sie diesen Prozess durchlaufen. Beharrlichkeit wird Sie an Ihr Ziel bringen.

Ich möchte noch darauf hinweisen, dass Substanzen wie Ketonsalze und Ketonester sowie verschiedene MCT-Öle dafür verwendet werden können, um den Ketonspiegel im Blut zu erhöhen. Unter Fachleuten wird jedoch noch darüber diskutiert, ob das Erhöhen der Ketonkörper mit diesen Mitteln therapeutisch so wirksam ist wie die Produktion von Ketonkörpern allein durch Veränderung der

Makronährstoffe. Diese Frage muss noch durch die Forschung beantwortet werden. Bevor diese Studien durchgeführt werden, bleiben Sie am besten bei Ihrer kohlenhydratarmen, fettreichen Ernährung mit mäßig Eiweiß und nutzen diese Produkte allerhöchstens als Hilfsmittel, um Ihr Ziel höherer Ketonwerte zu erreichen.

Sie sehen, dass viele Faktoren am Prozess der Ketonkörperproduktion beteiligt sind. Aber nicht jeder ist ein Fan sehr kohlenhydratarmer, fettreicher, ketogener Ernährungsweisen. Im nächsten Kapitel stellen wir uns den zehn häufigsten Kritikpunkten an dieser Art zu essen und erklären, warum sie viel Lärm um nichts sind.

EXPERTENWISSEN – KURZ UND KLAR Ich glaube, dass die vielen Versuchungen überall um uns herum das größte Problem dabei sind, ausreichend Ketonkörper zu produzieren. Ein Ausrutscher mit zu vielen Kohlenhydraten stört die Ketose und es kann mehrere Tage dauern, bis man sie wieder erreicht hat. Alte Gewohnheiten lassen sich nur schwer ablegen.

Dr. Mary Newport

Keto in Kürze

→ **Es gibt einen Grund dafür, wenn Sie keine Ketone produzieren.**

→ **Häufig wird angenommen, dass kohlenhydratarmes Essen gleich ketogenes Essen ist. Das ist jedoch falsch.**

→ **Sie können nicht sicher sein, dass Sie in der Ketose sind, wenn Sie das nicht häufig überprüfen.**

→ **Alleinige Urinketontests sind unzuverlässig und können Sie entmutigen.**

→ **Haben Sie Geduld; es kann vier bis sechs Wochen dauern, bis Sie vollständig keto-adaptiert sind.**

→ **Spielen Sie etwas herum, um Ihre Kohlenhydrattoleranz und Eiweißgrenze zu bestimmen.**

→ **Wenn Sie nachlässig dabei sind, ausreichend Fett über die Ernährung aufzunehmen, führt das zu einer geringen Ketonkörperproduktion.**

→ **Medikamente können die Leber belasten und die Ketonkörperproduktion verlangsamen.**

→ Der Verzehr von zu wenigen oder zu vielen Kalorien kann es erschweren, die Ketose zu erreichen.

→ Wenn Sie mehrmals am Tag essen müssen, ist es schwierig, Ketonkörper zu produzieren.

→ Chronischer Stress und Schlafmangel machen die Vorteile Ihrer kohlenhydratarmen, fettreichen Ernährung zunichte.

→ Es gibt viele nicht greifbare Faktoren, die Ihr Streben nach der Ketose behindern können.

→ Sollten Sie durch den Mangel an Ketonkörpern entmutigt sein, behelfen Sie sich mit ketonfördernden Produkten.

Kapitel 15

Zehn Vorwürfe gegen sehr kohlenhydratarme ketogene Ernährungsformen

EXPERTENWISSEN – KURZ UND KLAR Die größten Kritikpunkte ketogener Ernährung sind überwiegend theoretischer Natur. Bei unseren Patienten können wir diese mutmaßlichen Probleme nicht beobachten.

Dr. David Perlmutter

Vielleicht haben Sie einige der sich hartnäckig haltenden Argumente gegen die Ketose gehört und fragen sich, ob sie wahr sind oder nicht. In diesem Kapitel stellen wir uns zehn der größten Vorwürfe gegen sehr kohlenhydratarme, ketogene Ernährungsformen – und demontieren sie.

1. Die Ketose ist nichts Besonderes; es werden nur Kalorien verringert

EXPERTENWISSEN – KURZ UND KLAR In vielen klinischen Studien ist die spontane Verringerung der Kalorienzufuhr, die bei Essern einer kohlenhydratarmen Ernährung beobachtet wird, in ihrer Größenordnung ähnlich der von Menschen, denen eine Einschränkung der Kalorien zur Verringerung der Fettzufuhr empfohlen wurde. In einer Studie wurden zwei unterschiedliche kohlenhydratarme Ernährungsweisen (eine mit mehr Eiweiß und die andere mit mehr Fett) mit einer fettarmen Ernährung mit Kalorieneinschränkung verglichen. Die Ergebnisse zeigten, dass die spontane Verringerung der Kalorienzufuhr bei den beiden kohlenhydratarmen Ernährungsformen leicht größer war als die, die von den

Teilnehmern mit fettarmer Ernährung erreicht wurde, und so zu einem größeren Gewichts- und Fettverlust führte. Eine andere Studie fand heraus, dass die spontane Verringerung der Kalorienzufuhr bei den Teilnehmern mit einer kohlenhydratarmen Ernährung nicht die derjenigen übertraf, denen eine Verringerung der Kalorienzufuhr durch Verringerung der Fettzufuhr verordnet worden war. Und dennoch nahmen die der kohlenhydratarmen Gruppe zugeordneten Personen mehr als doppelt so viel Körperfett ab.

Dr. Bill Lagakos

Ein Argument finde ich immer besonders amüsant. Es lautet ungefähr so: Der einzige Grund, warum Menschen mit einer ketogenen Ernährung erfolgreich sind, ist, dass ihr Appetit so weit unterdrückt wird, dass sie nicht so viele Kalorien zu sich nehmen, wie sie es sonst tun würden. Fällt noch jemandem die Ironie auf? Die Gegner der ketogenen Ernährung denken zwar, sie hätten uns »erwischt«, aber tatsächlich geht noch ein weiterer Punkt an die Ketose. Pharmaunternehmen haben hunderte Millionen Dollar in dem Versuch ausgegeben, wirksame Medikamente zur Appetitzügelung zu entwickeln. Und wir haben hier einen natürlichen Weg, um genau das zu erreichen – ohne risikoreiche Nebenwirkungen.

Es besteht ein großer Unterschied dazwischen, Kalorien zu zählen, ohne die *Qualität* dieser Kalorien zu berücksichtigen, und bei der Auswahl der Nahrungsmittel, die Sie sättigen, bewusst vorzugehen. Tatsache ist, dass Kalorien bei einer ketogenen Ernährung natürlich gesteuert werden, wenn Sie bis zur Sättigung essen, weil Ihr Hunger vollständig unter Kontrolle ist. Den Taschenrechner müssen Sie nie aus der Tasche ziehen, um sicherzugehen, dass Sie innerhalb eines willkürlichen Kalorienbereichs geblieben sind. Haben Sie sich jemals gefragt, warum die Tiere in freier Wildbahn ohne Kalorienzählen so schlank und gesund bleiben? Das ist eine Frage, die wir Menschen uns selbst stellen sollten.

Die Vorstellung, dass die Art der aufgenommenen Kalorien von immenser Bedeutung ist, wurde von Dr. Guenther Boden, Forscher an der Temple University School of Medicine, in einer Studie beobachtet, die am 15. März 2015 in den *Annals of Internal Medicine* veröffentlicht wurde. Dr. Boden schloss, dass das »übermäßige sich Überfressen durch Kohlenhydrate angetrieben wurde«. Kohlenhydrate erhöhen den Insulinspiegel, was zum Verlangen führt, immer mehr Kalorien zu essen. Bei sich ketogen ernährenden Personen sind jedoch Fett und Eiweiß die hauptsächlich aufgenommenen Nahrungsbestandteile, und der Hunger ist gut unter Kontrolle. Das geschieht nicht einfach zufällig.

Bei den meisten Menschen, die mit einer ketogenen Ernährung beginnen, wird das Essen einfach zu einer normalen Reaktion auf Hunger; bei manchen zum ersten Mal in ihrem Leben. Ich würde sagen, dass das die Ketose zu etwas sehr Besonderem und Wünschenswertem für jeden macht, der für immer von den Fesseln des Kalorienzählens befreit werden möchte.

Dr. Eric Westman
Kohlenhydrate essen macht hungrig. Essen Sie keine Kohlenhydrate, haben Sie keinen Hunger. Natürlich werden Sie das niemals feststellen, wenn Sie nicht damit aufhören, Kohlenhydrate zu essen. Die meisten Amerikaner haben jeden Tag in ihrem Leben Kohlenhydrate gegessen!

2. Der Gewichtsverlust während der Ketose kommt überwiegend durch den Verlust von Wassergewicht und den Abbau von Organ- und Muskelmasse zustande

Es ist immer wieder lustig, wenn Menschen den Gewichtsverlust während der Ketose kritisieren, indem sie höhnen, er würde »nur aus Wasser bestehen«. Tatsache ist aber, dass wir beim Abnehmen mit *jeder* Methode am Anfang überwiegend Wassergewicht verlieren. Zum Teil liegt das an der Freisetzung von Glykogen, das in den Muskeln gespeichert wird. Der im Körper gespeicherte Zucker Glykogen ist mit Wasser gefüllt. Und da sich der Körper bei kohlenhydratarmen Ernährungsweisen vom Zucker- hin zum Fettverbrenner verändert und das aufgebrauchte Glykogen nicht wieder vollständig aufgefüllt wird, geht auch Wassergewicht verloren.

Darüber hinaus liegt es teilweise auch am geringeren Insulinspiegel. Insulin signalisiert den Nieren, Wasser und Salz zurückzubehalten, weshalb Sie mehr Wasser und Salz einlagern, wenn Sie Kohlenhydrate essen, und mehr Insulin produzieren. Eine verringerte Kohlenhydratzufuhr führt zu geringerem Insulinspiegel, was zu weniger zurückbehaltenem Salz und Wasser führt. Das ist zweifellos nichts Schlimmes und erklärt, warum einige übergewichtige oder fettleibige Menschen schnell viel Gewicht verlieren, wenn sie eine kohlenhydratarme, fettreiche, ketogene Ernährung beginnen.

Der interessante Aspekt der Ketose ist jedoch, dass der Fettverlust dann ernsthaft beginnt, sobald das Wassergewicht weg ist. Ja, Gewichtsabnahme läuft von diesem Punkt an deutlich langsamer. Ihr Körper nutzt jedoch das gespeicherte

Körperfett als Treibstoff und verbrennt voller Freude Ketonkörper. Die Bemerkung, dass Organe und Muskeln bei einer ketogenen Ernährung abgebaut werden, ist also ziemlich lächerlich, besonders wenn Sie sich die veröffentlichten Studien ansehen.

In der Ausgabe der Zeitschrift *Nutrition & Metabolism* vom Januar 2006 veröffentlichte der Ernährungsforscher Anssi Manninen von der Medical School der Universität Kuopio in Finnland eine Studie, in der die Auswirkungen einer sehr kohlenhydratarmen Ernährung (mit 10 Gramm Kohlenhydraten pro Tag) auf die Muskelmasse untersucht wurden. Er zog den Schluss, dass die von der Leber produzierten Ketonkörper eine unterdrückende Wirkung auf den Abbau von Muskeleiweiß haben. Zusätzlich kann das Vorhandensein von Fettsäuren und Ketonkörpern die Oxidation der Aminosäuren, die den Muskeln Schäden zufügen kann, unterdrücken. Mit anderen Worten: Statt bei einer sehr kohlenhydratarmen, ketogenen Ernährung einen Muskelverlust festzustellen, erklärt Manninen, dass diese Art zu essen tatsächlich unsere magere Muskelmasse *schützt*.

Dr. Eric Westman
Es gibt eine Brainstorming-Methode, bei der man alles »auf den Kopf« stellt, um die Dinge aus einer anderen Perspektive zu sehen, was häufig zu neuen Problemlösungen führt. Muskelzellen haben Glucoserezeptoren (Gateways), die Insulin benötigen, um sich zu öffnen. Üblicherweise denken wir, dass diese Rezeptoren Glucose nach innen lassen, aber was, wenn sie die Glucose aussperrten? Mit diesem Perspektivwechsel können wir die Muskelzellen als Fett verbrennende Zellen betrachten, die nur beim Sprinten oder anderen Aktivitäten, die plötzliche Energie erfordern, Zucker brauchen.

3. Sehr kohlenhydratarme, ketogene Ernährungsweisen können eine Schilddrüsenunterfunktion oder Nebennierenschwäche hervorrufen

EXPERTENWISSEN – KURZ UND KLAR Leidet jemand aufgrund der Ketose an einer Schilddrüsenunterfunktion oder wird sie durch eine chronisch niedrige Kalorienzufuhr, Stress oder etwas anderes ausgelöst – oder sogar durch eine Mischung aus allem? Ohne die Variablen abzugrenzen, kann nicht mit Sicherheit gesagt werden, dass die Ketose die Ursache ist.

Dr. Zeeshan Arain

Eine Schilddrüsenunterfunktion kann auftreten, wenn das Schilddrüsenhormon T4 nicht ohne Weiteres in das Schilddrüsenhormon T3 umgewandelt wird. In den letzten Jahren haben bekannte Mitglieder der Paläo-Community im Internet die Meinung vertreten, dass der Mangel an Glucose in einer ketogenen Ernährung zu einer verringerten Fähigkeit führt, T4 in T3 umzuwandeln, was zu Haarverlust, kalten Händen und Füßen, allgemeinem Unwohlsein und anderen mit einer geringen Schilddrüsenfunktion in Verbindung gebrachten Symptomen führt. Das klingt alles so furchtbar, dass Sie sich wohl fragen, warum jemand überhaupt eine sehr kohlenhydratarme, ketogene Ernährung essen wollen würde.

EXPERTENWISSEN – KURZ UND KLAR Die Bedenken wegen der Schilddrüsenfunktion zeigen ein Missverständnis sowohl in der allgemeinen Öffentlichkeit als auch unter den Ärzten selbst auf. Eine geringere Zahl bedeutet nicht notwendigerweise eine geringere Funktion. Häufig bedeutet sie eine bessere Funktion. Wenn der Körper besser funktioniert, gehen die Schilddrüsenwerte nach unten. Das ist ein sehr wünschenswerter Zustand, denn er ist in vielen Fällen entscheidend für Gesundheit und Langlebigkeit. Hundertjährige haben eine geringere Schilddrüsenfunktion als weniger alte Menschen. Wenn die Menschen eine sehr kohlenhydratarme Ernährung kritisieren, indem sie behaupten, sie würde zu einer Schilddrüsenunterfunktion führen, ist das nicht nur irreführend, sondern schlichtweg falsch.

Dr. Ron Rosedale

Das Problem dieses Kritikpunktes ist, dass er unvollständig ist. Bei manchen Menschen kann es bei einer ketogenen Ernährung zu einer Schilddrüsenunterfunktion kommen, wenn sie nicht genügend Kalorien zu sich nehmen – sind die Kalorien ausreichend, kommt es nicht zu einer Schilddrüsenunterfunktion. Hier ist die Anzahl der Kalorien von Bedeutung, nicht die ketogene Ernährung an sich. In Forschungsstudien, bei denen Menschen mit einer gut ausgearbeiteten, kohlenhydratarmen, fettreichen Ernährung mit mäßig Eiweiß und ausreichend Kalorien begleitet wurden, kam es nicht zu Schilddrüsenunterfunktionen. Und solange die Kalorien bei einer sehr kohlenhydratarmen Ernährung nicht eingeschränkt werden, bleiben Schilddrüsen- und Stoffwechselfunktion normal, ohne dass es notwendig ist, zusätzlich Glucose zu verzehren. Tatsächlich ist eine verminderte Schilddrüsenfunktion kein »krankhafter Zustand«, sagt Ernährungsberaterin und Ernährungspädagogin Nora Gedgaudas. Solange die Kalorien ausreichend sind, ist eine geringere Schilddrüsenfunktion tatsächlich ein Zeichen »einer verbesserten Leistungsfähigkeit der Stoffwechselfunktion und ist sozusagen ein wünschenswerter Marker für Langlebigkeit«.

EXPERTENWISSEN – KURZ UND KLAR Wenn Sie beim Beginn einer ketogenen Ernährung Schilddrüsen-probleme haben, können Sie Symptome einer Schilddrüsenfehl-funktion spüren. Aber die Menschen verwechseln den Zusammenhang häufig sehr schnell und halten ihre neue Ernährung für die Ursache. Das plötzliche Auftreten einer vorher nicht bestehenden Schilddrüsenerkrankung bei einer Person, die eine kohlenhydratarme, fettreiche Ernährung isst, habe ich noch nie gesehen. Es stimmt, dass es bei einer gut ausgearbeiteten ketogenen Ernährung im Laufe der Zeit zu einer langsameren Umwandlung des Schilddrüsenhormons T4 in aktives T3 kommen kann. Aber das bedeutet nicht, dass es ein Problem gibt.

Nora Gedgaudas

Die naturheilkundliche Ärztin Dr. Chris Decker schrieb in ihrem Onlineartikel »Does Paleo Make Us Hypothyroid?« (Führt Paläo zu einer Schilddrüsenunter-funktion?) über genau dieses Thema und erklärt, was genau mit der Schilddrüse passiert, wenn man bei einer kohlenhydratarmen, fettreichen Ernährung mit mäßig Eiweiß Ketonkörper produziert:

Wenn wir als hauptsächliche Treibstoffquelle Ketonkörper aus Fett verbrennen, muss unsere Schilddrüse einfach nicht so schwer arbeiten, wie wenn sie den Stoff-wechsel des Körpers bei einem weniger bevorzugten Treibstoff (Glucose) regeln muss. Wenn unsere Organe wider ihres besseren Wissens dazu gezwungen werden, Zucker vor Fett zu verstoffwechseln, wird mehr T3 benötigt, um mit diesem nichtidealen Szenario fertig zu werden. Unsere Schilddrüse muss Überstunden machen, und jemand – das arme T3! – muss die Arbeit erledigen. Verbrennen Sie jedoch stattdessen Fett als Treibstoff, kann T3 zu Hause bleiben und die Füße hochlegen.

Ein geringerer T3-Wert ist also tatsächlich eine sehr *gute* Sache!

EXPERTENWISSEN – KURZ UND KLAR Was wir für eine normale Schilddrüsenfunktion halten, könnte tatsächlich aufgrund der durchgehend kohlenhydratreichen Er-nährung eine erhöhte Funktion sein. In diesem Fall käme die bei einer kohlenhydratarmen, fettreichen, ketogenen Ernährung beobachtete geringere Schilddrüsenfunktion tatsächlich näher an den Normalwert heran.

Dr. Jay Wortman

Der Kardiologe Dr. William Davis stellt fest, dass Behauptungen über den Zusammenhang von sehr kohlenhydratarmen Ernährungsformen mit einer verringerten Schilddrüsenfunktion »einfach unwahr« seien. Er erklärt, dass bei jemandem, der bei einer ketogenen Ernährung Gewicht abnimmt, die Werte des Thyreoidea-stimulierenden Hormons (TSH, eines der der wichtigsten Schilddrüsenhormone, das bei einem erweiterten Schilddrüsenblutbild kontrolliert wird) steigen und freies T3 (ein weiteres Schilddrüsenhormon, das bei einem erweiterten Blutbild kontrolliert wird) zurückgeht, wovon manche fälschlicherweise glauben, es deute auf eine Schilddrüsenunterfunktion hin. Dr. Davis sagt jedoch, dass dies nicht völlig korrekt sei. »Diese besondere Situation stellt keine gestörte Schilddrüsenfunktion dar, sondern vielmehr eine physiologische Anpassung, um den Gewichtsverlust durch Verringerung der Stoffwechselrate zu begrenzen – ein Überlebensmechanismus, der den Körper vorm Verhungern schützen soll«, stellt er richtig. »Diese hormonellen Anpassungen sind vorübergehend und korrigieren sich über mehrere Wochen von selbst, nachdem das Gewicht stabil ist. Aber sie sind kein Anzeichen einer Schilddrüsenstörung.«

EXPERTENWISSEN – KURZ UND KLAR Kurzfristig stellen wir bei einer ketogenen Ernährung ein Sinken der Schilddrüsenhormone fest, aber dies wird durch ein reaktionsfähigeres sympathisches Nervensystem ausgeglichen.

John Kiefer

Der zweite Punkt in dieser Kritik war eine postulierte Nebennierenschwäche bei einer ketogenen Ernährung: eine kohlenhydratarme Ernährung würde den Körper belasten, zu überarbeiteten Nebennieren führen und Sie müde, erschöpft und zittrig machen, so dass Sie sich nicht von sportlicher Betätigung erholen können und Schlimmeres. Was aber, wenn nichts davon mit einer ketogenen Ernährung zu tun hat? Es ist wahrscheinlicher, dass dies die Symptome eines zugrunde liegenden Problems sind, das schon lange vor dem Wechsel zu einer ketogenen Ernährung bestand. Wenn er nicht richtig durchgeführt wird, könnte der Wechsel ein schwelendes Problem wecken.

EXPERTENWISSEN – KURZ UND KLAR Es gibt anekdotische Berichte von Menschen, die nach einem längeren Zeitraum in der Ketose Symptome einer Nebennierenschwäche oder Schilddrüsenunterfunktion entwickelt haben; nach meinem Wissensstand gibt es jedoch keine Studien, die diese Berichte stützen.

Franziska Spritzler

Befindet man sich im Zustand der Ketose, verringert dies die Belastung für den Körper, da Nahrungsmittel-Übeltäter wie Zucker, Weißmehl, Getreide, Hülsenfrüchte und mehr wegfallen. Der Wechsel vom unnatürlichen und belastenden Zustand eines Zuckerverbrenners zum entspannteren Zustand eines Fettverbrenners ist zweifellos erheblich weniger belastend für Ihre Nebennieren. Ausreichend Schlaf, ein bisschen Sport und stressreduzierende Aktivitäten helfen Ihnen bei einer Nebennierenschwäche mehr, als der ketogenen Ernährung die Schuld zuzuweisen!

Dr. Eric Westman
Jeder Ernährungsansatz, der sich vom Stoffwechsel her gesehen erheblich von dem unterscheidet, was die meisten Menschen essen – wie eine kohlenhydratarme, ketogene Ernährung –, kann zu Blutwerten führen, die sich außerhalb des »Normbereichs« bewegen. Das bedeutet nicht immer, dass dieser Wert ungesund ist, denn der »Normbereich« wird durch das definiert, was am häufigsten vorkommt. Die Werte des Schilddrüsenhormons beispielsweise können außerhalb des Normbereichs liegen und dennoch völlig in Ordnung sein, wenn der Körper weniger Schilddrüsenhormon im Blut benötigt, weil er sensibler darauf reagiert. So haben die meisten keto-adaptierten Menschen sogenannte anormal niedrige Blutglucosewerte, weil sie so viele Ketonkörper verbrennen, dass sie keine hohen Blutglucosewerte mehr brauchen!

4. LDL- und Gesamtcholesterin steigen bei einer ketogenen Ernährung auf ungesunde Werte an

EXPERTENWISSEN – KURZ UND KLAR – Ein Übermaß an oxidationsanfälligen LDL-Partikeln ist bei Weitem die häufigste Auffälligkeit bei Menschen, die koronare Herzerkrankungen und Herzinfarkte entwickeln. Reichlich »gesundes Vollkorn« verzehrende Menschen haben ein erstaunliches Übermaß an diesen schädlichen LDL-Partikeln. Menschen, die Getreide und Zucker streichen und sich an einem gesunden Ketosezustand erfreuen, erleben eine drastische Verringerung und sogar völlige Beseitigung dieser kleinen, dichten LDL-Partikel.

Dr. William Davis

Wenn Sie eine kohlenhydratarme, fettreiche Ernährung verfolgen, geht das HDL-Cholesterin (das gute) nach oben, die Triglyceride sinken stark und die Teilchen des LDL-Cholesterins verändern sich von den gefährlichen kleinen, dichten Teilchen hin zu den viel gutartigeren größeren, flexibleren Teilchen. (In unserem Buch *Cholesterol Clarity* erklären wir das alles sehr viel ausführlicher.)

Dennoch trifft es zu, dass bei manchen Menschen während einer ketogenen Ernährung zwei Werte im Cholesterinblutbild – die LDL- und Gesamtcholesterinwerte – nach oben gehen können. Die Frage ist, ob das darauf hinweist, dass hier etwas Schlechtes für Ihre Gesundheit geschieht, oder nicht. LDL-Cholesterin (eine errechnete Größe) und Gesamtcholesterin sind tatsächlich zwei der am wenigsten interessanten Werte Ihres Cholesterinblutbildes, und für Ihre Gesamtgesundheit sind sie nicht so wichtig wie andere Werte. Wichtig ist die Aufteilung der LDL-Teilchen, die separat in einem ausführlicheren Cholesterinblutbild aufgeführt wird, das auch NMR-LipoProfile-Test genannt wird.

Worauf sollten Sie also bei Ihrer Cholesterinuntersuchung achten? Stellen Sie sicher, dass Ihr HDL-Cholesterin über 50, idealerweise bei über 70 liegt (der Verzehr gesättigter Fette hilft Ihnen, das zu erreichen). Bringen Sie Ihre Triglyceride auf unter 100, idealerweise auf unter 70 (am besten geht das durch Reduzierung der Kohlenhydratzufuhr). Verändern Sie die Größe Ihrer LDL-Teilchen (durch den NMR-LipoProfile-Test bestimmbar, den jeder Arzt anordnen kann) zu überwiegend großen, flexiblen Teilchen (indem Sie eine kohlenhydratarme, fettreiche, ketogene Ernährung essen). Lassen Sie zusätzlich einen hsCRP-Bluttest (high-sensitivity C-reaktives Protein) durchführen, um nach Anzeichen von Entzündungen, den *wahren* Schuldigen für Herzerkrankungen, zu suchen, und eine CT-Untersuchung Ihres Herzens, um nach Krankheitsanzeichen zu schauen.

Und wenn Sie sich während Ihrer kohlenhydratarmen, fettreichen Ernährung Gedanken über Ihr Cholesterin machen, lesen Sie *Cholesterol Clarity*, das sehr detailliert in dieses Thema eintaucht.

5. Sehr kohlenhydratarme Ernährungsformen führen zu verminderter Schleimproduktion, die trockene Augen und einen trockenen Mund verursacht

EXPERTENWISSEN – KURZ UND KLAR – Die Behauptung, dass ketogene Ernährungsweisen zu verminderter Schleimproduktion führen, ist eine grobe Fehlinterpretation. Erstens habe ich das in Jahrzehnten der Anwendung dieser Ernährung bei Patienten nie beobachtet. Zweitens ist es eine Behauptung, dass Schleim ein Glucose benötigendes Glykoprotein ist, weshalb seine Produktion verringert wird, wenn man keine Glucose isst, was zu trockenen Augen und einem trockenen Mund führt. Betrachtet man jedoch die Tatsache, dass die Serumglucose während des Verhungerns fast bis zum Tod auf Normalwerten gehalten wird, ergibt das wenig Sinn. Anders gesagt: Wenn sie wirklich gebraucht wird, ist reichlich Glucose verfügbar.

Dr. Ron Rosedale

Bei diesem Vorwurf gegenüber sehr kohlenhydratarmen Ernährungsweisen muss ich einfach weinen. Ist das ernst gemeint?! Der Gedanke dahinter ist, dass man früh und häufig nach Augentropfen greifen muss, wenn man nicht genügend Kohlenhydrate isst, weil unser Körper Glucose braucht, um Schleim herzustellen – einschließlich Speichel, Schweiß und Tränen. Darf ich sagen, dass das einfach unglaublich lächerlich ist? Ich esse seit mehr als einem Jahrzehnt eine kohlenhydratarme, fettreiche Ernährung und habe nie ein Problem mit trockenen Augen und einem trockenen Mund gehabt. Und ich bin in Kontakt mit Zehntausenden Menschen gekommen, die auf diese Art und Weise essen, und habe nicht ein einziges Mal gehört, dass irgendjemand solche Probleme hat.

Die Ernährungsberaterin und -pädagogin Nora Gedgaudas sagt, dass ein Mangel an Schleim für »eine gesunde Person, die eine ketogene Ernährung beginnt, kein Grund zur Sorge ist«. »Ich kann ehrlich sagen, dass mir persönlich bei dieser Art zu essen das Problem eines ›Schleimmangels‹ nie untergekommen ist«, sagt sie. Gedgaudas erklärt, dass es eine »große Panikmache« gibt, die »lächerlich schwarzmalend ist und in keinerlei Zusammenhang mit einem normalen, gesunden ketogenen Zustand steht«.

Bei einer sehr kohlenhydratarmen Ernährung verläuft die Schleimproduktion normal, da unser Körper durch die Gluconeogenese genug Glucose produzieren kann. Dieser Vorwurf ist wirklich eine Finte, es sei denn, es gibt irgendein zugrunde liegendes Stoffwechselproblem hinsichtlich von Aminosäuren. Gedgaudas merkt an, dass eine in der Ausgabe des *Journal of Nutrition* vom Juni 2006 veröffentlichte Studie herausgefunden hat, dass eine beeinträchtigte Produktion von Mucinen (den Molekülen, aus denen Schleim besteht) mehr mit einem Ungleichgewicht der Aminosäuren als mit einem »Kohlenhydratmangel« zu tun hat. Der Verzehr von Knochenbrühe und Gelatine von Weidetieren hilft dabei, ein gestörtes Gleichgewicht der Aminosäuren zu beheben, erklärt sie.

Wenn jemand bei einer sehr kohlenhydratarmen, fettreichen, ketogenen Ernährung mit trockenen Augen und einem trockenen Mund zu kämpfen hat, ist es wahrscheinlicher, dass er oder sie einfach anfälliger dafür ist als andere. Empfindlichkeiten bei bestimmten Nahrungsmitteln oder Nahrungsbestandteilen könnten auch zu diesem Problem beitragen. Das unterstreicht die Bedeutung des eigenen Ausprobierens bei der Ernährung, um nach Dingen wie Milchunverträglichkeit, Problemen mit Nachtschattengewächsen (beispielsweise Tomaten und Paprika) und weiteren zu schauen. Eine autoimmune Ausschlussdiät kann Ihnen dabei helfen, festzustellen, ob Sie auf bestimmte Nahrungsmittel sensibel reagieren. Mehr über diese Diät finden Sie in *Die Paläo-Therapie* von Dr. Sarah Ballantyne.

6. Der Mangel an Ballaststoffen bei einer sehr kohlenhydratarmen Ernährung führt zu Verstopfung

Ernährungsexperten beschreiben Ballaststoffe in der Ernährung als ideale Möglichkeit, Sie zu füllen und für einen regelmäßigen Stuhlgang zu sorgen; sie tragen quasi einen Heiligenschein. Es ist also nicht weiter überraschend, dass sehr kohlenhydratarme Ernährungsformen von diesen Gesundheitsgurus unter Beschuss genommen werden. Ja, wenn Sie eine ketogene Ernährung wählen, verringern Sie die von Ihnen verzehrte Ballaststoffmenge stark. Sie können jedoch reichlich Ballaststoffe in Form von nichtstärkehaltigen und grünen Blattgemüsen aufnehmen, ohne auf das Essen »gesunder Vollkornprodukte« zurückgreifen zu müssen. Außerdem kann eine Verstopfung einfach durch das Trinken von mehr Wasser und das Hinzufügen von Meersalz und Magnesium zu Ihrer Ernährung vermieden werden.

Dr. Eric Westman
Fast jeder bemerkt, dass er oder sie nach dem Beginn einer ketogenen Ernährung zu weniger häufigem Stuhlgang neigt. Das ist kein medizinisches Problem, das behandelt werden muss. Wenn Sie jedoch während der Phase der Keto-Adaption unter hartem Stuhl oder erschwerter Entleerung leiden, sind Wassertrinken, der Verzehr von Brühe und Magnesiamilch hilfreiche Gegenmittel.

7. Bei sehr kohlenhydratarmen, ketogenen Ernährungsformen kommt es zu einem starken Nährstoffmangel

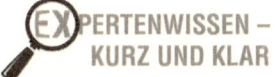

EXPERTENWISSEN – KURZ UND KLAR — Häufig bemerken Menschen gesundheitliche Vorteile, wenn sie in die Ketose kommen. Wenn sie jedoch nicht ausreichende Mengen an Mikronährstoffen zu sich nehmen, insbesondere Vitamin C, K und E sowie pflanzenbasierte Antioxidantien, ist es wahrscheinlich, dass sie nach zwei oder drei Jahren in der Ketose einen Mangel dieser Nährstoffe entwickeln, wenn die Nährstoffspeicher erschöpft sind. Durch den Verzehr von mehr Innereien, grünem Gemüse und schwefelhaltigen Gemüsen wie Zwiebeln, Pilzen und Kohl ist es möglich, in der Ketose die Zufuhr an Antioxidantien und den Vitaminen C, K und E aufrechtzuerhalten.

Dr. Terry Wahls

Manche staatlich geprüfte Diätassistenten vertreten die Auffassung, dass das Essen einer sehr kohlenhydratarmen, ketogenen Ernährung zu einem Mangel an wichtigen Nährstoffen führen kann. Das Ironische an dieser Idee ist, dass eine gesunde kohlenhydratarme Ernährung einige der nährstoffreichsten Nahrungsmittel unseres Planeten enthält, die voller essenzieller Vitamine und Mineralstoffe sind und Ihrem Körper dabei helfen, gesund zu funktionieren. Es wird häufig angenommen, dass Obst und Gemüse die einzigen Quellen dieser Nährstoffe sind, aber tatsächlich sind viele kohlenhydratarme, fettreiche Nahrungsmittel ebenfalls nährstoffreich.

Grundnahrungsmittel einer ketogenen Ernährung wie rotes Fleisch, Eier, Käse, Fisch und Nüsse bieten etwas, das in einer fettarmen Ernährung völlig fehlt: fettlösliche Vitamine! Diese können nur aufgenommen werden, wenn Sie Fett essen, und sie sind essenziell für Ihre Gesundheit. Anstatt also einen Nährstoffmangel zu verursachen, liefert eine kohlenhydratarme, fettreiche Ernährung tatsächlich sogar *mehr* Nährstoffe, als Sie vermutlich je zuvor gegessen haben.

8. Bei einer ketogenen Ernährung kann man wegen des Vitamin-C-Mangels Skorbut bekommen

EXPERTENWISSEN – KURZ UND KLAR — Die beiden Forscher Vilhjalmur Stefansson und K. Andersen lebten und reisten neun Jahre lang mit den Inuit und aßen deren tierbasierte, kohlenhydratarme, fettreiche Ernährung. Später wurden die zwei Forscher ein Jahr lang im Bellevue Hospital in New York während ihrer fleischbasierten ketogenen Ernährung (einschließlich Innereien und Knochenbrühe) untersucht und die Ergebnisse wurden 1930 veröffentlicht. Sie blieben während der ein Jahr dauernden Studie gesund und litten nicht an Skorbut oder anderen Nährstoffmängeln, wie von den führenden Ernährungswissenschaftlern der Zeit vorausgesagt worden war.

Dr. Keith Runyan

Mit der Behauptung, dass der Ketosezustand Ihrem Körper nicht erlaubt, genügend Vitamin C aufzunehmen, was zu Skorbut führt (einer Erkrankung, die sich mit Symptomen extremer Erschöpfung, Hautflecken, wundem und blutendem Zahnfleisch und Depressionen ankündigt), geht die Panikmache weiter.

Wer nicht extrem sensibel auf Kohlenhydrate reagiert, hat die Möglichkeit, viele hervorragende, kohlenhydratarme, nichtstärkehaltige Gemüse wie beispielsweise Brokkoli, Grünkohl und grüne Paprika zu essen, die randvoll mit Vitamin C sind. Aber auch wenn dieses Gemüse keinen großen Teil Ihrer ketogenen Ernährung darstellt, sollten Sie sich an folgenden wichtigen Punkt erinnern: Da Kohlenhydrate die Menge an Vitamin C in Ihrem Körper verringern, *brauchen* Sie gar nicht mehr so viel Vitamin C, wenn Sie die Kohlenhydrate streichen. Tatsächlich bedeutet das also, dass Sie mehr Vitamin C essen müssen, wenn Sie eine kohlenhydratreiche Ernährung voller Zucker, Getreide und stärkehaltigen Nahrungsmitteln zu sich nehmen, als wenn Sie sich in der Ketose befinden.

Und schließlich befindet sich auch in tierischen Nahrungsmitteln Vitamin C, wie der Arktisreisende und -forscher Vilhjalmur Stefansson bewies. Neun Jahre lang studierte er Anfang des 20. Jahrhunderts die Ernährungsgewohnheiten der Inuitbevölkerung in Alaska und bemerkte, dass ihre Ernährung überwiegend aus Fett und Eiweiß bestand bei einer während einem Großteil des Jahres sehr geringen Kohlenhydratzufuhr. Anders ausgedrückt befanden sich diese Menschen aller Wahrscheinlichkeit nach die meiste Zeit in der Ketose. Nach seiner Rückkehr nach Hause und dem Bekanntmachen seiner Erkenntnisse weigerte sich das medizinische Establishment zu glauben, dass Stefansson mit überwiegend Fett, geringen Mengen an Eiweiß und sehr wenig Kohlenhydraten gesund hatte überleben können.

Deshalb stimmte er einer einjährigen stationären Stoffwechselstudie zu, bei der er auf einer Krankenhausstation eingesperrt wurde, damit seine gesamte Nahrungszufuhr überwacht und seine Gesundheit analysiert werden konnte. Am Ende des

Experiments, bei dem er eine fast völlig fleischbasierte Ernährung zu sich nahm, zeigte er keine Anzeichen gesundheitlicher Probleme und keinen Vitaminmangel. Die Ergebnisse dieser Studie wurden 1930 im *Journal of Biological Chemistry* veröffentlicht.

So viel also zum Versuch, die Menschen mit der Angst vor Skorbut vor der Ketose zu erschrecken!

Dr. Eric Westman
Ich habe mal den Vortrag einer Expertin über die Gesundheit der Inuit gehört.
Sie erklärte, dass die Inuit niemals unter Skorbut litten, weil die von ihnen
verzehrten Nahrungsmittel reichlich Vitamin C enthalten. Natürlich war es
dort, wo die traditionellen Inuit lebten, so kalt, dass sie nie Obst oder Gemüse
aßen, sondern nur tierische Produkte. Am Ende ihres Vortrags erinnerte sie uns
daran, dass wir trotz dieser Information immer noch fünf Portionen Obst und
Gemüse täglich essen sollten – stellen Sie sich das vor. Das zeigt, wie tief die
Bedeutung von Obst und Gemüse in unserer Kultur verwurzelt ist.

9. Der Verzehr einer sehr kohlenhydratarmen Ernährung erhöht das Auftreten von Nierensteinen

EXPERTENWISSEN – KURZ UND KLAR Die verbreitete Fehlinformation, dass Ketose und kohlenhydratarme Ernährungsformen Nierenschäden und Nierensteine verursachen, konnte in der klinischen Praxis weder beobachtet noch in den zahlreichen über die letzten 15 Jahre oder länger durchgeführten Studien nachgewiesen werden. Stattdessen waren die von uns beobachteten Ergebnisse alle positiv.

Jackie Eberstein

Dies ist ein weiterer häufiger Kritikpunkt sehr kohlenhydratarmer Ernährungsformen, der in Wirklichkeit jeder Grundlage entbehrt. Behauptet wird, dass die Wahrscheinlichkeit, aus Harnsäure bestehende Nierensteine zu entwickeln, bei sich ketogen ernährenden Menschen 500 Mal höher ist und dass die Wahrscheinlichkeit, die häufiger vorkommenden, aus Calciumoxalat bestehenden Nierensteine zu entwickeln, 50 Mal höher ist. Was ist die vorgeschlagene Lösung der Kritiker? Mehr Kohlenhydrate wie weißen Reis und Kartoffeln essen.

**EXPERTENWISSEN –
KURZ UND KLAR** Wenn eine Person sich auf irgendeine Weise unwohl fühlt und Symptome zeigt, muss sie mit einem qualifizierten, sachkundigen und fähigen Experten tief graben, um das zugrunde liegende Problem zu bestimmen. Hier ein Hinweis: Es hat nichts mit einem ›Stärkemangel‹ zu tun. Graben Sie tiefer! Man kann keine sogenannten sicheren Stärkeprodukte wie weißen Reis und Kartoffeln essen und erwarten, in einem gesunden ketogenen Zustand zu bleiben.

Nora Gedgaudas

Ebenso wie die Angst vor trockenen Augen und trockenem Mund, über die weiter vorne in diesem Kapitel gesprochen wurde, ist dies ein Beispiel dafür, wie der ketogenen Ernährung die Schuld zugeschoben wird, wenn jemand sowieso eine Veranlagung zu Nierensteinen hat. Um Nierensteinen vorzubeugen, sollten sie sicherstellen, dass Sie ausreichend mit Flüssigkeit versorgt sind, Ihre Ernährung außerdem mit Magnesium und Kaliumcitrat ergänzen, kohlensäurehaltige Getränke aus Ihrer Ernährung verbannen (sie sind voller Phosphate, die zur Steinbildung beitragen) und den pH-Wert Ihres Urins im Auge behalten (Teststreifen zur Messung erhalten Sie in jeder Drogerie; drehen Sie an Ihrer Ernährung, um den Urin eher basischer als saurer zu machen). Im Hinterkopf behalten sollten Sie, dass die Bildung von Nierensteinen bei einer kohlenhydratreichen Ernährung verbreiteter ist als bei kohlenhydratarmer Ernährung, wie eine im Dezember 1978 im *British Journal of Urology* veröffentlichte Studie zeigte.

Es ist auch wichtig, darauf hinzuweisen, dass viele, die sich auf eine kohlenhydratarme, fettreiche, ketogene Ernährung einlassen, Probleme mit Fettleibigkeit, Diabetes Typ 2 und dem metabolischen Syndrom haben – alles Faktoren, die zur Entstehung von Nierensteinen beitragen. Und wenn Ihre kohlenhydratarme Ernährung höhere Mengen an Eiweiß enthält, als Sie benötigen, kann das auch die Ausscheidung von Harnsäure erhöhen, was zu Nierensteinen führt (ein weiterer Grund, die Eiweißzufuhr einzuschränken und die Fettmenge zu erhöhen). Zwar können die Harnsäurewerte im Blut tatsächlich ansteigen, wenn Sie mit der ketogenen Ernährung beginnen, aber sie normalisieren sich wieder innerhalb von vier bis acht Wochen.

10. Sehr kohlenhydratarme Ernährungsweisen führen zu Insulinresistenz und einem »Glucosemangel«

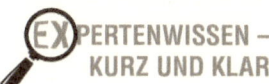 EXPERTENWISSEN – KURZ UND KLAR Es gibt keinen ›Glucosemangel‹. Er ist in keinem medizinischen Fachbuch auf diesem Planeten zu finden.

Nora Gedgaudas

Ehrlich gesagt ist das der lächerlichste Vorwurf von allen. Es wird argumentiert, dass das Befolgen einer sehr kohlenhydratarmen Ernährung zu einem »Glucosemangel« führt, der eine Insulinresistenz verursacht (bei der der Körper Insulin nicht effizient verwenden kann, was zu Regulationsstörungen des Blutzuckers und anderen Gewichts- und Gesundheitsproblemen führt). Menschen, die das behaupten, sind der Meinung, dass bei einer ketogenen Ernährung eine Insulinresistenz entsteht, um Glucose für eine richtige Hirnfunktion zu schützen. Wo fange ich bei diesem Unsinn bloß an?

Lassen Sie mich erst einmal sagen, dass es keinen »Glucosemangel« gibt. Ihr Körper und Ihr Gehirn funktionieren mit Ketonkörpern als Treibstoffquelle prima. Da die Glucose durch Fettsäuren und Ketonkörper ersetzt wird, fällt der Blutzuckerspiegel unter das, was wir als »normalen« Bereich betrachten. Aber das ist überhaupt nicht schlimm.

Tatsächlich schont der geringere Bedarf an Glucose Muskelmasse, und der hormonelle Mechanismus für die Blutzuckerregulierung wird durch das Vorhandensein von Fettsäuren und Ketonkörpern gehemmt, was sie zu einem angemessenen Glucoseersatz macht. Denken Sie daran, dass der Ketosezustand in Wirklichkeit vor einer Insulinresistenz schützt, die Sie mit aller Macht treffen könnte, wenn Sie wieder mit dem Verzehr von Kohlenhydraten anfangen. Aus diesem Grund sollten Sie niemals einen oralen Glucosetoleranztest machen, wenn Sie eine kohlenhydratarme, fettreiche, ketogene Ernährung verfolgen – die Glucosesirup-Mischung wird Ihren Körper überlasten und schafft kein präzises Bild dessen, was tatsächlich im Körper passiert.

Die Quintessenz ist: Eine Ernährung mit sehr wenig Kohlenhydraten und viel Fett *beugt* einer Insulinresistenz *vor*. Das Vorhandensein von β-Hydroxybutyrat (dem Ketonkörper im Blut) erhöht Ihre Resistenz gegenüber oxidativem Stress und wirkt entzündungshemmend (eine sehr gute Sache für Ihre allgemeine Gesundheit!).

Sollen sie es nur versuchen – die Gegner der gesunden ketogenen Ernährung können nicht verhindern, dass die Wahrheit über die unglaublichen therapeutischen Wirkungen der Ketose ans Licht kommt.

In den nächsten drei Kapiteln untersuchen wir in drei Bereichen die wissenschaftlichen Grundlagen, die kohlenhydratarme, fettreiche Ernährungsweisen mit mäßig Eiweiß untermauern: Wofür wir belastbare Beweise haben, wofür wir einigermaßen gute Beweise haben und sich herausbildende Bereiche von Interesse. Hat eine Studie gezeigt, dass die Ketose bei einer bestimmten Krankheit hilft, werden Sie darüber im folgenden Kapitel lesen. Halten Sie sich bereit, sich verblüffen zu lassen!

Keto in Kürze

→ Die spontane Verringerung der verzehrten Kalorien ist ein großer Vorteil der Ketose.

→ Bei jeder Diät beginnt der Gewichtsverlust mit der Verringerung des Wassergewichts, bis der Fettverlust einsetzt.

→ Die Hysterie, dass sehr kohlenhydratarme Ernährungsformen eine Schilddrüsenunterfunktion verursachen, ist unbegründet.

→ Es ist besser, den Fokus von LDL- und Gesamtcholesterin auf die LDL-Teilchen zu verlagern, um das tatsächliche Risiko für die Herzgesundheit zu bestimmen.

→ Es gibt keinen Beweis dafür, dass eine ketogene Ernährung einen Schleimmangel verursacht.

→ Verstopfung kann bei einer kohlenhydratarmen Ernährung durch Gemüse, Salz, Magnesium und Wasser behoben werden.

→ Die Auffassung, dass eine ketogene Ernährung Nährstoffmängel verursacht, ist unbegründet, solange Sie eine Vielzahl nährstoffreicher Nahrungsmittel essen.

→ Trotz der Panikmache ist Skorbut durch einen Vitamin-C-Mangel bei ketogenen Ernährungsweisen kein Problem.

→ Nierensteine sind das Ergebnis einer kohlenhydratreichen, nicht einer kohlenhydratarmen Ernährung.

→ Sehr kohlenhydratarme Ernährungsformen verbessern die Insulinsensibilität, statt eine Insulinresistenz zu verursachen.

→ Es gibt keinen »Glucosemangel«.

Kapitel 16

Wissenschaftliche Grundlagen für die therapeutische Verwendung ketogener Ernährungsweisen

Dr. Eric Westman

Der ehemalige kanadische Premierminister Lester B. Pearson sagte einmal, dass »Missverständnisse, die aus Ignoranz entstehen, zu Furcht führen«. Vielleicht passiert genau das, wenn manche Menschen (sogar Experten aus der Wissenschaft) zu kohlenhydratarmen Ernährungsformen befragt werden. Aber das ist keine angemessene wissenschaftliche Reaktion auf einen Wissensmangel. Wenn es zu einem Thema nicht viel Forschung gibt (wie bei kohlenhydratarmen Ernährungsweisen), wissen wir nicht, ob es gut oder schlecht ist. Es wurde einfach angenommen, dass kohlenhydratarme, fettreiche Ernährungsweisen schlecht sind, und das führte zu einem Tabu bezüglich deren Erforschung, das von 1980 bis 2002 währte. In den letzten Jahren kehrte jedoch die Forschung zu kohlenhydratarmen Ernährungsweisen zurück, und die Ergebnisse waren überwältigend positiv. Gemäß der vor Gericht geltenden Maßstäbe hätte die kohlenhydratarme, fettreiche, ketogene Ernährung bis zum Beweis des Gegenteils als unschuldig betrachtet werden müssen. Aber stattdessen wurde sie als schuldig erachtet, bis die Unschuld bewiesen wurde.

Alles, was Sie bis zu diesem Punkt in diesem Buch gelesen haben, basiert auf unseren Erfahrungen mit ketogenen Ernährungsformen. Es ist gut möglich, dass Sie handfeste Beweise dafür haben möchten, dass alles, was wir hier als Wahrheit darlegen, wissenschaftlich nachgewiesen ist – was völlig in Ordnung ist. Tatsächlich ermutigen wir Sie dazu, alles in Frage zu stellen, was Sie von sogenannten Gesundheitsexperten je gehört haben oder noch hören werden. Es reicht einfach nicht mehr, dem zu vertrauen, was wir in Sachen Ernährung und Gesundheit immer für wahr gehalten haben. Wir brauchen echte Beweise und in den nächsten paar Kapiteln werden wir Ihnen zeigen, was die Wissenschaft bei kohlenhydratarmen, fettreichen Ernährungsweisen nachgewiesen hat.

Seien Sie ein vorsichtiger Informationskonsument

Bevor wir damit anfangen, die Vielzahl an Studien zu beschreiben, die die Anwendung ketogener Ernährungsformen bei verschiedenen gesundheitlichen Problemen unterstützen, möchten wir die verschiedenen existierenden Forschungsarten erklären und wie die überwältigende Menge an Informationen, die wir in den Nachrichten über Forschungen hören, gesichtet und bewertet wird. Die meisten Journalisten haben kein Fachwissen, um die Relevanz oder Bedeutung von Forschungsstudien zu bewerten, weshalb sie über jede Pressemitteilung berichten, die sie von medizinischen Fachzeitschriften oder Forschungsinstituten erhalten. Diese Pressemitteilung wird dann in den Abendnachrichten, in Zeitschriften und Magazinen und dem gesamten Internet wiedergekäut. Die allgemeine Bevölkerung hat wiederum nicht das notwendige Wissen und die Erfahrung, um zu entschlüsseln, was die Ergebnisse der Forschung wirklich bedeuten. Viele nehmen einfach alles, was sie hören, für bare Münze. Denn sie vermuten, dass Wissenschaft immer die Wahrheit zeigt.

Die erste Frage, die Sie sich bei jeder Forschungsstudie stellen sollten, ist: »Trifft diese Studie auf mich zu?« Mit dieser Frage im Hinterkopf ist es leicht, sich nur auf Forschungen zu konzentrieren, die mit menschlichen Testpersonen durchgeführt wurden. Leider wird einiges in der Ernährungsforschung, das uns dann in den Nachrichten vermittelt wird, an Ratten oder Mäusen durchgeführt, deren Ergebnisse dann auf die Anwendung beim Menschen übertragen werden. Ein erstklassiges Beispiel dafür ist eine Studie, die in der Ausgabe des *American Journal of Physiology – Endocrinology and Metabolism* vom 1. November 2013 veröffentlicht wurde und folgerte, dass eine kohlenhydratarme, fettreiche, ketogene Ernährung die Glucosetoleranz beeinträchtigt, was wiederum zu einem Anstieg der Insulinresistenz führt. Wer waren die Forschungsobjekte? Ratten! Natürlich wurde diese wesentliche Tatsache in der schadenfrohen Berichterstattung zu dieser Untersuchung nicht erwähnt.

Die Realität ist, dass diese Arten von Studien nicht für die Hauptsendezeit geeignet sind – Ratten und Mäuse sind dem Menschen einfach nicht ähnlich genug, um die Ergebnisse eins zu eins auf den Menschen übertragen zu können. Stattdessen helfen diese Studien den Wissenschaftlern bei der Entwicklung von Theorien, die eine weitere Untersuchung an größeren Tieren und vielleicht schließlich an Menschen rechtfertigen (an diesem Punkt lassen sich die Ergebnisse eher auf uns anwenden). Der Grund dafür, dass so viel mit Ratten und Mäusen geforscht wird, ist, dass dies in der Durchführung recht kostengünstig ist und die Tiere benutzt werden können, um am gesamten Tierkörper Messungen durchzuführen.

Es ist jedoch etwas komplizierter, als sich nur auf die Forschung mit Menschen zu konzentrieren, wenn man die Studien finden möchte, die tatsächlich etwas über uns selbst aussagen können. Da gibt es noch etwas, das die »Hierarchie der klinischen Forschung« genannt wird – das bedeutet, dass manche Forschungen an Menschen für eine Einzelperson interessanter sind als andere.

EXPERTENWISSEN – KURZ UND KLAR Die anekdotische Evidenz befasst sich mit Themen, bei denen es schwierig ist, etwas deutlich zu machen, was intuitiv verstanden wird. Die beste Forschungsmethode ist eine, die die Frage beantwortet; und manche Fragen werden von anekdotischer Evidenz gut beantwortet.

Dr. Richard Feinman

Eine n=1-Fallstudie gibt die Erfahrung einer Einzelperson wieder (für unsere Zwecke normalerweise eine Person, die ihre Ernährung verändert). Die meisten Menschen spielen die Bedeutung von solchen Studien zwar herunter, aber aus den Erfahrungen einer Person können viele Informationen abgeleitet werden – besonders, wenn diese Erfahrungen neu oder ungewöhnlich sind. Wenn beispielsweise ein Alien auf die Erde käme und wir ihn sehr sorgfältig studieren würden, würden wir die gesammelten Informationen einfach deshalb ablehnen, weil nur an einem Alien geforscht wurde? Natürlich nicht! Und wenn ein Forscher allein den Nordpol erreicht und dieses Erlebnis dokumentiert, werden die auf dem Weg gemachten Entdeckungen deshalb verworfen, weil er oder sie sie im Alleingang gemacht hat? Auf keinen Fall.

Dr. Eric Westman
Ich betrachte das im 9. Kapitel beschriebene n=1-Experiment von Jimmy wie die Beobachtungen eines der ersten Arktisforscher. Seine Ergebnisse mögen zwar nicht dieselben sein wie Ihre, aber meiner Erfahrung nach kommen Menschen, die etwas Ähnliches versuchen, auch zu ähnlichen Ergebnissen.

Dann gibt es noch verschiedene Forschungsarten – beobachtende Forschung, Fall-Kontroll-Studien, Kohortenstudien und epidemiologische Forschung – deren Zweck es ist, Hypothesen zu generieren. Sie leisten Vorarbeit, die anschließend von anderen genutzt wird, indem sie Theorien entwickeln, die in kontrollierten klinischen Studien untersucht werden. Insbesondere in epidemiologischen Studien schaut man sich eine große Datenmenge an, wendet verschiedene Parameter an und hält nach Mustern Ausschau, aus denen eine Hypothese entwickelt wird, die in zukünftigen Studien erforscht werden kann. Aufgrund der Begrenzungen solcher Forschungen sind sie für eine Einzelperson mit Sicherheit nicht relevant. Ihr Zweck ist es nicht, bestimmte Fragen zu beantworten, sondern eine Bühne für Forschungen zu bereiten, die dann auf eine Einzelperson angewendet werden können.

Beobachtende Studien dienen meist dazu, Zusammenhänge zwischen Dingen zu finden. Um es deutlich zu machen (und das haben Sie vielleicht schon mal gehört): Ein Zusammenhang (Korrelation) ist nicht gleichzusetzen mit einer Ursache (Kausalität). Nur weil zwei Dinge zur gleichen Zeit passieren, bedeutet das nicht, dass die eine Sache die andere verursacht. Die Gesundheitsbloggerin und Autorin Denise Minger hat in einem Gastartikel im Blog *Mark's Daily Apple* ein ausgezeichnetes Beispiel gegeben. Sie hat festgestellt, dass im Jahr von Justin Biebers Geburt die Cholesterinwerte sanken. Als jedoch Facebook erfunden wurde, gingen die Werte wieder nach oben. Daher ist das ein »Anzeichen« dafür, dass Facebook die cholesterinsenkende Wirkung von Justin Bieber aufgehoben hat. Ja, das klingt absurd, und das soll es auch. Und trotzdem wird diese Verbindung von »Korrelation gleich Kausalität« in Ernährungsstudien häufig hergestellt.

EXPERTENWISSEN – KURZ UND KLAR Die Forschung zur ketogenen Ernährung war bisher ziemlich eingeschränkt, weil die Kommissionen, die Forschungen finanziell unterstützen, entweder nichts über ihre möglichen Vorteile wissen oder voreingenommen sind. Daher fühlen sich nur wenige Menschen dazu ermutigt, diesem Ansatz zu folgen.

Dr. Keith Runyan

Die epidemiologische Forschung im Bereich Ernährung ist eine Art Hypothesen hervorbringende Kohortenforschung, die unsachgemäß dazu verwendet wurde, Schlüsse darüber zu ziehen, welche Nahrungsmittel gesund oder ungesund sind. Eine im *Journal of Epidemiology & Community Health* veröffentlichte Studie aus dem April 2014 folgerte beispielsweise, dass es unser Sterberisiko jederzeit um 42 Prozent senkt, wenn wir sieben oder mehr Portionen Obst und Gemüse täglich essen (verglichen mit weniger als einer Portion täglich). Wie sind die Forscher zu dieser Offenbarung gekommen? Sie haben die selbst geschriebenen Essenstage-bücher von 65.226 Briten ausgewertet, die von 2001 bis 2008 an einer jährlichen Umfrage teilgenommen hatten. Diese Menschen befanden sich nicht in einer kontrollierten Umgebung, und die Studie verließ sich stark darauf, dass sich die Patienten an das erinnern konnten, was sie im vergangenen Jahr gegessen hatten. Die Forscher hätten die bei ihrer epidemiologischen Forschung gesammelten Daten und Ergebnisse dazu verwenden sollen, in einer kontrollierten, klinischen Umgebung neue Untersuchungshypothesen zu entwickeln. Das haben sie nicht getan. Stattdessen verkündeten die Schlagzeilen die Entdeckung »neuer Hinweise für den Zusammenhang des Verzehrs von Obst und Gemüse mit geringerer Sterblichkeit«. Für die allgemeine Bevölkerung ist das unglaublich irreführend, aber leider kennen die meisten Menschen den Hintergrund nicht.

Eine weitere Studie, die von Forschern der Harvard School of Public Health am 12. März 2012 in den *Archives of Internal Medicine* veröffentlicht wurde, folgerte, dass der Verzehr von rotem Fleisch mit einem erhöhten Gesamtsterblichkeitsrisiko, kardiovaskulären Mortalitätsrisiko und Krebssterblichkeitsrisiko in Verbindung steht. Die Studie fasste die Daten von 37.698 Männern der *Health Professionals Follow-up-Studie* aus bis zu 22 Jahren und die von 93.644 Frauen der *Nurses' Health-Studie* aus bis zu 28 Jahren zusammen, die zu Beginn weder an Herz-Kreislauf-Erkrankungen noch an Krebs litten. Jetzt kommt der Knaller: Die Ernährung der Teilnehmer wurde anhand von Fragebögen bewertet, die alle vier Jahre ausgeteilt wurden. Wieder einmal verließ man sich für den Erhalt der Informationen, die man für diese Korrelation verwendete, stark auf die Erinnerung an die in den letzten Jahren verzehrten Nahrungsmittel. Aber wissen Sie denn, was Sie vor zwei Wochen zum Mittagessen gegessen haben oder besser noch vor *vier* Jahren? Nein, ich auch nicht. Und trotzdem verkünden die Schlagzeilen in fetter Schrift »Verzehr von rotem Fleisch steht mit erhöhtem Gesamtsterberisiko, kardiovaskulärer und Krebsmortalität in Verbindung« und versetzen alle in Todesangst davor, ein Steak oder einen Hamburger zu essen!

Die einzige Forschung, die zu einer zuverlässigen Schlussfolgerung über das führen kann, was wir zum Gesundbleiben tun sollten, ist die experimentelle Forschung. Vermutlich kennen Sie das noch aus dem Biologie- oder Chemieunterricht in der Schule. Es gab genau festgelegte Substanzen, vielleicht Chemikalien in einem Reagenzglas, und verschiedene Tests. Vielleicht wurden Sie dazu aufgefordert, ein Experiment mehrfach durchzuführen, um gleiche Ergebnisse sicherzustellen. Und zwar deshalb, weil es, um wirklich wissen oder schlussfolgern zu können, dass eine Sache durch eine andere verursacht wird, zwingend erforderlich ist, zu experimentieren, und es dann wieder und wieder zu tun, um sicherzugehen, dass jedes Mal dasselbe Ergebnis dabei herauskommt. Hinsichtlich der praktischen Anwendung ist dies die wichtigste Forschung. Wenn eine solche Studie durchgeführt wird, wird sie als *kontrollierte klinische Studie* bezeichnet.

Dr. Eric Westman
Leider ist die Durchführung von kontrollierten klinischen Studien über Ernährung und Gesundheit mit menschlichen Testpersonen sehr teuer und zeitaufwändig, und die für die Entwicklung dieser Studien zuständigen Forscher waren stark prädisponiert, fettarme statt fettreiche Ernährungsformen zu untersuchen. Das Ergebnis ist, dass es im Vergleich zu fettarmen Ernährungsweisen oder Medikamenten relativ wenig Informationen über kohlenhydratarme, fettreiche Ernährungsformen gibt.

Kontrollierte Studien, bei denen eine Vorgehensweise mit einer anderen verglichen wird, gehören zu einer dieser vier Kategorien: einer *Parallelgruppe*, bei der die Teilnehmer zufällig einer Gruppe zugeteilt werden; einer *Cross-Over-Studie*, bei der die Teilnehmer nacheinander in zufälliger Reihenfolge die Maßnahme erhalten; einem *Cluster*, bei dem vorbestehende Gruppen zufällig für eine Maßnahmenart ausgewählt werden; oder einem *faktoriellen Versuchsplan*, bei dem die Teilnehmer zufällig für eine Mischung aus Maßnahmen einer Gruppe zugeordnet werden. Diese Art der Forschung ist wirklich die beste Art, um festzustellen, ob ein Vorgehen wirklich zum gewünschten Endpunkt oder Ergebnis führt. Idealerweise wird eine als *Randomisierung* bekannte Technik verwendet, um die Menschen willkürlich der einen oder der anderen Behandlung zuzuweisen. In vielen Kreisen gilt der randomisierte, kontrollierte klinische Versuch als Goldstandard.

Eine n=1-Fallstudie *kann* eine kontrollierte Studie sein, wenn eine Einzelperson verschiedene Ernährungsweisen ausprobiert und ansonsten alles andere gleich bleibt. In der Forschungssprache wird sie als »intraindividuelle Cross-Over-Studie über mehrere Zeiträume« bezeichnet. Eine Fallserie ist eine wissenschaftliche Veröffentlichung, in der die Erfahrungen mehrerer Fallstudien mitgeteilt werden, mit oder ohne »Cross-Over« verschiedener Ernährungsformen.

Es gibt keine standardmäßige Definition dessen, was eine kleine oder große Studie ist, aber im Allgemeinen gilt eine Studie mit weniger als 50 Teilnehmern als kleine Studie, wohingegen eine große Studie hunderte Teilnehmer umfasst. Eine große Studie neigt dazu, mehr relevante und anwendbare Ergebnisse zu liefern; und je vielfältiger die Teilnehmer sind, desto eher sind die Ergebnisse für Sie relevant. Wenn die Studie beispielsweise 8.000 Männer untersucht hat, und Sie eine Frau sind – Sie verstehen schon, oder?

Das führt uns zum letzten Punkt: Es gibt niemanden, der zu 100 Prozent so ist wie Sie. Auch wenn also bis zum heutigen Tag viel und bedeutend geforscht wurde, kann es sein, dass gar nichts davon je für Sie von Bedeutung sein wird! Die einzige Möglichkeit, um mit Sicherheit zu wissen, ob etwas bei Ihnen funktioniert, ist, es selbst auszuprobieren und zu erleben. Deshalb sind wir lautstarke Befürworter von Selbstexperimenten und davon, das zu tun, was für Sie funktioniert, um optimal gesund zu werden. Sie sind Ihr eigener und bester Gesundheitsanwalt, und Sie wissen am meisten über Ihren eigenen Körper Bescheid. Nehmen Sie Ihre Gesundheit in die eigene Hand, und fallen Sie niemals falschen Interpretationen von Forschungsstudien anheim.

Dr. Eric Westman
Allgemein betrachtet wird eine Studie aus der klinischen Praxis nicht so
hoch angesehen wie eine Studie, bei der spezialisierte Mitarbeiter Messungen
vorgenommen, Verfahren doppelt geprüft und Ereignisse und Resultate
sorgfältig dokumentiert haben.

Da Sie nun den Unterschied zwischen starken, soliden experimentellen Studien und schwachen beobachtenden Studien (die häufig mehr Aufmerksamkeit erhalten, als sie verdienen) erkennen können, lassen Sie uns einen Blick auf die Forschungen werfen, die ketogene Ernährungsweisen unterstützen. Machen Sie sich keine Sorgen, wenn Sie kein Wissenschaftler sind oder die komplexe Fachsprache von Forschungsartikeln nicht vollständig verstehen – wir werden Ihnen alles in verständlicher Sprache erklären. Wenn Sie jedoch etwas tiefer in die Forschung eintauchen wollen, finden Sie die Quellen aller Studien am Ende des Buches.

Epilepsie

EXPERTENWISSEN – KURZ UND KLAR Bei Epilepsie ist ein Zustand ernährungsbedingter Ketose eine wirksame Behandlung der Anfälle, während gleichzeitig die Nebenwirkungen von Antiepileptika vermieden werden, die das gleiche Ergebnis erreichen sollen. Interessanterweise ist Valproinsäure (ein Medikament, das bei der Behandlung von Epilepsie und verschiedenen affektiven Störungen verwendet wird) ein Hemmstoff von Histon-Deacetylase – ebenso wie das Keton β-Hydroxybutyrat. Hemmstoffe von Histon-Deacetylasen werden gerade wegen ihrer antikanzerogenen und alterungshemmenden Eigenschaften untersucht. Das könnte auf einen effektiven Mechanismus der anfallshemmenden Eigenschaften von β-Hydroxybutyrat hinweisen.

Dr. Keith Runyan

Fangen wir mit dem ältesten therapeutischen Einsatz der ketogenen Ernährung an. Die Bibel beschreibt Fasten – was, wie wir bemerkt haben, die Ketonkörperproduktion veranlasst – als Behandlung gegen »Anfälle«. Ärzte des Altertums der westlichen Welt rieten Patienten mit wiederkehrenden Anfällen dazu, keine Kohlenhydrate (Zucker und Stärke) zu essen, da sie bemerkten, dass dies ebenso gut funktionierte, wie gar nichts zu essen. Heute wissen wir, dass »nichts essen« und »keine Kohlenhydrate essen« hinter den Kulissen das Gleiche ist; beides führt dazu, dass der Körper Fett als Treibstoff verwendet. Natürlich ist es langfristig der gesündere Weg, mäßig Eiweiß und viel Fett zu essen, um die Fettverbrennung aufrechtzuerhalten.

Anfang des 20. Jahrhunderts wurde die kohlenhydratarme, ketogene Ernährung als Behandlung gegen Epilepsie wiederentdeckt. In vielen Fällen beseitigte diese Art zu essen die Anfälle des Patienten vollständig. Der Endokrinologe H. Rawle Geyelin wendete diesen Ansatz bei mehreren Epilepsiepatienten an und stellte seine vielversprechenden Erkenntnisse 1921 auf der Versammlung der American Medical Association vor. Schließlich entwickelte er den kohlenhydratarmen, fettreichen, ketogenen Ernährungsansatz zur Behandlung von Epilepsie, der bis Anfang der

1940er Jahre als Maßnahme der Wahl zur Beeinflussung epileptischer Anfälle angewendet wurde. Als verschreibungspflichtige Medikamente gegen Epilepsie entwickelt wurden, ging das Vertrauen in diesen natürlichen Ernährungsansatz langsam zurück.

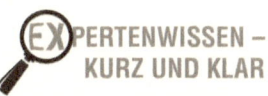 **EXPERTENWISSEN – KURZ UND KLAR** Über 90 Jahre Erfahrung und eine Vielzahl klinischer Versuche zeigen die Vorteile der ketogenen Ernährung für Kinder mit medikamentenresistenter Epilepsie. Bei etwa einem Viertel dieser Kinder hören die Anfälle vollständig auf, und bei einem weiteren Drittel verringert sich die Zahl der Anfälle erheblich. In jüngster Zeit haben auch einige Erwachsene mit Epilepsie davon profitiert.

Dr. Mary Newport

Als neue Medikamente zur Behandlung von Anfällen entwickelt wurden, wurde die Ketogene Diät (großgeschrieben, um sie als offizielle medizinische Behandlung gegen Epilepsie zu kennzeichnen) immer unbeliebter. Aber es gab einige wenige medizinische Zentren, die diesen Ansatz weiterhin anwendeten, weil er so gut funktionierte. 1997 erlebte die Ketogene Diät dann durch den für das Fernsehen produzierten Film *Solange es noch Hoffnung gibt* mit Meryl Streep eine gewaltige Bekanntheitssteigerung. Geschrieben wurde der Film von Jim Abrahams, Mitbegründer der Interessengruppe The Charlie Foundation for Ketogenic Therapies, der auch Regie führte. Er erzählt von einer Mutter, deren Sohn an Epilepsie leidet, und ihrer Enttäuschung über den medizinischen Berufsstand, der sich weigert, sie über die Ketogene Diät als Alternativtherapie zu informieren. Der Film sorgte für noch mehr Forschung über die Anwendung einer ketogenen Ernährung zur Behandlung von Epilepsie.

Zu den Studien, die zu dieser Ernährungstherapie durchgeführt wurden, gehören inzwischen auch mehrere klinische Serien und randomisierte, kontrollierte Studien, die deutlich zeigen, dass sie für einige – aber nicht für alle – Menschen mit Epilepsie funktioniert. In aller Welt gibt es Behandlungszentren, die Patienten mit Epilepsie die Ketogene Diät als Therapie anbieten.

EXPERTENWISSEN – KURZ UND KLAR Die Wirksamkeit der Ketose bei der Verringerung der Anfallshäufigkeit bei Epilepsiepatienten ist seit 1928 in der medizinischen Literatur beschrieben.

Dr. David Perlmutter

Interessanterweise gab es zwischen den Forschern, die die Auswirkungen kohlenhydratarmer, ketogener Ernährung auf Gewicht und allgemeine Gesundheit untersuchten, und denen, die die Ketogene Diät als Behandlung gegen Epilepsie untersuchten, sehr wenig Austausch. Wirksame Strategien für die Steigerung der Ketonkörperproduktion könnten jedoch aus der traditionellen Lehre der Ketogenen Diät kommen, die ein Verhältnis von Fett zu Eiweiß und Kohlenhydraten von 4:1 vorsieht. Zunächst wird der Eiweißbedarf bestimmt: 1 Gramm Eiweiß pro Kilogramm Körpergewicht. Dann werden 10 bis 15 Gramm Kohlenhydrate hinzugefügt. Der Rest der Diät setzt sich aus Fett zusammen. Wiegt ein Kind also 20 Kilogramm, liegt die tägliche Eiweißzufuhr bei 20 Gramm und die Kohlenhydratzufuhr bei 10 Gramm, das ergibt zusammen 30 Gramm, die kein Fett sind. Da das Verhältnis von Fett zu Eiweiß und Kohlenhydraten bei vier liegt, wird anschließend die 30 mit 4 multipliziert, und man erhält 120 Gramm Fett pro Tag als Ergebnis.

In der historischen Anwendung der ketogenen Ernährung wurde also entdeckt, dass die Ketonwerte durch wenig Kohlenhydrate und Eiweiß optimiert werden können. Die Wirksamkeit dieser Ernährungstherapie bei Epilepsie hat dazu geführt, dass Forscher und Krankenhausärzte die Ketogene Diät auch bei anderen medizinischen Problemen ausprobieren, bei denen Menschen nicht gut auf die herkömmliche medikamentöse Therapie ansprechen.

Diabetes Mellitus (Diabetes Typ 2)

EXPERTENWISSEN – KURZ UND KLAR   Diabetes Typ 2 ist ein Zustand hochgradiger Kohlenhydratunverträglichkeit, und die Einschränkung von Kohlenhydraten verringert die auf der Bauchspeicheldrüse liegende Last, angesichts einer Insulinresistenz übermäßig Insulin ausschütten zu müssen, während sie gleichzeitig die glykämische Kontrolle verbessert und das Abnehmen erleichtert.

Dr. Keith Runyan

Wenn Sie bedenken, dass die Menschen tausende und abertausende Jahre lang wenig Zucker oder Stärke in ihrer Ernährung hatten, ergeben die Ängste gegenüber einer kohlenhydratarmen, fettreichen Ernährung zur Behandlung von Diabetes überhaupt keinen Sinn. Tatsächlich war eine kohlenhydratarme, fettreiche Ernährung Ende des 19. und Anfang des 20. Jahrhunderts tatsächlich die Hauptbehandlung gegen Diabetes! 1921 wurde das Insulin entdeckt, aber vorher wurde eine aus 70 Prozent Fett, 22 Prozent Eiweiß und 8 Prozent Kohlenhydraten bestehende Ernährung von Menschen wie Frederick M. Allen und Eliot P. Joslin – Koryphäen der medizinischen Welt – zur Behandlung von Diabetes befürwortet.

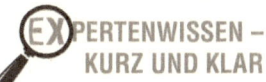 **EXPERTENWISSEN – KURZ UND KLAR** Ich erkläre meinen Patienten, dass wir aus der Evolutionsbiologie und der empirischen Wissenschaft einige wichtige Dinge lernen können. Was haben unsere entwicklungsmäßigen Vorfahren gegessen? Wir können uns nicht sicher sein, aber wir wissen, dass es nicht Cremetorten, Softgetränke und Pizza waren! Wenn die Menschen auf eine bestimmte Art und Weise essen – sagen wir nach der amerikanischen Standardernährung – und sie weiterhin krank und fett werden, sollte uns das etwas über die Gefahren des Verzehrs verarbeiteter Nahrungsmittel sagen. Wir können bis zum Ende der Welt darüber diskutieren, warum genau diese Ernährung schädlich ist, aber die Diskussion darüber, ob sie schädlich ist oder nicht, ist eindeutig beendet.

Dr. Bill Wilson

Die moderne Forschung zu kohlenhydratarmen, fettreichen Ernährungsformen für die Behandlung von Diabetes Typ 2 (auch bekannt als *Altersdiabetes*) umfasst mehrere randomisierte, kontrollierte Studien, die eine Kohlenhydratzufuhr von 20 bis 100 Gramm täglich erlaubten. Insgesamt fanden die Studien heraus, dass die Verringerung der Kohlenhydrate in der Ernährung zu einer größeren Verringerung des Blutzuckers und weniger Bedarf an Diabetesmedikamenten führte. In vielen Fällen waren Diabetesmedikamente gar nicht mehr notwendig, und die Blutzuckerkontrolle war sogar besser als vorher! Eine randomisierte, kontrollierte Studie, in der die kohlenhydratarme, fettreiche, ketogene Ernährung über einen Zeitraum von sechs Monaten mit der niedrig-glykämischen, kalorienarmen Ernährung verglichen wurde, fand heraus, dass diejenigen mit der ketogenen Ernährung weniger Diabetesmedikamente benötigten.

EXPERTENWISSEN – KURZ UND KLAR Viele Patienten mit Diabetes Typ 2 haben ohne jegliche Medikamente die völlige Umkehr ihrer Krankheit feststellen können.

Dr. Ron Rosedale

Die kohlenhydratarme, fettreiche Ernährung zur Behandlung von Diabetes vereint in Wirklichkeit zwei unterschiedliche Ansätze: 1) das Beseitigen von Nahrungsmitteln, die den Blutzuckerspiegel erhöhen, und 2) das Abnehmen. Manchmal ist die Wirkung derart groß, dass Medikamente nicht länger notwendig sind, wenn die Kohlenhydrate weggelassen werden. In diesen Fällen wurde der Diabetes durch die Ernährung verursacht. (Natürlich sind im Fall von Diabetes Typ 1 noch immer Medikamente nötig, da der Körper gar kein Insulin mehr herstellt; aber selbst dann kann eine ketogene Ernährung die erforderliche Menge verringern.) Wird der Diabetes durch Übergewicht verschlimmert oder dadurch verursacht, ist es sinnvoll, auch die Fettleibigkeit zu behandeln. Zum Glück bekräftigt die Forschung die Anwendung einer ketogenen Ernährung sowohl bei Diabetes als auch beim Abnehmen, was uns zum nächsten Bereich führt, in dem es starke Argumente zur Unterstützung des ketogenen Ansatzes gibt.

Gewichtsverlust

EXPERTENWISSEN – KURZ UND KLAR — Eine ketogene Ernährung kann über den nur mit einer Kohlenhydrateinschränkung erreichbaren Gewichtsverlust hinausgehen. Sie bietet alle Vorteile einer kohlenhydratarmen Ernährung, aber in einem etwas höheren Maße, da die Ketose die Sättigung erhöht und mentale Klarheit, Fokus, verlängerte Konzentration und erhöhte Energie bietet.

Dr. William Davis

Die kohlenhydratarme, fettreiche Ernährung ist vielleicht am meisten dafür bekannt, Menschen mit Übergewicht beim Abnehmen zu helfen. Tatsächlich wenden Ärzte seit Ende des 19. Jahrhunderts diesen Ansatz an, um den Menschen bei der Gewichtsreduktion zu helfen, und bis in die 1970er Jahre hinein gehörte es zum Allgemeinwissen, einfach weniger Brot, Pasta und Reis zu essen, damit die Zahlen auf der Waage nach unten gehen. Der große Vorteil einer ketogenen Ernährung zum Abnehmen ist, dass sie den Hunger, der bei den meisten anderen Diäten auftaucht und der einen großen Einfluss darauf hat, warum so viele Menschen bei den meisten Diäten versagen, stark verringert oder vielfach beseitigt.

Der kohlenhydratarme Ansatz zur Gewichtsreduktion wurde in den 1990er Jahren von einer kleinen Gruppe von Ärzten angewendet, wie in Ernährungsbestsellern wie *Dr. Atkins Diät-Revolution* von Dr. Robert Atkins und *Protein*

Power von Dr. Michael Eades und Dr. Mary Dan Eades beschrieben. Viele dieser Bücher wurden millionenfach verkauft, aber die Wissenschaft hat diesen Ansatz bis etwa 2004 nicht wirklich ernsthaft untersucht. Dann zeigten mehrere veröffentlichte randomisierte, kontrollierte klinische Studien die vorteilhaften Auswirkungen auf Gewicht und Stoffwechsel im Allgemeinen, und im Verlauf des letzten Jahrzehnts wiesen mehrere randomisierte, kontrollierte Studien ähnliche Ergebnisse auf.

Jacqueline Eberstein, die als examinierte Krankenschwester drei Jahrzehnte lang mit dem großartigen Dr. Robert C. Atkins zusammenarbeitete, erzählt, dass Dr. Atkins nie die Blutketone überprüfte, da es zu teuer war. Eberstein bemerkt, dass die für Dr. Atkins und sein medizinisches Team beste Art zu bestimmen, ob ein Patient sich in der Ketose befand, Urinketontests waren; sie erklärt, dass sie »bei jedem Patienten bei jedem Besuch verwendet« wurden. Der ursprüngliche Basiswert war fast immer negativ, weshalb sie feststellen konnten, wann die Ketonkörperproduktion anfing. Das Atkins Center schaffte sich später eine große, sperrige Maschine an, die Ketone in der Atemluft feststellen konnte. Eine Kalibrierung der Maschine war routinemäßig notwendig, damit sie weiterlaufen konnte. Heutzutage ist die Technik viel weiter entwickelt und nutzerfreundlicher als in den 1970er und 1980er Jahren, und die einfacheren Ketonmessungen können Ihnen dabei helfen, festzustellen, ob Sie Zucker oder Fett verbrennen.

Das Erreichen des Ketosezustands mag nicht sofort zu einem Gewichtsverlust führen. Aber das Vorhandensein von Ketonkörpern ist ein klares Anzeichen dafür, dass Ihr Körper darauf vorbereitet ist, Fett als Treibstoff zu verwenden – und das bedeutet, dass Sie Gewicht verlieren werden.

Herz-Kreislauf-Erkrankungen, metabolisches Syndrom und beitragende Faktoren

EXPERTENWISSEN – KURZ UND KLAR Seit über zwei Jahrzehnten wende ich eine kohlenhydratarme, fettreiche Ernährung zur Behandlung sehr kranker Patienten mit Diabetes und Herz-Kreislauf-Erkrankungen an. Bei Diabetes, Herz-Kreislauf-Erkrankungen und Fettleibigkeit konnte ich bei fast allen Patienten mit dieser Ernährung enorme Verbesserungen feststellen.

Dr. Ron Rosedale

Den meisten von uns wurde beigebracht, dass eine fettarme Ernährung die gesündeste, nährstoffreichste Ernährung sei, insbesondere für die Herz-Kreislauf-Gesundheit. Gleichzeitig wurde uns erzählt, dass eine fettreiche Ernährung völlig ungesund sei, da sie den Cholesterinspiegel erhöht, was wiederum unsere »Arterien verstopft« und zu Herzerkrankungen führt (eine falsche Annahme, wie wir in *Cholesterol Clarity* aufgedeckt haben). In den 1950er und 1960er Jahren sprach sich nahezu jede größere Gesundheitsorganisation gegen fettreiche Ernährungsweisen aus, obwohl es keine direkten Beweise dafür gab, dass sie der Gesundheit schadeten. Sie glaubten einfach an die von Ancel Keys vertretene Hypothese, dass gesättigtes Fett den Cholesterinspiegel erhöht, was wiederum das Risiko für Herzerkrankungen ansteigen lässt. Dieses Konzept wurde jedoch nie wirklich von Forschern untersucht.

Diese Lehrmeinung basierte ausschließlich auf einer Vorhersage dessen, was passieren *könnte*, nicht auf direkten Forschungen zu den Auswirkungen fettreicher Ernährung. Heute haben alle Studien, die die kohlenhydratarme, fettreiche Ernährung direkt untersucht haben, gezeigt, dass diese fatalistischen Vorhersagen falsch sind – ein tödlicher Irrtum! Die ketogene Ernährung verschlimmert den Zustand des Stoffwechsels nicht; ganz im Gegenteil: Sie verbessert ihn!

EXPERTENWISSEN – KURZ UND KLAR Der positivste Aspekt einer stark ketogenen Umgebung und eines stark ketogenen Stoffwechsels ist, dass er uns vor fast allen modernen Erkrankungen schützt, die uns heutzutage plagen, einschließlich Herzerkrankungen und Fettleibigkeit.

John Kiefer

In den letzten zehn Jahren hat sich auch das Verständnis für die Ursachen von Herzerkrankungen verändert – das kann also sowohl für die Ärzte als auch die Öffentlichkeit verwirrend sein. Der Überbegriff *metabolisches Syndrom* umfasst nun alle unterschiedlichen Faktoren, die zu Herzerkrankungen beitragen: erhöhter Bauchumfang, Bluthochdruck, erhöhter Blutzucker, hohe Triglyceridwerte im Blut und geringes HDL-Cholesterin (das gute Cholesterin). Es stellt sich aber heraus, dass die kohlenhydratarme, fettreiche Ernährung alle diese unschönen Anzeichen des metabolischen Syndroms verbessert.

Tatsächlich zeigen wissenschaftliche Forschungen, dass die ketogene Ernährung das Bauchfett verringert, den Blutdruck und Blutzuckerspiegel senkt, die Triglyceride verringert, das gute Cholesterin (HDL) ansteigen lässt und noch einiges mehr. Die Forscher Dr. Richard Feinman und Dr. Jeff Volek veröffentlichten in der Ausgabe der Fachzeitschrift *Nutrition & Metabolism* vom 16. November 2005 eine Studie, die folgerte, dass alle Marker des metabolischen Syndroms die gleichen sind, die durch eine Kohlenhydrateinschränkung verbessert werden. Das ist kein Zufall.

Dr. Eric Westman
Bei den meisten Menschen, die sich an eine kohlenhydratarme, fettreiche Ernährung halten, steigt das gute Cholesterin (HDL), was einer der Gründe ist, weshalb diese Ernährung das Risiko für Herzerkrankungen nicht erhöht. Der beste Weg, um das HDL-Cholesterin zu erhöhen, ist, Eier und gesättigte Fette zu essen (ernsthaft!).

Polyzystisches Ovarsyndrom (PCOS)

PCOS ist eine verbreitete hormonelle Störung, die Frauen im gebärfähigen Alter betrifft. Sie ist ein wesentlicher Grund für Unfruchtbarkeit. Sie wird üblicherweise mit einem unregelmäßigen oder ausbleibenden Menstruationszyklus, verstärkter Körperbehaarung, Übergewicht und Diabetes Typ 2 in Verbindung gebracht. PCOS tritt häufig mit einer Insulinresistenz auf, und da die beiden so eng miteinander verbunden sind, liegt es nahe, dass eine ketogene Ernährung bei PCOS enorm helfen kann.

Dr. Eric Westman und andere führten eine klinische Studie zu PCOS und der ketogenen Ernährung durch und veröffentlichten sie 2005 in der medizinischen Fachzeitschrift *Nutrition & Metabolism*. Fünf Frauen mit PCOS hielten sechs Monate lang eine kohlenhydratarme, fettreiche, ketogene Ernährung ein. Sie zeigten daraufhin einen durchschnittlichen Gewichtsverlust von 12 Prozent sowie Verbesserungen bei den Hormonmessungen. Tatsächlich wurden zwei der fünf Frauen während der Studie schwanger, obwohl sie vorher Probleme mit Unfruchtbarkeit hatten.

Reizdarmsyndrom (RDS)

RDS ist in den Vereinigten Staaten eine verbreitete Störung, sie betrifft 10 bis 15 Prozent der erwachsenen Bevölkerung. Auch in Europa sind Menschen in hohem Maße davon betroffen. Menschen mit RDS neigen zu Beschwerden im Bauch, Schmerzen und Blähungen. Die Krankheit wird abhängig von den vorherrschenden Symptomen in die Untergruppen »diarrhö-prädominantes« und »obstipations-prädominantes« RDS unterteilt. Es ist eine elendige Erkrankung, und manche Menschen, die darunter leiden, sind hoffnungslos, weil sie trotz Änderung ihrer Ernährung keine Fortschritte feststellen.

Tatsächlich mag der Gedanke einer kohlenhydratarmen, fettreichen Ernährung für jemanden mit RDS auf den ersten Blick nicht sehr ansprechend sein. Schließlich kann das Essen von mehr Fett anfänglich zu noch mehr Durchfall führen. Alle Symptome bessern sich jedoch schnell, und Sie fangen wieder an, sich normal zu fühlen. Basierend auf den vielen im Internet geteilten anekdotischen Erfahrungen ist diese Verbesserung nicht unüblich. Außerdem haben mehrere klinische Studien gezeigt, dass eine wenig zuckerhaltige Ernährung RDS verbessern kann.

Eine im Juni 2009 in der Fachzeitschrift *Clinical Gastroenterology and Hepatology* veröffentlichte Studie untersuchte 13 Patienten, die über einen vier Wochen langen Zeitraum gegen diarrhö-prädominantes RDS eine kohlenhydratarme, fettreiche, ketogene Ernährung befolgten. Es zeigten sich Verbesserungen bei der Stuhlhäufigkeit, Stuhlkonsistenz, bei Bauchschmerzen und der Lebensqualität. Die ketogene Ernährung gibt Menschen, die an dieser unangenehmen Krankheit leiden, neue Hoffnung.

Refluxösophagitis (GERD) und Sodbrennen

Die Refluxösophagitis (gastroesophageal reflux disease, GERD) wird meist als Sodbrennen wahrgenommen, was als häufige Störung 20 bis 30 Prozent der Amerikaner mindestens einmal pro Woche betrifft. Die medizinischen Kosten, die eine Behandlung von GERD nach sich ziehen, werden auf über 9 Milliarden US-Dollar jährlich geschätzt. Auch in Europa leiden Millionen Menschen an GERD. Wir hören ständig, dass das brennende Gefühl der Refluxösophagitis sich verbessert oder völlig verschwindet, wenn die Menschen aufhören, Kohlenhydrate zu essen.

Bei der Refluxösophagitis sind Vollkorngetreide und Zucker die Hauptschuldigen, weshalb Sie schnell Erleichterung finden, wenn Sie sich ketogen ernähren. Einige Menschen mit Autoimmunerkrankungen müssen außerdem Nachtschattengewächse wie Tomaten und Paprika weglassen. Viel zu viele Menschen verlassen sich auf die Hilfe rezeptfrei erhältlicher Produkte wie Maaloxan und Talcid. Verschreibungspflichtige Medikamente wie Nexium und andere generieren mehrere Milliarden Dollar an Einnahmen jährlich. Kann da eine einfache Ernährungsumstellung wirklich helfen?

Darauf können Sie wetten! Eine in der Ausgabe der Fachzeitschrift *Digestive Diseases and Sciences* vom 27. Juli 2006 veröffentlichte Studie mit Beiträgen von Dr. Eric Westman untersuchte den Säuregrad des Magens, nachdem acht Studienteilnehmer mit Refluxösophagitis eine kohlenhydratarme, fettreiche, ketogene Ernährung einhielten. Jedem von ihnen wurde für die Dauer von 24 Stunden ein kleiner Schlauch von der Nase bis in den Magen gelegt, um den Säuregrad des Magens und den Säurewert in der Speiseröhre vor und nach Änderung der Ernährung zu messen. Im Verlauf von nur drei bis sechs Tagen mit der ketogenen Ernährung zeigten alle acht Testpersonen Verbesserungen bezüglich der Schwere ihres Sodbrennens und eine Verringerung des Säurewerts in der unteren Speiseröhre – der üblicherweise die Ursache von Sodbrennen ist. Sie erfuhren einfach durch eine Änderung ihrer Ernährung Linderung.

Nichtalkoholische Fettlebererkrankung (NAFLD)

Die nichtalkoholische Fettlebererkrankung (nonalcoholic fatty liver disease, NAFLD) tritt häufig bei Menschen mit Fettsucht auf. Sie kann so ernsthaft werden, dass sie zu Leberversagen führt, was ohne eine Lebertransplantation tödlich ist. Wenn in der Leber Fett mehr als 10 Prozent des Gewichts ausmacht, kann das Insulin Ihren Blutzucker nicht länger korrekt steuern – eine als *Insulinresistenz* bekannte Erkrankung –, was zu einer schweren Schädigung Ihrer Gesundheit führen kann.

Interessanterweise stammt das Fett in der Leber nicht aus Fett in der Ernährung, sondern aus Kohlenhydraten. Die Leber wandelt Kohlenhydrate in der Ernährung in ein *Triglycerid* genanntes Blutfett um, welches wiederum in der Leber gespeichert wird. Deshalb wird Mais (ein stark kohlenhydrathaltiges Getreide, von dem viele glauben, es sei ein Gemüse) zum Mästen von Schweinen und auch zum Verfetten der Leber von Enten und Gänsen für Foie gras (was übersetzt »fette Leber« bedeutet!) verwendet.

Eine in der Ausgabe von *Digestive Diseases und Sciences* vom September 2006 veröffentlichte Studie beschreibt, dass es bei zehn gesunden freiwilligen Studienteilnehmern nach einem zehn Tage langen Einhalten einer kohlenhydratarmen Ernährung zu einem Fettverlust in der Leber kam. Eine weitere Ausgabe derselben Zeitschrift vom Februar 2007 beinhaltete eine klinische Studie (wieder von Dr. Westman und anderen Forschern), die fünf Patienten mit NAFLD untersuchte, die sechs Monate lang eine kohlenhydratarme, fettreiche, ketogene Ernährung erhielten. Die vier Testpersonen, die sich an die Anweisungen der Forscher hielten, wiesen einen signifikanten Gewichtsverlust und bei der anschließenden Biopsie eine Verbesserung oder sogar Beseitigung der Fettleber auf. Sogar die starke Verhärtung (auch als *Fibrose* bekannt), die bei NAFLD auftreten kann, verbesserte sich bei der ketogenen Ernährung.

Es scheint, als könne eine erhöhte Zufuhr gesättigter Fette und die Verringerung der Kohlenhydratzufuhr zu einer phänomenalen Verringerung des Leberfettes führen. Bei einer im Mai 2011 im *American Journal of Clinical Nutrition* veröffentlichten Studie wurden 18 Studienteilnehmer mit NAFLD entweder einer sehr kohlenhydratarmen Ernährung oder einer sehr kalorienarmen Ernährung zugeordnet. Hierbei verringerte die kohlenhydratarme Ernährung aufgrund der Fett verbrennenden Wirkung der Ketose die Triglyceride in der Leber (*hepatisches Fett* genannt). Das sind sehr starke Belege der positiven gesundheitlichen Auswirkungen, die sich aus dem Ketosezustand ergeben.

In diesem Kapitel haben wir Ihnen einige ziemlich überzeugende Informationen geliefert, wie gute von schlechter Wissenschaft zu unterscheiden ist, und wir haben die starken wissenschaftlichen Nachweise aufgeführt, die kohlenhydratarme, fettreiche, ketogene Ernährungsweisen unterstützen. Im nächsten Kapitel schauen wir uns Erkrankungen an, bei denen es starke Hinweise darauf gibt, dass die Ketose sie lindern kann. Wir erwarten, dass diese Hinweise in den nächsten Jahren noch stärker werden, wenn die Forschung weitergeht.

Keto in Kürze

→ **Es ist wichtig, zwischen starker und schwacher Forschung zu unterscheiden.**

→ **Nicht alle Studien erfolgen auf die gleiche Weise – die meiste Forschung ist beobachtend, nicht kontrolliert.**

→ Die erste Frage, die Sie sich stellen müssen, ist, ob eine Studie auf Sie anwendbar ist.

→ Tierstudien sollten nur zur Erstellung von Hypothesen für menschliche Studien verwendet werden.

→ N=1-Fallstudien können hilfreich sein, um ungewöhnliche Reaktionen auf einen bestimmten Reiz aufzudecken.

→ Ohne weitere Forschung sollte eine Korrelation niemals als Kausalität betrachtet werden.

→ Die zuverlässigsten Studiendaten liefern experimentelle Forschungen in kontrollierten klinischen Studien.

→ Wird eine kontrollierte klinische Studie außerdem randomisiert, ist das der Goldstandard in der Forschung.

→ Letztendlich ist jeder Mensch anders, und keine Studie kann genau sagen, was bei Ihnen funktioniert.

→ Die Behandlung epileptischer Anfälle mit der Ketogenen Diät wird seit Anfang des 20. Jahrhunderts angewendet.

→ Diabetes Typ 2 reagiert gut auf ketogene Ernährungsformen, da sie eine insulinsenkende Wirkung haben.

→ Die meisten Menschen bringen kohlenhydratarme, fettreiche Ernährungsformen mit Gewichtsverlust in Verbindung, worin sie auch ziemlich effektiv sind.

→ Studien haben gezeigt, dass sich Herzerkrankungen und das metabolische Syndrom bei einer ketogenen Ernährung stark verbessern.

→ Bei Frauen mit PCOS kommt es zu einer Verbesserung, wenn sie eine kohlenhydratarme, fettreiche Ernährung befolgen.

→ Das Reizdarmsyndrom kann durch den therapeutischen Einsatz einer ketogenen Ernährung nahezu beseitigt werden.

→ Refluxösophagitis und Sodbrennen sind kein Thema mehr, wenn Sie kohlenhydratbasierte Nahrungsmittel weglassen, die die Magensäure erhöhen.

→ Die nichtalkoholische Fettlebererkrankung wird durch den Verzehr von Kohlenhydraten, nicht von Fett, verursacht.

Kapitel 17

Gut belegte Vorteile der Ketose

Mir sind nicht viele Vorurteile gegen ketogene Ernährungsweisen begegnet. Ich glaube, dass Wissenschaftler viel aufgeschlossener als Ärzte sind. Es war sogar sehr einfach für mich, Mentoren zu finden, die an kohlenhydratarmen, fettreichen Ernährungsformen interessiert waren.

Bryan Barksdale

Wir haben bereits die Fülle an wissenschaftlichen Nachweisen gesehen, die kohlenhydratarme, fettreiche, ketogene Ernährungsformen stark unterstützen. Aber die Belege hören an dieser Stelle nicht auf – es gibt auch zu vielen anderen häufigen Erkrankungen sehr gute, wenn auch weniger klare Forschungen. Die Auswirkungen der Ketose auf die in diesem Kapitel erwähnten Erkrankungen wurden nicht in langfristigen Studien untersucht (alle im Folgenden beschriebenen Studien dauerten ein Jahr oder weniger), aber diese Krankheiten scheinen ziemlich gut auf eine ketogene Ernährungstherapie zu reagieren und sind für zukünftige kontrollierte klinische Studien vielversprechend, falls die Finanzierung solcher Forschungen erreicht werden kann.

Alzheimer, Parkinson und Demenz

Es wurde gezeigt, dass die erhöhte Ketonverfügbarkeit bei Patienten mit einer leichten Form der Alzheimer-Krankheit die kognitive Funktion verbessert. Die wissenschaftlichen Ergebnisse sind so überzeugend, dass die amerikanische Behörde FDA tatsächlich ein medizinisches Nahrungsmittel zur Behandlung von

Alzheimer zugelassen hat, das die Ketonverfügbarkeit erhöht. Eine Studie ergab, dass eine ketogene Ernährung größere Verbesserungen der Funktionalität bei Parkinson-Patienten als pharmazeutische Maßnahmen zeigte.

Dr. David Perlmutter

Um richtig zu funktionieren, benötigt das menschliche Gehirn Fett und Cholesterin, und es kann entweder durch Glucose oder Ketone mit Treibstoff versorgt werden. Nach der Keto-Adaption durch den Verzehr einer kohlenhydratarmen, fettreichen Ernährung erhält das Gehirn die meiste Energie aus Ketonkörpern. Wenn wir uns Erkrankungen des Gehirns wie Alzheimer, Parkinson und Demenz ansehen, ist dies ein wichtiger Faktor. Wir wissen, dass der Ketosezustand die chronischen Entzündungswerte senkt, dem Gehirn eine fantastische Treibstoffquelle bietet und die Insulinproduktion erheblich verringert – was alles mit der Entwicklung dieser neurologischen Erkrankungen in Verbindung gebracht wurde.

Die Alzheimer-Krankheit, die unter Forschern mittlerweile auch »Diabetes Typ 3« genannt wird, ist eine fortschreitende Demenz, die aufgrund der mangelnden Insulinsensitivität des Gehirns zu Erinnerungsverlust und Funktionsverlust führen kann, und für die es leider keine wirkliche Therapie gibt. Ebenso wie die Insulinresistenz der Leber zur Entwicklung von Diabetes Typ 2 führt, führt die Insulinresistenz im Gehirn zur Entwicklung der Alzheimer-Erkrankung. Kann das Gehirn seine primäre Treibstoffquelle (Glucose) nicht mehr empfangen, beginnt ein mentaler Abbau.

EXPERTENWISSEN – KURZ UND KLAR Am effizientesten arbeitet das menschliche Gehirn in einem nachhaltigen Ketosezustand, der von Forschern verstärkt als praktikables Mittel zur Behandlung – und möglicherweise Vorbeugung oder Umkehrung – von vorzeitigem kognitivem Abbau, Demenz und sogar Alzheimer untersucht wird. Neurologen wissen, dass Fett in der Ernährung bei Abwesenheit von Zucker und Stärke enorm stabilisierend auf das menschliche Gehirn und das Nervensystem wirkt und möglicherweise sogar den zerebralen Blutfluss um kolossale 39 Prozent erhöht!

Nora Gedgaudas

Es gibt eine starke theoretische Grundlage, die dafür spricht, einem Patienten mit Alzheimer eine kohlenhydratarme, fettreiche Ernährung als Mittel zur Vorbeugung gegen das Fortschreiten der Krankheit zu verschreiben, da die durch Gluten,

Kohlenhydrate und hohen Blutzuckerspiegel verursachten Entzündungen mit dem Entstehen dieser Krankheit in Verbindung gebracht werden. Außerdem werden Ketonkörper vom Gehirn bereitwillig als alternative Treibstoffquelle angenommen, wenn keine Glucose vorhanden ist. Tatsächlich hat die Idee, dem Gehirn zur Behandlung Demenz-ähnlicher Erkrankungen Ketone anstelle von Glucose zu liefern, zur Entwicklung eines neuen medizinischen Nahrungsmittels namens Axona geführt. Eine randomisierte, kontrollierte klinische Studie zeigte, dass erhöhte Blutketonwerte über einen Zeitraum von 90 Tagen bei Patienten mit Demenz, die ohne Behandlung fast ausnahmslos zu Alzheimer oder Parkinson führt, eine leichte Verbesserung der Gehirnfunktion zur Folge hatten.

Dr. Mary Newport verfügt über einiges an Wissen über die Alzheimer-Krankheit. Bei ihrem Ehemann Steve wurde im Alter von 51 Jahren eine *early-onset* (das bedeutet: frühzeitig ausgebrochene) Alzheimer-Demenz diagnostiziert, und sie war schnell frustriert, weil es mangelt an sinnvollen Therapien, die das Fortschreiten verlangsamen beziehungsweise die bereits vorhandene Schädigung wieder rückgängig machen. Als Dr. Newport jedoch damit begann, Steve große Mengen an Kokos- und MCT-Öl zu verabreichen und gleichzeitig kohlenhydratbasierte Produkte wie Brot, Reis und Pasta einschränkte, begann er damit »aus dem Alzheimer-Abgrund aufzutauchen«. In ihrem Buch *Alzheimer vorbeugen und behandeln* berichtet sie über die wundersame Kehrtwende von Steve.

Die Erfahrungen von Dr. Newport sind nicht die einzigen. Sie hat von hunderten Pflegerinnen und Pflegern gehört, dass sich bei ihren Alzheimer-, Parkinson- und Demenzpatienten durch das Einhalten der von ihr beschriebenen Richtlinien verschiedene Grade der Verbesserung eingestellt haben. Einige dieser Patienten sind seit über vier Jahren stabil, weil die Ketose bei ihnen erfolgreich war. Dank eines Stipendiums einer privaten Stiftung wird derzeit an der University of South Florida eine klinische Studie durchgeführt, die die Auswirkungen der Kokosöl-induzierten Ketose auf Alzheimer untersucht. Die Ergebnisse dieser Studie könnten dabei helfen, die Wirksamkeit der ketogenen Ernährung bei der Behandlung der Alzheimer-Erkrankung weiter zu verbessern.

EXPERTENWISSEN – KURZ UND KLAR Ich halte die Beweise dafür, dass das Gehirn Ketonkörper als Treibstoff bevorzugt, für bezwingend. Zusätzlich hilft die Tatsache, dass Ketone an der Senkung von oxidativem Stress im ganzen Körper beteiligt sind, einige der bemerkenswerten Verbesserungen zu erklären, die wir in der Gesundheit von Menschen sehen, die zu einer ketogenen Ernährung wechseln.

Dr. Jay Wortman

Die Mechanismen der Parkinson-Erkrankung sind denen von Alzheimer sehr ähnlich, weshalb die Ernährung in der Theorie auch eine wirksame Behandlung von Parkinson sein sollte. In einer unkontrollierten klinischen Studie, die am 22. Februar 2005 in der Fachzeitschrift *Neurology* veröffentlicht wurde, zeigten fünf Patienten, die sich 28 Tage lang an eine sehr kohlenhydratarme (2 Prozent der Kalorien) und sehr fettreiche (90 Prozent der Kalorien) Ernährung hielten, auf der Bewertungsskala Unified Parkinson's Disease Rating Scale Verbesserungen. Ihr Gleichgewicht verbesserte sich, der Tremor und das Schütteln ließen nach, und ihre Stimmung war insgesamt fröhlicher. Das Gehirn liebt Ketone, insbesondere wenn es durch Alzheimer oder Parkinson geschädigt wurde.

Schizophrenie, bipolare Störung und andere psychische Erkrankungen

EXPERTENWISSEN – KURZ UND KLAR — Als Neurowissenschaftler sind die interessantesten vorteilhaften Aspekte der Ketose für mich die kognitiven Vorteile. Die Forschung unterstützt eine allgemeine Verbesserung bei beispielsweise dem Kurzzeitgedächtnis, dem verbalen Gedächtnis und der Stimmung. Ketone haben neuroprotektive Eigenschaften, was bedeutet, dass sie Ihre Hirnzellen schützen. Sie bieten eine sauber verbrennende Energiequelle, erhöhen die Antioxidantien und verringern Entzündungen.

Bryan Barksdale

Interessanterweise gibt es Theorien, die davon ausgehen, dass die Grundursache vieler psychischer Erkrankungen nicht im Gehirn liegt, sondern im Darm. Zu einer schlechten Darmgesundheit kann eine kohlenhydratreiche, getreidebasierte Ernährung führen, eine zu häufige Antibiotika-Einnahme, im Allgemeinen rezeptfrei erhältliche Medikamente und sogar der Gesundheitszustand des Darms Ihrer Mutter, als Sie geboren wurden. Eine kohlenhydratarme, fettreiche, ketogene Ernährung gibt Ihnen eine echte Chance, durch Veränderungen im Darm Ihre Hirnchemie zu stabilisieren und so Ihre psychische Gesundheit zu verbessern.

Die mögliche Verbindung zwischen Gluten, einer in Getreide vorkommenden Substanz, und Schizophrenie wurde zum ersten Mal vermutet, als Forscher bemerkten, dass es während des Zweiten Weltkriegs, als Getreide rationiert wurde, weniger Krankenhauseinweisungen aufgrund dieser Erkrankung gab. Im Jahr 1965 zeigte eine unkontrollierte klinische Studie, dass eine ketogene Ernährung die Symptome von Schizophrenie verringern kann. Und eine jüngere, am 26. Februar 2009 in der Fachzeitschrift *Nutrition & Metabolism* veröffentlichte Fallstudie (bei der mein Mitautor Dr. Eric Westman zu den Forschern gehörte) fand heraus, dass die Symptome von Schizophrenie verschwanden, nachdem zum Abnehmen mit einer ketogenen Ernährung begonnen worden war. Es gibt außerdem zwei weitere Fallstudien, die zeigen, dass sich eine bipolare Störung bei einer ketogenen Ernährung ähnlich verbessert.

EXPERTENWISSEN – KURZ UND KLAR Aufgrund meines Interesses an der Neurowissenschaft bin ich sehr beeindruckt von der Fähigkeit der ketogenen Ernährung, die Hirnfunktion zu verbessern. Dies gilt nicht nur für Menschen mit offensichtlichen Hirnleistungsstörungen – es gilt auch für diejenigen, die ziemlich gesund sind. In dieser komplexen Welt voll alltäglichem Stress kann es Ihr Leben in vielerlei Hinsicht verbessern, wenn Sie Ihrer Hirnfunktion auf die Sprünge helfen. Wenn Sie andererseits eine garantiert abnehmende Hirnfunktion haben möchten, empfehle ich Ihnen, bei der amerikanischen Standardernährung zu bleiben!

Dr. Bill Wilson

Als die Hollywood-Schauspielerin Catherine Zeta-Jones sich im Jahr 2011 und erneut 2013 selbst in eine Klinik einwies, um wegen ihrer Bipolar-II-Störung Hilfe zu suchen, brachte das diese sehr ernsthafte psychische Erkrankung ins Rampenlicht. Kennzeichen einer bipolaren Störung sind Depressionen und manische Episoden (bei der Bipolar-I-Störung kommt es häufiger zu offensichtlichen schweren manischen Anfällen, wohingegen die Bipolar-II-Störung eher schwächerer Natur ist, aber dennoch das Leben verändert.) Die primäre Behandlung beinhaltet meistens genau dieselben Antikonvulsiva, die auch zur Behandlung von Epilepsie verwendet werden. Und wie Sie im vorigen Kapitel erfahren haben, wurde eine ketogene Ernährung früher zur Behandlung epileptischer Anfälle verwendet. Könnte ein Vorgehen mit kohlenhydratarmer, fettreicher Ernährung mit mäßig Eiweiß auch bei einer bipolaren Störung helfen?

Die Antwort auf diese Frage ist nicht so klar, wie wir es uns wünschen würden. Das Versorgen des Gehirns mit Ketonkörpern anstelle von Glucose sollte theoretisch die Aktivität der Neurotransmitter verringern und so beim Stabilisieren des Gemütszustands helfen. In einer israelischen Fallstudie, die im Februar 2002 in der medizinischen Fachzeitschrift *Bipolar Disorders* erschien, erhielt ein nicht auf Medikamente ansprechender Patient mit einer bipolaren Störung einen Monat lang eine ketogene Ernährung. Die Ärzte fügten sogar MCT-Öl zur Ernährung hinzu, um die Ketonkörperproduktion anzukurbeln. Aber bei dem Patienten zeigte sich keine Verbesserung.

EXPERTENWISSEN – KURZ UND KLAR Die jüngsten Forschungen zeigen, dass Ketonkörper für eine bessere Konzentration, weniger Angst und verbesserte mentale Gesundheit insgesamt sorgen.

Maria Emmerich

Das beweist nicht wirklich, dass die ketogene Ernährung bei einer bipolaren Störung nicht hilfreich ist. Im Internet lassen sich viele anekdotische Erfolgsgeschichten finden. Wichtiger noch: Eine im Oktober 2013 in der Fachzeitschrift *Neurocase* veröffentlichte Fallstudie, bei der zwei Frauen mit Bipolar-II-Störung über zwei Jahre lang den Ketosezustand aufrechterhielten, zeigte bei beiden eine bessere Stabilisierung ihres Gemütszustands, als zuvor mit Medikamenten erreicht worden war; und beide kamen mit der Ernährung als Lebensstiländerung bemerkenswert gut und ohne signifikante Beeinträchtigungen zurecht.

Aufgrund der sich widersprechenden Ergebnisse vergangener Fallstudien ist eine randomisierte, kontrollierte Studie zur Untersuchung der Auswirkungen einer ketogenen Ernährung auf Schizophrenie, bipolare Störungen und andere psychische Erkrankungen dringend notwendig.

Narkolepsie und andere Schlafstörungen

EXPERTENWISSEN – KURZ UND KLAR Die Bedenken über den Bedarf des menschlichen Gehirns an Kohlenhydraten sind völlig unbegründet. Wenn Sie den Verzehr sämtlicher Kohlenhydrate in Ihrer Ernährung einstellen, werden Sie zweifellos überleben und sogar aufblühen, auch wenn Sie vielleicht ein paar Wochen der Stoffwechselumstellung auf die Fettsäureoxidation durchhalten müssen, was vorübergehende Erschöpfung verursachen kann.

Dr. William Davis

Narkolepsie ist eine ernsthafte neurologische Störung, die zu übermäßiger Tagesschläfrigkeit und »Einschlafattacken« führt. Medikamente können bei einigen Schlafproblemen helfen, die mit Narkolepsie in Verbindung stehen, aber sie können mit der Zeit immer wirkungsloser werden.

In einer im Juni 2004 in der medizinischen Fachzeitschrift *Neurology* veröffentlichten klinischen Studie befolgten neun Patienten mit Narkolepsie über einen Zeitraum von acht Wochen eine kohlenhydratarme, fettreiche, ketogene Ernährung. Ein Patient war nicht dazu in der Lage, die Studie bis zum Ende durchzuführen, aber die restlichen Patienten waren tagsüber weniger schläfrig, hatten weniger Einschlafattacken und zeigten andere Verbesserungen bei der Schwere ihrer Narkolepsie. Die Forscher schlossen daraus, dass alle diese Verbesserungen vermutlich durch einen geringeren Glucosespiegel verursacht wurden, während die Studienteilnehmer in der Ketose waren.

Die meisten Menschen berichten, dass sie in der Ketose besser schlafen und nach den Mahlzeiten nicht müde sind. Für diejenigen mit Narkolepsie ist das eine dringend benötigte Atempause in der durch ihre Erkrankung verursachten Hölle auf Erden. Melissa, eine meiner Blogleserinnen, litt unter Narkolepsie, bevor sie die Vorteile der Ketose entdeckte. Sie hatte seit sehr jungen Jahren mit Narkolepsie zu kämpfen und schlief als Kind nahezu ständig. Um sich wach zu halten, wendete Melissa verschiedene Ablenkungstechniken an, aber die meisten halfen nicht.

Erst im Alter von 40 Jahren diagnostizierten die Ärzte bei Melissa Narkolepsie. Nachdem sie die besten Medikamente zur Behandlung der Erkrankung durchprobiert hatte, hörte sie von der ketogenen Ernährung und entschied, alles an Vollkorn, Zucker und stärkehaltigen Kohlenhydraten aus ihrer Ernährung zu verbannen und mehr gesättigte Fette zu essen, um so mehr Ketonkörper zu produzieren. Die Ergebnisse waren erstaunlich. Melissa beschrieb es so: »Ich war wieder am Leben.« Heute isst sie weiter auf diese Art und Weise, die ihr dabei hilft, tagsüber wach zu bleiben, wenn sie es sein muss. Natürlich ist Melissas Geschichte nur anekdotisch, aber sie unterstreicht den Bedarf an mehr Forschung darüber, wie eine kohlenhydratarme, fettreiche, ketogene Ernährung Menschen mit Schlafstörungen helfen kann.

Sportliche Leistungsfähigkeit

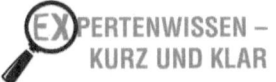 EXPERTENWISSEN – KURZ UND KLAR   Die Defense Advanced Research Projects Agency (DARPA, eine Behörde des Verteidigungsministeriums der USA, die Forschungs-

projekte für die Streitkräfte durchführt) hat die Ketose als Geheimwaffe zur Steigerung der mentalen und physischen Leistungsfähigkeit von Soldaten unter Gefechtsbedingungen untersucht. Weshalb? Weil der Soldat oder die Soldatin verwirrt wird, wenn sein/ihr Blutglucosespiegel fällt, was manchmal zu Eigenbeschuss führt. Also wurde eine hochketogene Treibstoffquelle an Ratten getestet, und man fand heraus, dass sie die physische und mentale Leistung steigerte – die Ratten wurden viel gesünder, nahmen Körperfett ab, hatten niedrigere Triglyceridwerte (Fettsäuren) im Blut und geringere Blutzuckerspiegel, und das alles ohne schädliche Nebenwirkungen. Der gleiche Treibstoff wird nun für Soldaten entwickelt.

Ben Greenfield

Sport ist natürlich keine Krankheit, aber wir haben ihn hier aufgenommen, da spannende Dinge bei Sportlern passieren, die eine kohlenhydratarme, fettreiche, ketogene Ernährung mit mäßig Eiweiß wählen. Einer der ersten, der bereits 1983 die Auswirkungen der Ketose auf sportliche Leistung untersuchte, war der ketogene Ernährungsforscher Dr. Stephen Phinney, den wir bereits einige Male in diesem Buch erwähnt haben. Seine im August 1983 in der Fachzeitschrift *Metabolism* veröffentlichte richtungsweisende Studie untersuchte, wie eine ketogene Ernährung das Ausdauertraining von fünf Spitzenrennradfahrern beeinflusste.

Nach vier Wochen der ketogenen Ernährung mit weniger als 20 Gramm Kohlenhydraten täglich gab es bei den Sportlern keine Beeinträchtigung ihrer Leistung durch die Ketose, weil sie von Zucker- zu Fettverbrennern geworden waren. Obwohl ihre Glykogenspeicher am Ende der vier Wochen erheblich geringer waren als zu Beginn, kam es bei ihnen nicht durch eine Hypoglykämie zum Zusammenbruch, sondern sie verbesserten tatsächlich ihre Gesamtleistung. An diesem Punkt prägte Dr. Phinney den Ausdruck der ernährungsbedingten Ketose, um den Zustand zu beschreiben, in dem eine Person keto-adaptiert ist. Diese Spitzensportler hatten ihre Treibstoffquelle vollständig von Kohlenhydraten (Glucose) auf Fett und Ketonkörper umgestellt.

EXPERTENWISSEN – KURZ UND KLAR Die strategische Anwendung der Ketose war für mich die einzige Möglichkeit, ohne große Anstrengungen schlank zu bleiben, und das gilt auch für meine Klienten. Für Sportler ist sie die einzige verfügbare Methode, um große Mengen an Körperfett zu verlieren und gleichzeitig die Leistung aufrechtzuerhalten oder sogar noch zu steigern.

John Kiefer

Die Studie aus dem Jahr 1983 wurde fast vorzeitig beendet. Die Reaktion der Rennradfahrer auf die Ernährung führte in den ersten Wochen zu einem Rückgang der Leistungsfähigkeit und die Forscher dachten, die Änderungen der Ernährung würden sich eher als nachteilig und nicht als hilfreich erweisen. Aber glücklicherweise entschied Dr. Phinney, noch mindestens eine Woche weiterzumachen. Genau dann ging die Keto-Adaption vonstatten, und Verbesserungen wichtiger Daten wie Sauerstoffaufnahme (VO2max), respiratorischer Quotient und Glykogenmenge im Muskel wurden sichtbar. Können Sie sich vorstellen, wie das Ergebnis der Studie gewesen wäre, wenn sie nach nur zwei Wochen beendet worden wäre?

In einem Artikel mit dem Titel »Ketogenic Diet and Physical Performance«, der am 27. August 2004 in der Fachzeitschrift *Nutrition & Metabolism* veröffentlicht wurde, weist Dr. Phinney auf die Bedeutung dieses Anpassungszeitraums hin. Den Titel dieses Artikels können Sie bei Google suchen und ihn dann selbst lesen; er ergänzt all das, was wir Ihnen in diesem Buch erklärt haben. Außerdem hat Dr. Phinney gemeinsam mit seinem Forschungspartner Dr. Jeff Volek im Jahr 2012 das Buch *The Art and Science of Low Carbohydrate Performance* geschrieben, in dem noch viel mehr über das Thema steht und über das, was sie darüber hinaus bei der Anwendung einer kohlenhydratarmen, fettreichen Ernährung bei Sportlern gelernt haben.

Auch wenn die Forschung zu Sportlern und ketogener Ernährung noch jung ist (eine weitere Studie mit Spitzenturnern wurde 2012 im *Journal of the International Society of Sports Nutrition* veröffentlicht), sind viele Spitzensportler dazu bereit und offen, sie bei sich selbst auszuprobieren – und das mit großem Erfolg. Einer dieser Ausdauersportler ist Timothy Allen Olson, ein Langstreckenläufer aus Oregon, der 2012 am 100 Meilen langen Western States Endurance Run teilnahm, um der Welt zu zeigen, wozu ein ketogener Läufer fähig ist. Ob er das Rennen gewonnen hat? Darauf können Sie wetten, und außerdem war er 20 Minuten schneller als der bisherige Streckenrekord!

Ben Greenfield ist ein Triathlet, der sich 16 Wochen lang bei seinem Training für die Wettkämpfe Ironman Canada und Ironman Hawaii 2013 an eine strenge ketogene Ernährung gehalten hat. Er verzehrte viel weniger Kohlenhydrate (unter 200 Gramm) als der typische Ironman-Triathlet (der isst an einem Trainingstag nämlich häufig 600 bis 800 Gramm Kohlenhydrate) und ergänzte die Ernährung mit Kokosöl und MCT-Öl, um seinem Körper beim Wechsel zu Fett als Treibstoff zu helfen. Hier die größten Vorteile, die Greenfield durch die Ketose erfuhr:

▶ Erhöhte Stoffwechseleffizienz und verbesserte Fettverbrennung, die ihn »im Laufe des Tages immer stärker macht«: Das ist besonders für Ausdauersportler von Nutzen, die beispielsweise an Ironman-Wettkämpfen und Langstreckenläufen teilnehmen.

▶ Schonung der Glykogenspeicher, was ebenfalls zu erhöhter Ausdauer führt: Er nutzt weniger in Muskeln und Leber gespeicherte Kohlenhydrate, weil er dazu in der Lage ist, Fett effizienter zu verbrennen.

▶ Weniger Entzündungen, was dem Körper eine schnellere Regeneration nach dem Training ermöglicht – aufgrund der verringerten Bildung freier Radikaler und reaktiver Sauerstoffspezies (zellschädigende Moleküle) verglichen mit einer hohen Zuckerzufuhr.

▶ Stabileres Energielevel, weil der Blutzucker nicht so schwankt wie bei einer kohlenhydratbasierten Ernährung.

EXPERTENWISSEN – KURZ UND KLAR Ketonkörper sind als Supertreibstoff bekannt geworden, weil sie pro Sauerstoffeinheit mehr Energie liefern als andere Stoffwechseltreibstoffe. Diese verbesserte metabolische Effizienz wurde zunächst bei Samenzellen nachgewiesen, bei denen das Vorhandensein von Ketonkörpern den Sauerstoffverbrauch senkte und gleichzeitig die Mobilität erhöhte. Später wurde dies in einer Studie bestätigt, in der gezeigt wurde, dass Ketonkörper die hydraulische Arbeitsfähigkeit des Herzens steigerten und gleichzeitig den Sauerstoffverbrauch senkten. Das könnte erklären, weshalb es eine florierende und schnell wachsende Gemeinschaft keto-adaptierter Sportler gibt.

Dr. Bill Lagakos

Und schließlich ist da noch der 40 Jahre alte Langstreckenläufer Olaf Sorenson, der das Konzept der Ketose für sportliche Leistungsfähigkeit an sich selbst testet. Im Jahr 2013 wurden seine kohlenhydratarmen, fettreichen Erfahrungen bei seinem Versuch, einen Marathon in weniger als zwei Stunden, vierzig Minuten und einundvierzig Sekunden zu laufen, in einem Film dokumentiert.

Warum war ihm diese Zeit so wichtig ist? Im Jahr 1952 qualifizierte sich Sorensons Großvater mit dieser Zeit für die Olympischen Spiele. Jetzt versucht er, diese Zeit in der Ketose zu erreichen, durch den Verzehr vieler gesunder gesättigter Fette und das Weglassen von Kohlenhydraten. Sorensons Fortschritte und sein Gesundheitszustand während seines Marathon-Trainings wurden vom College of Health and Human Performance an der University of Florida überwacht.

Es gibt viele wirklich stichhaltige Nachweise, die ketogene Ernährungsweisen unterstützen und die in den kommenden Jahren sicherlich mehr klinische Forschung an Menschen in größerem Umfang vertragen könnten. Es gibt viele weitere Krankheiten, die sich bei einer kohlenhydratarmen, fettreichen Ernährung verbessern könnten, aber die Nachweise dafür sind weniger deutlich – es gibt nur Tiermodelle oder anekdotische Berichte zur Unterstützung der Theorie. Die therapeutische Verwendung von Ketonen bei diesen Krankheiten (was wir uns im nächsten Kapitel ansehen werden) ist ein aufkommendes Forschungsgebiet, das in den kommenden Jahren sehr viel genauer untersucht werden sollte.

Keto in Kürze

→ **Es gibt gute Belege aus Studien, die weniger als ein Jahr dauerten, dass sich viele Krankheiten durch eine ketogene Ernährung bessern.**

→ **Bei Alzheimer, Parkinson und Demenz konnten mit einer kohlenhydratarmen, fettreichen Ernährung mit mäßig Eiweiß Verbesserungen erreicht werden.**

→ **Schizophrenie, bipolare Störung und andere psychische Erkrankungen bessern sich durch Ketone.**

→ **Narkolepsie und andere Dyssomnien zeigen bei Menschen in der Ketose leichte Verbesserungen.**

→ **Eine bessere sportliche Leistungsfähigkeit erweist sich als ein großer Vorteil einer kohlenhydratarmen, fettreichen Ernährung.**

Kapitel 18

Zukünftige Forschungs-
bereiche zur Nutzung
von Ketonkörpern

EXPERTENWISSEN – KURZ UND KLAR — Für unsere Mitochondrien sind Ketone ein ausgezeichneter Treibstoff, und die meiste Zeit in der Geschichte des Menschen waren wir einen Großteil des Jahres in der Ketose. Mit Sicherheit befanden wir uns jeden Winter in der Ketose. Außerdem enthielt unsere Ernährung viel weniger Kohlenhydrate. Deshalb aßen wir entweder mehr Eiweiß oder mehr Fett oder beides. Es gab in unserer Ernährung keine hochglykämischen Nahrungsmittel. Wir aßen niedrig-glykämisches grünes Blattgemüse, Knollen (häufig roh), nur gelegentlich Obst und mehr Fleisch sowie Fett mit dem Fleisch.

Dr. Terry Wahls

In den letzten beiden Kapiteln haben wir uns Erkrankungen angesehen, bei denen es starke und gute Belege dafür gibt, dass ein ketogener Lebensstil vorteilhaft sein kann. Aber nur, weil es bei anderen Krankheiten zur Ketose keine nennenswerte Forschung gibt, bedeutet das nicht, dass Ketonkörper bei diesen gesundheitlichen Problemen nicht von Vorteil sein können. Für Menschen, die an vielen anderen Gesundheitsproblemen leiden, gibt es Hoffnung, dass eine natürliche Ernährungslösung ihnen helfen kann.

Wir möchten uns mit Ihnen gemeinsam einige aufstrebende Forschungsbereiche ansehen, und wie eine kohlenhydratarme, fettreiche Ernährung angewendet werden könnte, um die Gesundheit zu verbessern. In diesem Kapitel werden keine Beweise zur Behandlung der hier genannten Gesundheitsprobleme mit einer ketogenen Ernährung dargelegt, aber es würde uns nicht wundern, wenn es in naher Zukunft einen Paradigmenwechsel bei der Behandlung dieser Krankheiten gäbe. Sind Sie bereit für das, was auf uns warten könnte?

Krebs

EXPERTENWISSEN – KURZ UND KLAR Ein ketogener Ansatz ist mit Abstand die effektivste diätetische Behandlung für alle Arten von Krebs und andere immunologische Erkrankungen. Indem Sie dem Krebs seine benötigte Treibstoffquelle (Zucker) entziehen und sich stattdessen auf Ketone und freie Fettsäuren verlassen (für die der Krebs keine Verwendung hat), können Sie eine innere und epigenetische Umgebung schaffen, die dazu beiträgt, den Krebs unter Kontrolle zu halten, oder ihn sogar davon abhalten, überhaupt erst Fuß zu fassen. Bei steigendem Schadstoffgehalt in der Umwelt und sprunghaft ansteigenden Krebsraten könnte diese besondere Art zu essen einfach der beste vorbeugende Ansatz von allen sein.

Nora Gedgaudas

Krebszellen verwenden gern Glucose als Treibstoff; Ärzte injizieren bei Krebspatienten sogar Glucose, um Tumore genau zu lokalisieren. Lässt es bei Ihnen nicht eine Alarmglocke läuten, dass Ärzte mit Hilfe von Zucker, der die Aufnahmen der PET-Scans wie Weihnachtsbäume leuchten lässt, nach Krebstumoren suchen? Die Theorie hinter der Anwendung der ketogenen Ernährung zur Behandlung und Vorbeugung von Krebs ist, dass das Weglassen von Glucose die Krebszellen verhungern lässt. In Tierstudien konnten bereits vorteilhafte Wirkungen gezeigt werden. Leider gab es hierzu bislang noch keine klinischen Studien mit Menschen.

Ein am 17. September 2007 im *Time Magazine* veröffentlichter Artikel mit dem Titel »Can a High-Fat Diet Beat Cancer?« ging jedoch diesen Gedanken nach. Anhand der Arbeit der Forscherinnen Dr. Melanie Schmidt und Dr. Ulrike Kämmerer, beide von der Universität Würzburg, erörterte der Artikel die These des mit dem Nobelpreis ausgezeichneten deutschen Wissenschaftlers Otto Warburg, der 1924 postuliert hatte, dass »das Ersetzen der Sauerstoffatmung im normalen Körper durch die Vergärung von Zucker die Hauptursache für Krebs ist«.

EXPERTENWISSEN – KURZ UND KLAR — Ich habe mit einer Frau gearbeitet, die Krebs im Endstadium hatte. Ihr wurde gesagt, sie solle sofort ihre Familie und Freunde um sich sammeln, da sie nur noch weniger als drei Monate zu leben hätte. Das war vor sechs Monaten. Sie befindet sich jetzt in einem ausgezeichneten Gesundheitszustand und plant einen zwei Monate langen Urlaub in Europa. Die Kraft der ketogenen Ernährung ist einfach erstaunlich. Genauer gesagt ist es erstaunlich zu sehen, wie giftig Kohlenhydrate sein können.

John Kiefer

Die Warburg-Hypothese lautet wie folgt: Lassen Sie Zucker weg (und Kohlenhydrate, die sich im Körper in Zucker verwandeln), ersetzen Sie sie durch mehr Fett, und die Krebszellen werden sterben. Das war eine glänzende Idee, die von den Wissenschaftlern und Gesundheitsexperten seiner Zeit gelobt wurde, aber irgendwie ist sie heute größtenteils vergessen und wird häufig als zu extrem verspottet.

Nicht jedoch von Dr. Schmidt und Dr. Kämmerer.

Sie haben sich Warburgs Lebenswerk vorgenommen und sich daran versucht. Können sie den Krebs an seiner Verbreitung hindern, indem sie Zucker aus der Ernährung ihrer Krebspatientinnen streichen? Die Ergebnisse ihrer vorläufigen Forschung bei der Behandlung von fünf Patientinnen mit einer ketogenen Ernährung über einen Zeitraum von drei Monaten waren vielversprechend: Alle von ihnen überlebten, ihr Krebs hatte sich entweder stabilisiert oder verbessert, und die Tumore wuchsen entweder langsamer, hatten das Wachstum eingestellt oder waren sogar kleiner geworden. Mit diesen Ergebnissen weiteten Dr. Schmidt und Dr. Kämmerer ihre Forschungen aus, von denen wir in den kommenden Jahren mehr hören werden.

In einer zweiten, am 27. Juli 2011 in der Fachzeitschrift *Nutrition & Metabolism* veröffentlichten Studie behandelten sie 16 Patientinnen mit fortgeschrittenem Krebs mit einer ketogenen Ernährung. Acht Teilnehmerinnen schieden aus verschiedenen Gründen aus der Studie aus, aber von den restlichen acht erfuhren sechs eine Verbesserung ihrer Lebensqualität und ein Verlangsamen des Fortschreitens ihrer Tumore. Wir brauchen mehr neugierige Forscher, die dazu bereit sind, bei Krebspatienten ohne andere Behandlungsmöglichkeiten eine fettreiche, kohlenhydratarme ketogene Ernährung anzuwenden. Zum Glück gibt es ein paar davon.

Der Neurologe Dr. Thomas Seyfried vom Boston College hat sich eine kalorienbeschränkte ketogene Ernährung als Behandlung bei Hirntumoren angesehen und außergewöhnliche Arbeit geleistet. Obwohl seine Forschungen sich nur auf

Mäuse beschränkten, sieht er sie als »ungiftigen Ansatz zur Krebsbehandlung« für Menschen. Für jeden, der sich für die Auswirkungen der Ernährung auf Krebs interessiert, sollte sein Buch *Cancer as a Metabolic Disease* aus dem Jahr 2012 eine Pflichtlektüre sein. Die Arbeit von Dr. Seyfried ebnet den Weg für die menschliche Forschung in einem viel größeren Umfang.

EXPERTENWISSEN – KURZ UND KLAR   Der Artikel von Dr. Eugene Fine zur Behandlung von Krebspatienten im fortgeschrittenen Stadium wurde derart gut aufgenommen, weil jeder intuitiv seinen Wert verstand und die Studie bereits vor 20 Jahren hätte durchgeführt werden sollen. Dr. Fines Hypothese war, dass, wenn wir Krebs aus Sicht der Genetik betrachten, Krebszellen in ihrer Entwicklung über das Leben der Einzelperson hinweg betrachten sollten; einer Einzelperson, für deren System es in einer modernen Umgebung unwahrscheinlich ist, einen bedeutenden Grad der Ketose zu erreichen. Ein selektiver Druck zur Anpassung an die Verwendung von Ketonkörpern als Treibstoffquelle ist äußert unwahrscheinlich. Übrigens hatten die Patienten, die bei diesem Experiment stabil wurden oder eine teilweise Remission erreichten, die höchsten Werte an Ketonkörpern.

Dr. Richard Feinman

Ein weiterer Forscher, der sich mit der Anwendung einer kohlenhydratarmen, fettreichen, ketogenen Ernährung bei Krebspatienten beschäftigt, ist Dr. Eugene Fine vom Albert Einstein College of Medicine in New York. Seine RECHARGE-Studie (Reduced Carbohydrates Against Resistant Growth Tumors [Kohlenhydratverringerung gegen resistentes Tumorwachstum]) untersuchte die Sicherheit und Durchführbarkeit einer 28 Tage langen ketogenen Diät an zehn Krebspatienten, bei denen alle anderen Behandlungsmöglichkeiten ausgeschöpft waren. Die Veränderungen wurden am Beginn und am Ende der Studie mit PET-Scans überprüft. Die Ergebnisse dieser kleinen Studie wurden im Oktober 2012 in der Fachzeitschrift *Nutrition* veröffentlicht. Bei vier der Patienten schritt die Krankheit während der Diät fort, bei fünf stabilisierte sie sich und schritt nicht weiter fort, und bei einem Patienten gab es eine teilweise Remission. Diejenigen mit den besten Stoffwechselergebnissen – ihr Insulinspiegel ging am weitesten nach unten und ihre Ketone am stärksten nach oben – zeigten die größten Verbesserungen in ihrem Krankheitsverlauf.

Zu den weiteren sich diesem Thema widmenden Forschern gehören Dr. Colin Champ vom Cancer Institute der University of Pittsburgh in Pittsburgh und Dr. Dominic D'Agostino von der University of South Florida. Es würde mich nicht überraschen, wenn sich in Zukunft noch mehr Forscher mit der ketogenen Ernährung zur Behandlung einer der unbestreitbar entsetzlichsten Krankheiten unserer Zeit beschäftigen. Wäre es nicht unglaublich, wenn wir die Heilung für Krebs die ganze Zeit vor unserer Nase gehabt hätten – eine kohlenhydratarme, fettreiche Ernährung?

Autismus

EXPERTENWISSEN – KURZ UND KLAR   Manche an Autismus leidenden Kinder scheinen auf eine kohlenhydratarme, fettreiche Ernährung und/oder Ernährung mit viel MCT-Öl zu reagieren.

Dr. Mary Newport

Bei einer im Februar 2003 im *Journal of Child Neurology* veröffentlichten Pilotstudie wurden 30 Kinder mit autistischem Verhalten im Alter von vier bis zehn Jahren untersucht. Sie wurden sechs Monate lang mit Unterbrechungen auf eine ketogene Diät gesetzt, wobei sie jeweils vier Wochen auf Diät waren und zwei Wochen nicht. Nicht alle Kinder kamen gut mit der kohlenhydratarmen, fettreichen Ernährung zurecht (sieben Patienten stiegen sofort aus und fünf weitere brachen nach ein bis zwei Monaten ab), aber die meisten derjenigen, die dabeiblieben, zeigten nach den Parametern der Bewertungsskala Childhood Autism Rating Scale Verbesserungen. Die Studie an sich war nicht spektakulär, aber sie macht Hoffnungen für die Verwendung einer ketogenen Diät zur Behandlung von Autismus.

Fibromyalgie, chronische Schmerzen und Migräne

EXPERTENWISSEN – KURZ UND KLAR   Wir warten auf einen angekündigten Zuschuss für eine Studie über eine nährstoffreiche, niedrig-glykämische Diät und eine ketogene Diät zur Behandlung von Fibromyalgie.

Dr. Terry Wahls

Derzeit gibt es keine veröffentlichten Studien zur Behandlung von Fibromyalgie, chronischen Schmerzen oder Migräne mit einer kohlenhydratarmen, fettreichen, ketogenen Ernährung. Viele Ärzte und Patienten, die diesen Ernährungsansatz anwenden, haben zwar von Verbesserungen bei allen diesen Erkrankungen berichtet, aber diese anekdotischen Geschichten müssen durch qualitativ hochwertige klinische Forschung untermauert werden.

Es gab eine im Dezember 2013 im *Journal of Musculoskeletal Pain* veröffentlichte Studie mit 30 Frauen mittleren Alters, die die Auswirkungen einer nichtketogenen kohlenhydratarmen Ernährung auf die Symptome von Fibromyalgie untersuchte, einschließlich Schmerzen, Gemütszustand und Energielevel. Die Ergebnisse? Die Werte ihrer Symptome auf dem Fibromyalgia Impact Questionnaire waren niedriger, und sie hatten mehr Energie und weniger Schmerzen. Ob eine ketogene Ernährung ähnliche oder sogar bessere Ergebnisse erzielen würde, muss sich noch zeigen.

Schädel-Hirn-Trauma und Schlaganfall

EXPERTENWISSEN – KURZ UND KLAR Unser Labor untersucht die ketogene Ernährung zur Behandlung von multipler Sklerose. In meinen Sprechstunden für Schädel-Hirn-Traumata und therapeutischen Lebensstil dränge ich auf eine niedrig-glykämische, nährstoffreiche Ernährung für jeden, und wir bieten eine ketogene Version davon den Patienten an, die sie ausprobieren möchten.

Dr. Terry Wahls

Ein im September 2006 in der Fachzeitschrift *Behavioural Pharmacology* veröffentlichter Beitrag zur ketogenen Ernährung als Behandlung von Schädel-Hirn-Traumata und Schlaganfällen wies auf die Rolle von β-Hydroxybutyrat (des Ketonkörpers im Blut) beim Schutz des Gehirns durch Verringerung von Entzündungen und Schutz der Neuronen hin. In der Fachzeitschrift *Brain Injury* wurde im Mai 2009 außerdem eine Studie veröffentlicht, die die neuroprotektiven Eigenschaften einer ketogenen Ernährung an 60 Ratten mit Schädel-Hirn-Traumata untersuchte. Obwohl es nur eine Tierstudie war, waren die Ergebnisse für die Wirkkraft der Ketone bei der Behandlung von Hirnverletzungen sehr positiv.

Im November 2013 begannen Forscher der Universität Kopenhagen in Dänemark damit, Studienteilnehmer für eine klinische Studie der Auswirkungen einer ketogenen Ernährung bei einem akuten Schlaganfall zu suchen. Zweck dieser kontrollierten, randomisierten Intervention ist es, im Vergleich mit den Auswirkungen einer typischen Ernährung zu untersuchen, ob der einwöchige Verzehr einer kohlenhydrat-armen, fettreichen Ernährung positive Auswirkungen auf den Blutzucker, die Sterb-lichkeit und Lebensfunktionen von Patienten hat, die mit einem akuten Schlaganfall ins Krankenhaus eingeliefert werden. Die Hypothese ist, dass sich die Hirnfunktion aufgrund der verringerten Glucoseverfügbarkeit für die Gehirnzellen verbessert.

Zahnfleischerkrankungen und Karies

Da es bei einer ketogenen Ernährung kein Getreide und keinen Zucker gibt, verschwinden Zahnfleischerkrankungen und Karies nahezu vollständig. Eine am 24. Februar 2013 im National Public Radio gesendete Dokumentation untersuchte die Zähne unserer frühen Vorfahren und fand heraus, dass sie trotz des Mangels an Zahnbürsten, Zahnpasta oder Zahnseide sehr gesund gewesen waren. Der Bericht gibt unserem Verzehr an Zucker und Kohlenhydraten die Schuld an den Löchern und Zahnfleischerkrankungen, die uns heutzutage plagen.

Ich persönlich habe bemerkt, dass der jahrelange Verfall meiner Zähne durch das Zermahlen harter Süßigkeiten vollständig aufhörte, als ich eine kohlenhydratarme, fettreiche Ernährung aß. Darüber hinaus habe ich weniger Zahnbelag und Zahnstein als zu der Zeit, als ich viel verarbeitetes Getreide und Zucker zu mir nahm. Hier brauchen wir definitiv mehr Studien, denn der Zustand von Zähnen und Zahnfleisch kann in anderen Bereichen unserer Gesundheit, einschließlich der Herzgesundheit, eine wichtige Rolle spielen. Zahnfleischerkrankungen erhöhen das Entzündungs-niveau im Körper, was wiederum das Risiko eines Herzinfarktes erhöhen kann. (Falls Sie daran interessiert sind, hören Sie sich Episode 364 des Podcasts *The Livin' La Vida Low-Carb Show* an, in der der ganzheitliche Zahnarzt Kevin Boehm mehr über die Verbindung zwischen Zahn- und Herz-Kreislauf-Gesundheit erzählt.)

Akne

Im April 2012 wurde in der Fachzeitschrift *Skin Pharmacology and Physiology* ein Bericht über die Forschungen zum »therapeutischen Potenzial ketogener Ernäh-rungsweisen« bei der Behandlung von Akne durch den italienischen Forscher

Antonio Paoli veröffentlicht. Er fasste die physiologischen und biochemischen Gründe zusammen, weshalb eine kohlenhydratarme, fettreiche Ernährung bei der Behandlung von Akne vorteilhaft sein kann. Die Hypothese lautet, dass Akne eine Manifestation der Insulinresistenz ist – aber es wurden keine langfristigen Studien durchgeführt. (Weitere Einzelheiten liefert *The Dietary Cure for Acne* des bekannten Paläo-Autoren Loren Cordain.) In einem am 29. Mai 2013 im *European Journal of Clinical Nutrition* veröffentlichten Artikel über die Anwendungen einer ketogenen Ernährung über das Abnehmen hinaus rief Paoli gemeinsam mit Dr. Jeff Volek und anderen Forschern zu randomisierten klinischen Studien auf, um dieses Thema weiter zu erforschen.

Sehkraft

Zwar gibt es derzeit keine veröffentlichten Daten über die Auswirkungen einer ketogenen Ernährung auf die Sehkraft, aber es gibt viele anekdotische Belege von Menschen, die eine kohlenhydratarme, fettreiche Ernährung begannen und eine Verbesserung ihrer Sehkraft feststellten. Es kann sein, dass die Normalisierung des Blutzuckerspiegels in der Ketose die Verbesserungen hervorruft, da ein erhöhter Blutzuckerspiegel zu unscharfem Sehen führt. Bei meiner Frau Christine, die schlecht sehen kann, da ihr bei der Geburt zu viel Sauerstoff verabreicht wurde, konnte tatsächlich zum ersten Mal in ihrem Leben bei einer Untersuchung im Oktober 2011 eine Verbesserung ihrer Sehkraft festgestellt werden, nachdem sie ernsthaft mit einer kohlenhydratarmen, fettreichen Ernährung begonnen hatte. Viel zu viele in die Ketose kommende Menschen erzählen ähnliche Geschichten, als dass dies von der Forschungsgemeinschaft weiter ignoriert werden kann.

Amyotrophe Lateralsklerose (ALS, auch als Lou-Gehrig-Syndrom bekannt)

Auf der Suche nach einer natürlicheren Behandlung der amyotrophen Lateralsklerose (ALS), die auch Lou-Gehrig-Syndrom genannt wird, veröffentlichte der Forscher Dr. Carl E. Stafstrom am 9. April 2012 in der Fachzeitschrift *Frontiers in Pharmacology* eine Erörterung zur Berücksichtigung einer ketogenen Ernährung.

Eine am 3. April 2006 in der Fachzeitschrift *BMC Neuroscience* veröffentlichte Studie, bei der die ketogene Ernährung zur Behandlung von ALS untersucht wurde, zeigte, wie erhöhte Ketonwerte sich auf Mäuse mit dieser Krankheit auswirkten. Dies war die erste Studie ihrer Art, die eine Verbesserung von ALS durch Änderungen in der Ernährung nachwies. Hoffentlich kommt es in den kommenden Jahren zu weiteren Forschungen.

EXPERTENWISSEN – KURZ UND KLAR Derzeit wird die therapeutische Rolle von Ketonen bei verschiedenen Hirnerkrankungen, darunter Alzheimer-Krankheit, Hirntumoren, Parkinson-Krankheit, amyotrophe Lateralsklerose (Lou-Gehrig-Syndrom) und multiple Sklerose, erforscht.

Dr. Keith Runyan

Multiple Sklerose (MS) und Chorea Huntington (Huntington's Disease, HD)

In den letzten Jahren gab es verschiedene Tierstudien, bei denen die Auswirkungen ketogener Ernährungsweisen auf multiple Sklerose und Chorea Huntington untersucht wurden, aber es gab keine Studien an Menschen. Eine am 2. Mai 2012 in der Fachzeitschrift *PLOS ONE* veröffentlichte Studie fand heraus, dass die ketogene Ernährung bei Mäusen mit MS die Entzündung des Gehirns verringerte und als Schutzmaßnahme wirkte. Und eine am 6. Juli 2011 in der Fachzeitschrift *Physiology & Behaviour* veröffentlichte Studie zeigte, dass eine ketogene Ernährung bei Mäusen den bei HD typischen Gewichtsverlust verzögert. Ob diese Ergebnisse auch bei Menschen auftreten, ist eine von der zukünftigen Forschung zu beantwortende Frage.

Achten Sie aufmerksam auf die Arbeit von Dr. Terry Wahls, Autorin des 2015 auf Deutsch erschienenen Buchs *Multiple Sklerose erfolgreich behandeln – mit dem Paläo-Programm*. Dr. Wahls überwand ihre sekundär progrediente MS, indem sie sich in einen leichten Ketosezustand versetzte, der es ihrem Gehirn und Körper ermöglichte, gut mit Fett und Ketonkörpern zu funktionieren. Sie bemüht sich um Finanzierungen für die weitere gründlichere Erforschung der genauen Mechanismen, durch die die Ketose bei MS helfen kann.

EXPERTENWISSEN – KURZ UND KLAR In der Ketose bin ich mental klarer und habe den ganzen Tag über mehr Energie. In unseren klinischen Versuchen vergleichen wir eine niedrig-glykämische, nährstoffreiche Ernährung (Wahls Diet) mit einer nährstoffreichen ketogenen Ernährung (Wahls Paleo Plus Diet), um die Unterschiede bei der Verringerung von Erschöpfung, bei Gedächtnis und Erinnerung und bei der endothelialen (Blutzellen-)Gesundheit feststellen zu können.

Dr. Terry Wahls

Alterung

Wir Menschen suchen immer nach Wegen, um den Alterungsprozess zu verlangsamen. Bei Hefe, Würmern, Fruchtfliegen und Mäusen kann das Einschränken der Kalorien in der Ernährung zu einer längeren Lebensspanne führen. Es scheint so, als wäre die Lebensspanne umso länger, je niedriger der Insulinspiegel ist, da dies den oxidativen Stress senkt, der unsere Fähigkeit zum Entgiften und dem Reparieren von Zellen verringert. Theoretisch würde also eine Ernährung, die den Insulinspiegel unten hält – wie die kohlenhydratarme, fettreiche, ketogene Ernährung –, zu einem längeren Leben führen.

EXPERTENWISSEN – KURZ UND KLAR Mit der ketogenen Ernährung verlangsamen wir meiner Meinung nach tatsächlich die Alterungsrate und erhöhen insbesondere die Reparaturgeschwindigkeit. Deshalb können alle Alterungssymptome, die wir Alterskrankheiten nennen, äußerst wirksam mit dieser Ernährung behandelt, wenn nicht sogar vollständig umgekehrt werden; und ich glaube, dass dies derzeit der einzige Weg hierfür ist.

Dr. Ron Rosedale

Die von der AustralAsian Academy of Anti-Ageing Medicine 2014 in Melbourne/ Australien veranstaltete Anti-Ageing & Aesthetic Medicine Conference konzentrierte sich auf die Rolle, die eine ketogene Ernährung bei Fettleibigkeit, metabolischem Syndrom und der Alterung spielt. Weltweit besteht ein großes Interesse an den Auswirkungen von Ernährung auf den Alterungsprozess, und die Forschung an Menschen könnte sich diesem Ernährungsansatz als Anti-Aging-Therapie bald widmen.

Nierenerkrankungen

Der Neurologe und Endokrinologe Dr. Charles Mobbs führt an der Mount Sinai
School of Medicine in New York Forschungen zu ketogenen Ernährungsformen an
Labormäusen durch. In einer am 20. April 2011 in der Fachzeitschrift *PLOS ONE*
veröffentlichten Studie stellte Dr. Mobbs fest, dass die kohlenhydratarme, fettreiche
Ernährung möglicherweise die Dialyse ersetzen könnte, wenn die von ihm bei Tieren beobachteten Ergebnisse auch bei Menschen auftreten. Die Forscher untersuchten Mäuse mit sowohl Diabetes Typ 1 als auch Diabetes Typ 2 und Nierenerkrankungen im Frühstadium und stellten bei den Mäusen, die eine ketogene Ernährung
erhielten, signifikante Verbesserungen bei Nierenerkrankungen sowie dem Blut-
zucker- und Insulinspiegel fest (ein erwartetes Ergebnis). Es ist noch zu früh, um
diese Forschungsergebnisse auf den Menschen zu übertragen, aber sie bereiten den
Weg für mögliche spannende Entwicklungen.

Restless-Legs-Syndrom (RLS)

Es gibt keine Forschungen, die eine Verbindung zwischen dem Restless-Legs-
Syndrom und einer ketogenen Ernährungsweise untersuchen. Aber eines meiner
Forumsmitglieder berichtete, dass der Wechsel zu einem ketogenen Lebensstil und
ein Programm zum Krafttraining ihr RLS völlig geheilt hätte. Andere anekdotische
Berichte bestätigen, dass dies etwas ist, was weiter untersucht werden sollte.

Arthritis

Es liegt nahe, dass der Ketosezustand für Menschen, die unter Arthritis leiden,
vorteilhaft sein könnte, da er entzündungshemmend wirkt. Bis heute haben wir
jedoch noch keine wissenschaftlichen Beweise dafür, dass eine ketogene Ernährung tatsächlich hilft. Nichtsdestotrotz sind viele Menschen davon überzeugt, dass
ihre Arthritis sich verbessert hat, als sie mit einer kohlenhydratarmen, fettreichen
Ernährung begannen.

Alopezie und Haarausfall

Manche Menschen denken, dass eine ketogene Ernährung die Ursache für Haarausfall ist – hauptsächlich weil manche Menschen bei dieser Ernährung zu wenig Kalorien aufnehmen, was zu Haarausfall führen kann. Wenn Sie aber genügend Kalorien zu sich nehmen, ist dies bei einer ketogenen Ernährung kein Problem. Im Gegenteil: Die Wellness-Expertin Maria Emmerich sagt, dass sie bei hunderten, jahrelang unter Alopezie leidenden Klienten gesehen hat, dass sie bei einer ketogenen Ernährung plötzlich wieder volle Haare bekamen. Diese Erkrankung, bei der es möglicherweise zu positiven Ergebnissen kommen kann, ist mit Sicherheit weitere Forschung wert.

GLUT1-Defizit-Syndrom

Das GLUT1-Defizit-Syndrom ist eine sehr seltene genetische Erkrankung, von der weltweit etwa 300 Menschen betroffen sind und zu deren neurologischen Symptomen Sprachunfähigkeit gehören kann. Ein Artikel auf der Internetseite der *Daily Mail*, *MailOnline*, vom 18. Juli 2013 berichtet über ein dreijähriges Mädchen mit dieser Erkrankung, das nach dem Einhalten einer kohlenhydratarmen, fettreichen Ernährung, die Ketonkörper als alternative Treibstoffquelle für ihr Gehirn produzierte, Verbesserungen zeigte und zum ersten Mal in ihrem Leben zu sprechen begann. Ja, das ist nur ein anekdotischer Beweis, aber zeigt er nicht auf, dass Bedarf an weiterer Forschungen zur therapeutischen Anwendungen der ketogenen Ernährung besteht? Darauf können Sie wetten!

Ich bin der festen Überzeugung, dass wir gerade erst damit angefangen haben, an der Oberfläche der möglichen positiven gesundheitlichen Auswirkungen einer ketogenen Ernährung zu kratzen. Wären die Wirkungen einer kohlenhydratarmen, fettreichen Ernährung mit mäßig Eiweiß Ergebnis eines verschreibungspflichtigen Medikaments, würde die Wissenschaftsgemeinschaft es als die größte medizinische Entdeckung der Welt feiern. Aber da mit einer einfachen, aber wirksamen Veränderung der Ernährung kein Geld gemacht werden kann, bekommen wir nur kollektives Gähnen der Vertreter konventioneller Gesundheitsweisheiten als Reaktion. Das muss sich ändern. Die ketogene Ernährung verdient eine faire Beachtung in der Gesundheitsdebatte.

Nun, da wir uns alle Gesundheitsbereiche angesehen haben, bei denen die Ketose Verbesserungen erreichen kann, lassen Sie uns einkaufen gehen – und zwar die Lebensmittel, die die Ketonkörper auf Touren und Ihren Körper in die bestmögliche Position bringen, um so heilen und gedeihen zu können, wie er es sollte. Im nächsten Kapitel geben wir Ihnen eine bequeme Einkaufsliste an die Hand, um Ihnen bei der Auswahl der richtigen Lebensmittel zu helfen, die Sie in den Zustand der ernährungsbedingten Ketose bringen.

Keto in Kürze

→ Es mag zwar noch keine Forschungen dazu geben, aber bei vielen Gesundheitsproblemen weisen anekdotische Berichte auf eine Verbesserung durch eine ketogene Ernährungsweise hin.

→ Krebs ist vermutlich der spannendste Bereich, in dem eine kohlenhydratarme, fettreiche Ernährung hilfreich sein könnte.

→ Die ketogene Therapie ist bei Autismus, Fibromyalgie, chronischen Schmerzen und Migräne vielversprechend.

→ Studien fangen damit an, die ketogene Ernährung zur Behandlung von Schädel-Hirn-Traumata und Schlaganfällen zu untersuchen.

→ Menschen in der Ketose berichten, dass sich Zahnfleischerkrankungen, Karies, Akne und das Sehvermögen verbessern.

→ Das Lou-Gehrig-Syndrom, multiple Sklerose und Chorea Huntington warten alle auf mehr Forschung über die Auswirkungen einer ketogenen Ernährung.

→ Ketogene Ernährungsweisen können den Alterungsprozess verlangsamen und die Geschwindigkeit der Zellerneuerung erhöhen.

→ Bei Ratten wurde nachgewiesen, dass eine ketogene Ernährung Nierenerkrankungen rückgängig macht.

→ Zu den weiteren Gesundheitsproblemen, bei denen weitere Forschungen zur Bestätigung der vorteilhaften Auswirkungen ketogener Ernährungsformen notwendig sind, gehören das Restless-Legs-Syndrom, Arthritis, Haarausfall und das GLUT1-Defizit-Syndrom.

→ Würde ein Medikament dieselben gesundheitlichen Wirkungen zeigen wie die Ketose, würde es als größte medizinische Entdeckung der Weltgeschichte gefeiert.

Kapitel 19

Einkaufsliste für die Ketose

EXPERTENWISSEN – KURZ UND KLAR Wenn Ihr Körper Fett zur Energiegewinnung nutzt, wird das meiste dieses Fetts in ATP umgewandelt (die von den Zellen verwendete Energieform). Bei diesem Prozess werden Ketonkörper produziert. Wenn Sie weniger Kohlenhydrate essen, nutzt Ihr Körper Fett als primäre Energiequelle und produziert dabei jede Menge Ketonkörper. Einige dieser Ketonkörper werden direkt für Energie verwendet. Tatsächlich ziehen einige Organe Ihres Körpers, beispielsweise Ihr Herz, Zwerchfell und die Nieren, Ketonkörper der Glucose vor. Und die meisten Zellen in Ihrem Körper, einschließlich der Hirnzellen, sind ebenfalls dazu in der Lage, Ketonkörper für einen Großteil ihrer Energie zu nutzen.

Ben Greenfield

Die mir vielleicht am häufigsten gestellte Frage zu ketogener Ernährung ist: »Was kann ich essen?« Das war für mich immer ein bisschen merkwürdig, weil die Antwort direkt in der Beschreibung einer ketogenen Ernährung steckt: kohlenhydratarm, fettreich und mäßig Eiweiß. Halten Sie sich an diese Richtlinien, achten Sie auf Ihre persönlichen Kohlenhydrat- und Eiweißgrenzen, und Sie sind bereit, loszulegen.

Das Essen einer ketogenen Ernährung führt jedoch zu einer neuen Denkweise über das Essen, das Sie zu sich nehmen, und die Entscheidungen darüber, was Sie sich in den Mund stecken. Dieses Kapitel wird Ihr persönlicher Einkaufshelfer für Ihren ketogenen Lebensstil. Denken Sie daran, dass sich auf dieser Liste einige Nahrungsmittel befinden können, die für Sie persönlich vielleicht nicht passen. Eine ketogene Ernährung ist von Person zu Person verschieden; manche Menschen vertragen mehr Gemüse und andere kohlenhydrathaltige Nahrungsmittel als andere. Nutzen Sie die in den Kapiteln 5, 6, 7 und 8 beschriebenen Mittel und Wege, um festzustellen, was für Sie am besten funktioniert.

Ich rate den Menschen, ihre Fettzufuhr dadurch zu erhöhen, indem sie beispielsweise das Fett am Schweine- und Rindfleisch mitessen, fetthaltige Fleischstücke auswählen, bei Geflügel das dunkle Fleisch und die Haut essen, Knochenbrühe löffeln und Knochen für Suppe auskochen, ohne beim Abkühlen das Fett oder die Gelatine abzuschöpfen. Ich empfehle ihnen, ihren Mahlzeiten mehr Kokosöl, Olivenöl extra vergine und Bio-Ghee oder -butter hinzuzufügen. Wird die Ketose dann immer noch nicht erreicht, ist es an der Zeit, die Kohlenhydrate zu zählen.

Dr. William Davis

Auch wenn es eine große Herausforderung ist, eine universelle Einkaufsliste für das Erzeugen einer Ketose zusammenzustellen, glaube ich, dass es hilfreich für Sie sein könnte, vor sich zu sehen, welche Nahrungsmittel Sie kaufen können, und darüber nachzudenken, was für eine stärkere Produktion von Ketonkörpern erforderlich ist. Zumindest wird die Liste Sie bei Ihren Einkäufen in die richtige Richtung weisen, um die Ketose Wirklichkeit werden zu lassen.

Um Ihnen dabei zu helfen, die besten Nahrungsmittel in jedem Bereich zu finden, sehen wir uns zunächst die drei Makronährstoffe (Kohlenhydrate, Eiweiß und Fett) an. Denken Sie daran, dass die Nahrungsmittel danach eingeteilt werden, welcher Makronährstoff vorherrscht, auch wenn viele von ihnen eine Mischung aus Makronährstoffen enthalten. Sind Sie bereit zu entdecken, was Sie bei einer ketogenen Ernährungsweise essen können? Schauen Sie sich all diese köstlichen Nahrungsmittel an!

Kohlenhydrate

Die Ketose wird in erster Linie durch Einschränkung der Kohlenhydrate erzeugt. Der Grad an Kohlenhydraten in der Ernährung, der für die Ketose förderlich ist, hängt im Allgemeinen vom Energiehaushalt ab.

Dr. Bill Lagakos

Diese Liste an kohlenhydratbasierten Nahrungsmitteln ist ziemlich lang, aber das bedeutet nicht, dass Sie im Rahmen Ihrer ketogenen Ernährung alle davon essen dürfen. Es ist zwar bei manchen Menschen möglich, auch dann die Ketose zu erreichen, wenn sie reichlich von den Nahrungsmitteln von dieser Liste essen; viele andere müssen ihren Verzehr jedoch auf das grüne Blattgemüse beschränken oder auf Kohlenhydrate sogar vollständig verzichten. Erneut gilt: Stellen Sie zuerst Ihre Kohlenhydrattoleranz fest und wählen Sie dann klug aus.

- Artischocken
- Auberginen
- Blaubeeren
- Blumenkohl
- Brokkoli
- Brombeeren
- Brunnenkresse
- Chicoréeblätter
- Cranberrys
- Erdbeeren
- Frühlingszwiebeln
- grüne Bohnen
- Grünkohl
- Gurken
- Himbeeren
- Knoblauch
- Kopfsalat
- Kürbis
- Lauch
- Limetten
- Okra
- Pak Choi
- Paprika
- Petersilie
- Pilze
- Radicchio
- Radieschen
- Rhabarber
- Rosenkohl
- Rucola
- Schalotten
- Sellerie
- Sommerkürbis
- Spaghettikürbis
- Spargel
- Spinat
- Tomaten
- Wachsbohnen
- Weißkohl
- Yambohne
- Zitronen
- Zucchini
- Zuckerschoten
- Zwiebeln

Eiweiß

EXPERTENWISSEN – KURZ UND KLAR Ist die Ketose wegen ihrer therapeutischen Wirkungen notwendig, muss eventuell auch die Eiweißzufuhr eingeschränkt werden, wenn durch die Kohlenhydrateinschränkung allein nicht die gewünschten Ketonwerte erreicht werden.

Dr. Keith Runyan

In Kapitel 6 haben wir erörtert, wie wichtig die Mäßigung Ihrer Eiweißzufuhr für die Ketonkörperproduktion ist. Und da Fett in der Ernährung entscheidend für die Ketose ist, sollten Sie nach den fettesten Eiweißstücken Ausschau halten, um aus Ihren Nahrungsmitteln das meiste rauszuholen. Es ist überflüssig zu erwähnen, dass aus 99 Prozent fettfreiem Fleisch bestehende Hähnchenbrüste vermutlich keine gute Wahl sind (besonders wenn Sie sensibel auf Kohlenhydrate reagieren, was bedeutet, dass Sie mit der verzehrten Gesamteiweißmenge vorsichtig sein müssen). Das Fett-Eiweiß-Verhältnis eines Nahrungsmittels sollte idealerweise 1:1 oder mehr betragen. Wenn Sie auf die Nährwertangaben eines Lebensmittels schauen und feststellen, dass das Produkt sieben Gramm Fett und sieben Gramm Eiweiß enthält, dann können Sie reinhauen. Je höher der prozentuale Fettanteil eines Nahrungsmittels, desto besser ist es jedoch.

- Bratwurst
- Eier (Eiweiß und Eigelb)
- Ente
- Fasan
- Fisch (Lachs, Barsch, Karpfen, Flunder, Heilbutt, Makrele, Sardinen, Forellen)
- Gans
- geräucherte Wurst
- Hähnchen (wählen Sie die dunkelsten Stücke, mit Haut)
- Hotdog-Würstchen
- Kalbfleisch
- Krustentiere (Jakobsmuschel, Garnelen, Krabbenfleisch, Miesmuscheln, Austern)
- Peperoniwurst
- Rinderbraten
- Rinderhack (kein mageres)
- Rinderrippchen
- Salami
- Schinken
- Schweinebraten
- Schweinekotelett
- Schweinerippchen
- Schweineschwarte
- Speck (kein Truthahnspeck)
- Steak (je fetter, desto besser)
- Trockenfleisch (achten Sie auf zusätzlichen Zucker)
- Wachteln
- Wurst
- Thunfisch
- Truthahn (die dunklen Stücke sind die besten)

Fett

EXPERTENWISSEN – KURZ UND KLAR Der Vorteil der Ketose ist, dass sie unsere Fettspeicher und das Fett in der Ernährung so nutzt, wie sie genutzt werden sollten – als Energie. Wir alle verfügen über reichlich gespeicherte Energie, die unseren Bedarf eher decken kann als verarbeitete, nährstoffarme, kohlenhydratreiche Nahrungsmittel.

Jackie Eberstein

Und endlich kommen wir zu dem, was unbestritten das Beste an einer ketogenen Ernährung ist – die Vielfalt an köstlichen, sättigenden und nahrhaften Fetten, die Sie essen können! Es ist mir egal, was andere über Fett sagen: Fett sorgt für Geschmack, und das macht diese Art zu essen so genussreich und (viel wichtiger) für den Rest Ihres Lebens durchführbar. (Wie viele Menschen können das ehrlicherweise von einer fettarmen Diät behaupten?) Ich ermutige Sie dazu, Ihre Mahlzeiten mit Fett anzureichern, um den Hunger vollständig auszuschalten. Auf Fett kommt es an, und die folgenden Fettquellen sind für Ihre ketogene Küche die besten.

- Avocado
- Avocadoöl
- Blauschimmelkäse
- Butter (Kerrygold ist eine qualitativ hochwertige Marke)
- Chiasamen
- Edelbitterschokolade (80 Prozent Kakao oder mehr)
- Fischöl (einen fabelhaften Lebertran gibt es von der Marke Carlson)
- Frischkäse
- Ghee
- griechischer Joghurt
- Hühnerfett
- Käse (Cheddar, Colby, Feta, Mozzarella, Provolone, Ricotta, Emmentaler und weitere)
- Kokosmilch, ungesüßt
- Kokosmus
- Kokosnüsse
- Kokosöl
- Konditorsahne

- Leinsamen und Leinöl (Männer sollten es aufgrund eines möglichen Prostatakrebsrisikos eher nicht verzehren)
- Macadamianüsse
- Macadamiaöl
- Mandelmilch, ungesüßt
- Mandelmus
- Mandeln
- Mandelöl
- Mayonnaise (siehe Rezept in Kapitel 20)
- Olivenöl
- Paranüsse
- Pekannüsse
- Pilinüsse
- Pistazien
- Rindertalg
- Schmand
- Schweineschmalz
- Sonnenblumenkerne
- Walnüsse

Wenn Sie die Nahrungsmittel von dieser Liste essen und dennoch Probleme damit haben, Ketonkörper zu produzieren oder Ihren Blutzucker unter Kontrolle zu bringen, denken Sie daran, zunächst Ihre Kohlenhydrate und dann Ihr Eiweiß zu überprüfen.

Kohlenhydratmenge niedrig halten!

Eiweiß nur in Maßen essen!

Test auf Ketone häufig durchführen!

Oft Fett zu sich nehmen!

Stellen Sie sicher, dass Sie die KETO-Formel (**K**ohlenhydratmenge niedrig halten! **E**iweiß nur in Maßen essen! **T**est auf Ketone häufig durchführen! **O**ft Fett zu sich nehmen!) anwenden und Ihre persönlichen Kohlenhydrat- und Eiweißgrenzen einhalten. Die auf der obigen Liste genannten Fette können Sie uneingeschränkt essen. Wenn Sie das tun, können Sie gar nicht anders, als mit Ihrer ketogenen Ernährung Erfolg haben.

Im nächsten Kapitel stellen wir Ihnen einige köstliche und nahrhafte keto-freundliche Rezepte von vielen meiner Lieblingsautoren von Paläo- und Low-Carb-Kochbüchern und Lieblingsbloggern vor. Mir läuft bereits das Wasser im Munde zusammen!

EXPERTENWISSEN – KURZ UND KLAR Ich halte es für hilfreich, in der Ketose nährstoffreiche Nahrungsmittel wie Innereien, Knochenbrühe, fermentierte Lebensmittel und Algen in die Ernährung aufzunehmen.

Bryan Barksdale

Kapitel 20

Kohlenhydratarme, fettreiche Rezepte für eine ernährungsbedingte Ketose

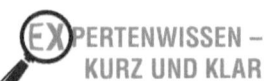 **EXPERTENWISSEN – KURZ UND KLAR** Je weniger Kohlenhydrate und je mehr Fett in der Ernährung, desto höhere β-Hydroxybutyrat-Werte kann man erwarten.

Dr. Mary Newport

Ich genieße es zwar, selbst kohlenhydratarme, fettreiche Mahlzeiten mit mäßig Eiweiß zu kochen (und meine Frau sagt, dass ich das ziemlich gut mache) und werde Ihnen auf den folgenden Seiten ein paar meiner ketogenen Lieblingsgerichte vorstellen, aber es gibt in den Paläo- und Low-Carb-Communitys viele andere fantastische Schöpfer von Rezepten, die ich zu meinen Freunden zählen darf – und ich freue mich, auch ihre kulinarischen Keto-Genüsse in diesem Kapitel vorstellen zu dürfen.

Alle Rezepte enthalten sehr wenig Kohlenhydrate, mäßig Eiweiß und sehr viel Fett. Wenn Sie mehr Kohlenhydrate und Eiweiß in Ihrer Ernährung tolerieren und immer noch in der Ketose bleiben können, können Sie sie den Mahlzeiten gern hinzufügen. Umgekehrt gilt: Wenn ein Rezept mehr Kohlenhydrate oder Eiweiß enthält, als Ihr Körper vertragen kann, dann passen Sie die Zutaten an Ihre persönliche Situation an. Nur Sie können bestimmen, was für Sie am besten ist. Und im Zweifelsfall fügen Sie einfach mehr Fett hinzu!

Jimmy Moores Keto-Eier

Für 1–2 Personen ◆ Vorbereitungszeit: 5 Minuten ◆ Garzeit: 15 Minuten

Dies ist eines meiner absoluten Lieblingsgerichte, und es hilft mir dabei, die Ketone zu rocken. Es ist sehr einfach zuzubereiten und ziemlich lecker, wenn ich das mal so sagen darf. Denken Sie daran, dass es für die maximale ketogene Wirkung sehr wichtig ist, die fettreichen Versionen dieser Fleischsorten (kein Truthahnspeck oder Putenhack) zu verwenden. Ich nehme die Frikadellen einer Marke, die 13 Gramm Fett und 5 Gramm Eiweiß pro Frikadelle enthalten – eine eindrucksvoll hohe Fettmenge (117 der 140 Gesamtkalorien) verglichen mit dem Eiweißgehalt (nur 20 Kalorien). Danach sollten Sie suchen, wenn Sie Ihre Nahrungsmittel auswählen.

Zutaten:

3 dicke Scheiben Frühstücksspeck oder 2 Frikadellen

55–75 g Weidebutter oder Kokosöl

4–5 biodynamische Eier

Meersalz

Petersilie (oder Ihre Lieblingskräuter)

55 g geriebener Vollfettkäse (wahlweise)

45 g Schmand, zum Garnieren

½ Avocado, als Beilage

1. Frühstücksspeck oder Frikadellen in einer mittelgroßen Pfanne bei mittlerer Hitze bis zum Garwerden braten. Den Frühstücksspeck oder die Frikadellen mit einem Schaumlöffel aus der Pfanne nehmen und beiseitelegen; das Fett bleibt in der Pfanne.

2. Butter hinzufügen und die aufgeschlagenen Eier direkt in die Pfanne geben, sobald die Butter geschmolzen ist. Salz, Petersilie und Käse hinzufügen. Alle Zutaten mit einem Pfannenwender miteinander vermischen, bis sie gut durchgemengt und nach Geschmack durchgebraten sind.

3. Eier und Fleisch mit Schmand und Avocado servieren.

Keto-Pizza-Frittata

Rezept von Diane Sanfilippo (www.BalancedBites.com),

Autorin der New-York-Times-Bestseller Das große Buch der Paläo-Ernährung, The 21-Day Sugar Detox *und* The 21-Day Sugar Detox Cookbook.

Für 6 Personen ♦ Vorbereitungszeit: 15 Minuten ♦ Garzeit: 35 Minuten

Alle mögen Pizza, oder? Sie denken vielleicht, dass sie bei einer ketogenen Ernährung verboten wäre. Aber dieses leckere Rezept einer meiner Lieblingskochbuchautorinnen ist genau das Richtige – ohne den dicken Weizenboden, der typisch für die meisten Pizzen ist. Wenn Sie aus qualitativ hochwertigen Zutaten zubereitete Nahrungsmittel wählen, die keine negativen Auswirkungen auf Ihren Stoffwechsel haben und Ihren Körper gut nähren, dann haben Sie die richtige Einstellung, um Ihr Gewicht und Ihre Gesundheit erfolgreich zu managen. Herzlichen Glückwunsch!

Zutaten:

Italienische Gewürzmischung für Würstchen

1 TL Meersalz

1 EL Fenchelsamen, gemahlen

1 EL Salbei, gemahlen

1 EL Zwiebelpulver

¼ TL weißer Pfeffer oder 1 TL schwarzer Pfeffer

2 TL getrocknete Petersilie

250 g Schweinehack

8 Eier

1¼ TL Meersalz, wird aufgeteilt

½ TL frisch gemahlener schwarzer Pfeffer

120 ml Tomatensoße

½ TL getrocknetes Basilikum

½ TL getrockneter Oregano

½ TL Knoblauchgranulat

1 EL Kokosöl oder Butter

1 Gemüsepaprika, entkernt und gewürfelt

5 weiße Champignons, in Scheiben

3 Frühlingszwiebeln, in Scheiben

60 g Oliven, in Scheiben

1. Backofen auf 200 °C vorheizen.

2. Alle Zutaten für die Gewürzmischung in einer kleinen Schüssel vermengen und beiseitestellen. In diesem Rezept wird nur 1 EL davon verwendet, der Rest kann in einem luftdicht verschlossenen Behältnis bis zu sechs Monate aufbewahrt werden.

3. Eine große feuerfeste Pfanne bei mittlerer Hitze erhitzen. Währenddessen Schweinehack und 1 EL der Gewürzmischung in einer mittelgroßen Schüssel vermischen, bis die Gewürze gleichmäßig verteilt sind. Das Hack in die Pfanne geben und etwa 10 Minuten anbraten, bis es nur noch leicht rosig ist. Dabei das Hack mit einem hitzebeständigen Pfannenwender oder einem Holzlöffel immer wieder zerteilen. Das Hack aus der Pfanne nehmen und beiseitelegen. (Pfanne nicht abwaschen, sie wird weiterverwendet.)

4. Eier, 1 TL Meersalz und Pfeffer in einer kleinen Schüssel vermengen. Tomatensoße, Basilikum, Oregano, Knoblauchgranulat und den übrigen ¼ TL Salz in einer weiteren Schüssel vermengen. Beide Schüsseln beiseitestellen.

5. Kokosöl bei mittlerer Hitze in der für das Hack verwendeten Pfanne schmelzen, Paprika hinzufügen und etwa 5 Minuten anbraten, bis sie beginnt, weich zu werden. Champignons hinzufügen und 2 Minuten mitbraten, bis sie leicht weich werden. Hack, den Großteil der Frühlingszwiebeln (einige zur Dekoration aufheben) und die Oliven dazugeben und gut verrühren, um alle Zutaten zu vermischen.

6. Die Eimasse hinzugeben und die Pfanne in alle Richtungen kippen, bis die Eimasse den gesamten Pfannenboden bedeckt. Falls notwendig, die Masse leicht durchrühren, um alles gleichmäßig zu verteilen. Etwa 5 Minuten anbraten lassen beziehungsweise bis die Ränder zu stocken beginnen.

7. Die Tomatensoße über die Eier geben, die Pfanne in den Backofen stellen und 8–10 Minuten garen oder bis die Eimasse gestockt ist. Zum Überprüfen mit einem Messer in die Mitte der Frittata schneiden – ist noch rohes Ei am Schnitt oder am Messer zu sehen, weitere 2 bis 3 Minuten garen lassen und erneut überprüfen. Vor dem Schneiden und Servieren 5 Minuten abkühlen lassen.

Perfektes Keto-Brathähnchen

Rezept von Elana Amsterdam (www.ElanasPantry.com),

Autorin von Moderne Paleo-Küche: Genuss ohne Gluten, Getreide und Milch.

Für 4 Personen ◆ Vorbereitungszeit: 10 Minuten ◆ Garzeit: 1½ Stunden

Anmerkung von Elana: Dieses Rezept basiert auf einem Rezept aus Ina Gartens *The Barefoot Contessa Cookbook.* Helen, meine beste Freundin aus Kindertagen, hat mir Ina vorgestellt, und seitdem bin ich süchtig nach ihren Büchern. Inas Rezept enthält Weizenmehl, Hühnerbrühe und Butter, meines ist jedoch ein bisschen einfacher und zudem noch glutenfrei. Ich koche dieses Alltagsgericht mindestens einmal pro Woche und verwende die Knochen für eine Hühnerbrühe. Meine Kinder lieben es!

Zutaten:

1 ganzes Hähnchen mit Innereien
(700–1000 g schwer)

Meersalz

frisch gemahlener schwarzer
Pfeffer

1 Bund frischer Thymian

1 Zitrone, halbiert

1 Knolle Knoblauch, geschält und
quer halbiert

2 EL Olivenöl, extra vergine

1 mittelgroße Zwiebel, geviertelt

1. Den Backofen auf 220 °C vorheizen.

2. Die Innereien entfernen, das Hähnchen von innen und außen mit Wasser abspülen und trockentupfen. Hähnchen in eine ausreichend große Auflaufform geben und innen mit reichlich Salz und Pfeffer einreiben.

3. Hähnchen mit Thymian, Zitrone und Knoblauch füllen. Hähnchen von außen mit Olivenöl einpinseln und mit Salz und Pfeffer würzen.

4. Hähnchenbeine mit Küchengarn zusammenbinden und die Flügel unter das Tier klemmen. Je ein Zwiebelviertel in eine Ecke der Auflaufform legen. Das Hähnchen für 1½ Stunden im Ofen garen oder bis nur noch klare Flüssigkeit aus dem Fleisch austritt. Leicht abkühlen lassen und servieren.

Keto-Bomben mit Mandelmus

Rezept von Diätassistentin Cassie (www.DietitianCassie.com)

Ergibt 16 Stück ◆ Vorbereitungszeit: 5 Minuten ◆ Garzeit: 2 Stunden Kühlzeit

Anmerkung von Cassie: Mein Lieblingsbetthupferl ist eines, das mit einer Mischung aus gesundem Fett und einer Winzigkeit Kohlenhydrate für einen stabilen Blutzucker sorgt und außerdem ohne unnötigen Zucker etwas Süßes bietet. Diese Keto-Bomben mit Mandelmus sind das Ergebnis des Experimentierens mit drei meiner gesunden Lieblingsfette!

Zutaten:

225 g Mandelmus

170 g unraffiniertes Bio-Kokosöl

30 g ungesalzene Butter

2–3 TL Stevia-Extrakt-Pulver

1. Alle Zutaten in eine große Schüssel geben und 45 Sekunden lang in der Mikrowelle erwärmen.

2. Zutaten mit dem Rührgerät verquirlen und die Masse in Eiswürfelbehälter füllen. Für 2 Stunden in den Gefrierschrank stellen.

3. Sobald sie gefroren sind, können die Fettbomben aus den Eiswürfelbehältern genommen und in einem luftdicht verschlossenen Behältnis im Gefrierschrank oder weiter in den Eiswürfelbehältern gelagert werden!

Camilles Keto-Energieriegel

Rezept von Camille Macres (www.CamilleMacres.com)

Autorin von Paleogasm: 150 Grain, Dairy and Sugar-free Recipes That Will Leave You Totally Satisfied and Begging for More

Ergibt 18–24 Riegel ◆ Vorbereitungszeit: 10 Minuten ◆
Garzeit: 3 Stunden zum Abkühlen

Anmerkung von Camille: Das ist mit Abstand mein Lieblingssnackrezept. Die Riegel stecken voller gesunder Fette und Eiweiß, weshalb es hilfreich ist, immer einen zur Hand zu haben, um den Blutzucker den ganzen Tag über stabil zu halten. Außerdem können die Riegel gut vor dem Training gegessen werden.

Auch wenn Sie jede Eiweißpulver-Marke verwenden können, ziehe ich solche vor, die nur wenige Zutaten enthalten, kein Soja oder Milchprodukte, und die mit Stevia gesüßt sind, was den Riegeln auch ohne Zucker Süße verleiht.

Zutaten:

225 g Kokosöl, geschmolzen

225 g Mandelmus, Macadamiamus oder Cashewmus

60 g Eiweißpulver

120 g Kokosraspel, ungesüßt

60 g getrocknete Cranberrys, Rosinen oder Kirschen

120 g gehackte Mandeln, Pekannüsse, Walnüsse oder Haselnüsse

60 g Kakaonibs

1 TL Zimt (wahlweise)

¼ TL Meersalz

1. Kokosöl, Nussmus und Eiweißpulver in einer mittelgroßen Schüssel verrühren, bis eine glatte Masse entsteht. Die übrigen Zutaten hinzufügen und gut verrühren.

2. Ein Backblech oder eine Kuchenform mit Backpapier auslegen. Das Backpapier sollte auch den Rand abdecken. Den Teig hineingeben (der Teig sollte nicht direkt mit dem Blech oder der Form in Berührung kommen, da er schwer wieder zu entfernen ist). Abdecken und etwa 3 Stunden – oder bis die Masse fest ist – in den Kühlschrank stellen.

3. Die Masse mit dem Backpapier vom Blech oder aus der Form heben und in Quadrate schneiden.

4. Die Riegel unbedingt im Kühlschrank aufbewahren! Wenn sie zu warm werden, schmilzt das Kokosöl und sie werden flüssig.

Jimmy Moores hausgemachte Keto-Sauce béarnaise

Ergibt: ca. 250 ml ◆ Vorbereitungszeit: 5–10 Minuten ◆ Garzeit: 20–25 Minuten

Wer schon länger ketogen isst, sucht immer nach Möglichkeiten, noch mehr gesunde Fette, insbesondere gesättigtes Fett, in die Mahlzeiten einzubauen. Beim Surfen im Internet hat mich ein Blogpost beim Diet Doctor *(www.DietDoctor.com)*, dem Blog des schwedischen Arztes und meines Freundes Dr. Andreas Eenfeldt, inspiriert. Er zeigte ein Bild eines üblichen Low-Carb-Gerichts bei ihm zu Hause: ein Steak, in Butter gebratenes Gemüse und eine Sauce béarnaise. Ehrlich gesagt hatte ich noch nie zuvor eine Sauce béarnaise gemacht, aber es sah ziemlich einfach aus. Sie stellte sich als unglaubliche Entdeckung heraus, die Sie vermutlich auch lieben werden.

Zutaten:

75 g gesalzene Weidebutter (ich mag die von Kerrygold)

12 Eier von freilaufenden Hühnern

60 ml Weißweinessig

1 Prise getrocknetes Basilikum oder ein anderes Gewürz Ihrer Wahl (wie italienische Kräuter oder Estragon)

1 Prise Meersalz

1 Prise frisch gemahlener schwarzer Pfeffer

1. Butter in einem kleinen Stieltopf bei mittlerer bis großer Hitze schmelzen lassen. Währenddessen die Eier trennen und das Eigelb in einer großen Schüssel cremig aufschlagen. Das Eiweiß wird nicht mehr benötigt.

2. Weißweinessig, getrocknetes Basilikum, Meersalz und Pfeffer zur Butter hinzugeben und die Hitze verringern. 10 bis 15 Minuten köcheln lassen, dabei gelegentlich umrühren.

3. Topf von der Herdplatte nehmen und 10 Minuten abkühlen lassen. Dann die Buttermischung langsam zum aufgeschlagenen Eigelb dazugeben, dabei gleichmäßig rühren. Sobald die gesamte Buttermischung in der Schüssel ist, die Masse kräftig aufschlagen, bis eine wunderbar cremige Sauce entsteht.

4. Sofort weiterverwenden und über Spaghettikürbis, Steak von Weiderindern oder alles andere geben, was mehr Fett vertragen kann.

Champignon-Hack-Auflauf

Rezept von Linda Genaw (www.genaw.com/LowCarb)

Für 6–8 Personen ◆ Vorbereitungszeit: 10 Minuten ◆ Garzeit: 45–50 Minuten

Anmerkung von Linda: Dies ist eines meiner Lieblingsgerichte geworden, das ich mehrmals im Monat koche. Es ist eine große Menge, weshalb immer etwas für den nächsten Tag übrig bleibt. Ich verwende Rinderhack mit dem höchsten Fettanteil und schütte das Fett nach dem Anbraten nicht weg. Beim Abkühlen setzt sich das Fett am Boden des Topfes ab, was mich nicht weiter stört. Wer das nicht mag, kann den Parmesan weglassen und das Gericht beim Abkühlen gelegentlich umrühren, damit sich das Fett gleichmäßig verteilt.

Zutaten:

1 kg Rinderhack (von Weiderindern)

1 kleine Zwiebel, gehackt

2 Knoblauchzehen, fein gehackt

500 g frische Champignons, in Scheiben

250 g Frischkäse

60 g geriebener Parmesan und etwas mehr als Topping (wahlweise)

120 g Konditorsahne

½ TL Knoblauchpulver

1½ TL Meersalz

½ TL frisch gemahlener schwarzer Pfeffer

Butter, Schmalz oder Talg zum Einfetten der Auflaufform

1. Den Backofen auf 175 °C vorheizen.

2. Hackfleisch, Zwiebel und Knoblauch in einem großen Topf oder Bräter bei mittlerer bis großer Hitze anbraten und, wenn gewünscht, das Fett abschöpfen (ich lasse es drin). Champignons unterrühren. Etwa 5 Minuten köcheln lassen, bis die Champignons weich werden, dabei gelegentlich umrühren.

3. Frischkäse unterrühren und gut verteilen. Parmesan und Sahne unterrühren und gut mit dem Rest vermischen. Knoblauchpulver, Salz und Pfeffer dazugeben und abschmecken.

4. Eine Auflaufform einfetten und mit der Champignon-Hack-Masse füllen. Wenn gewünscht mit restlichem Parmesan bestreuen. 30–35 Minuten im Ofen garen, bis die Masse oder der Parmesan bräunlich wird.

Kokos-Mandel-Porridge
Rezept von Louise Hendon (www.AncestralChef.com)

Autorin von 30-Minute Paleo Dessert Recipes: Simple Gluten-Free and Paleo Desserts for Improved Weight Loss

Für 1 Person ◆ Vorbereitungszeit: 10 Minuten

Anmerkung von Louise: Ich liebe es, Gerichte aus anderen Ländern auszuprobieren. Das ist einer der Hauptgründe, weshalb mein Mann und ich uns auf eine vier Jahre dauernde Weltreise aufmachten! Viele meiner Rezepte sind von Gerichten aus verschiedenen Ländern in aller Welt inspiriert. Der ursprüngliche Anstoß für dieses Rezept war Amlou, ein süßer marokkanischer Brotaufstrich, den es häufig zum Frühstück gibt.

Es kann schwierig sein, Kokoscreme ohne zusätzlichen Zucker zu finden. Eine gute Alternative ist daher, von einer Dose gefrorener Kokosmilch die Creme oben abzuschöpfen. Und für die weniger cremige Variante kann einfach Kokosmilch verwendet werden.

Zutaten:

170 g Kokoscreme
60 g gemahlene Mandeln
Stevia
1 TL Zimt
1 Prise Muskatnuss
1 Prise Nelkenpulver
1 Prise Kardamom (wahlweise)

1. Kokoscreme bei mittlerer Hitze in einem kleinen Kochtopf schmelzen lassen.

2. Gemahlene Mandeln und Stevia nach Geschmack hinzufügen und gut verrühren. Etwa 5 Minuten weiterrühren, bis die Masse leicht andickt.

3. Zimt, Muskat, Nelken und Kardamom hinzufügen. Abschmecken und, falls erforderlich, erneut würzen. Heiß servieren.

Speck-Rosenkohl

Rezept von Abel James und Alyson Rose (www.FatBurningMan.com)

Für 2–3 Personen ◆ Vorbereitungszeit: 10 Minuten ◆ Garzeit: 30 Minuten

Einfachheit ist bei Rezepten immer gut. Man nehme vier fantastische keto-freund-liche Zutaten, und schon hat man die Grundlagen für eine unglaubliche Beilage zum Mittag- oder Abendessen. Meine Freunde Abel und Alyson wissen um die Bedeutung von Fett in der Ernährung für die Fettverbrennung, und dieses leckere Rezept enthält reichlich davon.

Zutaten:

3 Scheiben Frühstücksspeck

500 g Rosenkohl, halbiert

1 EL Knoblauchpulver

Meersalz

1. Den Frühstücksspeck in einem Stieltopf oder einer Bratpfanne anbraten, aus der Pfanne nehmen und beiseitelegen.

2. Rosenkohl in die Pfanne geben und bei mittlerer bis geringer Hitze etwa 18 Minuten lang im Speckfett anbraten, bis er weich und leicht gebräunt ist. Alle drei Minuten umrühren. Während der Rosenkohl gart, den gebratenen Frühstücksspeck zerkrümeln oder in Streifen schneiden.

3. Speckstücke und Knoblauchpulver zum Rosenkohl hinzufügen und nach Geschmack salzen.

Sahniger Spinatauflauf

Rezept von Carrie Brown (www.CarrieBrown.com)

Für 4–6 Personen ◆ Vorbereitungszeit: 10 Minuten ◆ Garzeit: 50 Minuten

Anmerkung von Carrie: Haben Sie Probleme mit Gemüse? Jahrelang habe ich Spinat leidenschaftlich gehasst, bis ich eines Tage entschied, dass er doch irgendwie köstlich schmecken muss. Es ist unglaublich, was das Hinzufügen von ein paar gesunden Fetten aus einem Haufen grüner Blätter machen kann! Jetzt esse ich ständig Spinat, und dieses Rezept ist eines meiner Lieblingsgemüsegerichte. Lecker!

Konjakmehl und Glucomannan-Pulver sind in Reformhäusern oder Geschäften mit Nahrungsergänzungsmitteln erhältlich, aber am einfachsten kann man sie online bestellen.

Zutaten:

1 kg frischer Spinat

1 EL Kokosöl

500 g Zwiebeln, gehackt

2 TL Konjakmehl oder Glucomannan-Pulver

480 ml Kokosmilch, in 2 Portionen

60 g Konditorsahne

1 Prise Meersalz

1 Prise frisch gemahlener schwarzer Pfeffer

1 TL Muskatnuss, gemahlen

2 Eier, Eiweiß und Eigelb getrennt

1. Backofen auf 175 °C vorheizen.

2. Spinat in eine große Pfanne geben, abdecken und bei mittlerer Hitze 10 Minuten köcheln lassen oder bis er vollständig zusammengefallen ist. Spinat aus der Pfanne nehmen, ausdrücken, fein hacken und beiseite stellen.

3. Kokosöl in derselben Pfanne bei mittlerer Hitze schmelzen lassen. Gehackte Zwiebeln dazugeben und etwa 5 Minuten dünsten, bis sie glasig sind.

4. Konjakmehl in eine kleine Schüssel geben und schnell mit 240 ml Kokosmilch verrühren. Die Konjakmehlkokosmischung zu den Zwiebeln geben und etwa 2 Minuten lang rühren, bis die Masse andickt. Den Rest der Kokosmilch, Sahne, Pfeffer, Muskatnuss, Eigelb und gehackten Spinat dazugeben und gut miteinander verrühren. Hitze verringern und leicht köcheln lassen, bis das Eiweiß zum Unterheben bereit ist.

5. Eiweiß in einer kleinen Schüssel mit dem Rührgerät steif schlagen. Die Pfanne mit dem Spinat vom Herd nehmen und das Eiweiß vorsichtig unterheben. Spinatmischung in eine feuerfeste Form geben und für 30 Minuten (oder bis er oben braun wird) im Ofen backen.

Gesundes »Bohnenpüree« nach Keto-Art

Rezept von Maria Emmerich (www.mariamindbodyhealth.com)

Autorin von Keto-Adapted: Your Guide to Accelerated Weight Loss and Healthy Healing *und* The Art of Healthy Eating – Savory: Grain Free Low Carb Reinvented

Für 4 Personen ◆ Vorbereitungszeit: 10 Minuten ◆
Garzeit: 25–30 Minuten

Anmerkung von Maria: Das Bohnenpüree wird im Original mit Pintobohnen zubereitet, aber Bohnen sind reich an Kohlenhydraten und können daher kontraproduktiv für Menschen sein, die in die Ketose gelangen wollen. Außerdem kann das im Supermarkt gekaufte Bohnenpüree zweifelhafte Zutaten enthalten, weshalb es gut ist, eine Alternative zur Hand zu haben. Dieses »Bohnenpüree« enthält wenig Stärke, kein Getreide und keine Bohnen. Ich weiß, es klingt verrückt, aber dieses Gericht ist sehr lecker! Mir haben viele Menschen erzählt, dass ihre Ehepartner nicht wussten, dass es kein echtes Bohnenpüree ist.

Wenn Sie Vegetarier sind, können Sie den Speck weglassen und die Aubergine stattdessen für einen natürlichen Speckgeschmack räuchern: Die Aubergine schälen, halbieren, in Alufolie einwickeln und 2 Stunden lang in einen Räucherofen legen. Dann die Aubergine würfeln, das Braten überspringen und die Aubergine sofort pürieren.

Zutaten:

1 Aubergine oder Zucchini, geschält und gewürfelt (etwa 500 Gramm)	1 TL Cumin, gemahlen
4 Scheiben Frühstücksspeck	½ TL Meersalz
120 g Zwiebeln, gehackt	1 Prise Cayennepfeffer
1 EL fein gehackter Knoblauch	½ TL gehackter Oregano
1 EL fein gehackte, entkernte Jalapeño-Paprika	60 g Queso Blanco oder Cheddar zum Garnieren (wahlweise)
1 EL Chilipulver	30 g gehackter frischer Koriander zum Garnieren (wahlweise)

1. Aubergine und Frühstücksspeck in einem Stieltopf oder einer Bratpfanne bei mittlerer bis großer Hitze etwa 10 Minuten anbraten, bis der Speck durchgebraten und die Aubergine weich ist. Speckfett aufbewahren. Aubergine und Frühstücksspeck in einen Mixer geben und pürieren, bis eine glatte Masse entsteht.

2. Das Speckfett in einer großen Bratpfanne bei mittlerer bis großer Hitze erhitzen. Zwiebeln hinzugeben und etwa drei Minuten unter Rühren anbraten, bis sie weich werden. Knoblauch, Jalapeño, Chilipulver, Cumin, Salz und Cayennepfeffer hinzufügen. Unter Rühren 45 bis 60 Sekunden anbraten, bis sich das Aroma entfaltet. Auberginenpüree und Oregano dazugeben und unterrühren.

3. Die Mischung etwa 5–10 Minuten unter ständigem Rühren mit einem Holzlöffel köcheln, bis sie andickt, dabei langsam esslöffelweise Wasser hinzugeben, damit sie nicht austrocknet. Mit Käse und Koriander garniert servieren.

Keto-Skordalia (griechischer Knoblauchdip)

Rezept von Maria Emmerich (www.mariamindbodyhealth.com)

Autorin von Keto-Adapted: Your Guide to Accelerated Weight Loss and Healthy Healing *und* The Art of Healthy Eating – Savory: Grain Free Low Carb Reinvented

---

Für 12 Personen ◆ Vorbereitungszeit: 10 Minuten ◆
Garzeit 40–60 Minuten zum Knoblauchrösten

Anmerkung von Maria: Vor vielen Jahren waren mein Mann Craig und ich in St. Paul, Minnesota, in einem griechischen Restaurant namens Shish auf der Grand Avenue essen. Craig hatte Hackfleisch am Spieß mit einem fantastischen Knoblauchdip. Er war so geschmacksintensiv, dass ich ihn zu Hause nachmachen wollte. Als ich das Rezept nachschlug, entdeckte ich, dass er mit Kartoffeln zubereitet wurde, weshalb ich eine keto-freundliche Version mit vielen gesunden Fetten und sehr wenig Kohlenhydraten kreierte. Der geröstete Knoblauch gibt dem Gericht einen süßeren und milderen Knoblauchgeschmack, aber man kann auch rohen Knoblauch verwenden.

Zutaten:

1 Knoblauchknolle

200 ml MCT-Öl

½ TL Meersalz

2 große, reife Avocados, halbiert, entkernt, geschält

60 ml frischer Zitronensaft

1 EL Kokosessig oder Apfelessig

½ TL frisch gemahlener schwarzer Pfeffer

1. Backofen auf 200 °C vorheizen.

2. Knoblauchknolle auf ein Backblech legen und mit etwas MCT-Öl beträufeln. 40–60 Minuten im Ofen garen. Der Knoblauch ist fertig, wenn er weich ist und eingedrückt werden kann. Knoblauch aus dem Ofen nehmen und abkühlen lassen, dann die Zehen auslösen. Für dieses Rezept werden 8 Knoblauchzehen benötigt, der Rest kann für etwas anderes verwendet werden.

3. 8 Knoblauchzehen mit dem Salz in einen Mixer oder eine Küchenmaschine geben und gut durchpürieren. Avocados dazugeben und weiterpürieren.

4. Nach und nach abwechselnd MCT-Öl, Zitronensaft und Essig hinzugeben und zwischendurch immer wieder pürieren. Pfeffer dazugeben und mit einer Gabel unterrühren.

5. Mit Hackfleischspießen oder Paprikastiften servieren. Im Kühlschrank ist der Dip etwa 1 Woche haltbar. Mehrere Stunden vor dem Servieren aus dem Kühlschrank nehmen.

Jimmy Moores Lachs im Speckmantel

Für 2 Personen ◆ Vorbereitungszeit: 5–10 Minuten ◆ Garzeit: 20–25 Minuten

Meine Frau Christine liebt Lachs. Ich koche ihn normalerweise einmal in der Woche für sie. Eines Abends entschied ich mich für eine kleine Änderung und wickelte etwas Speck um den Lachs, bevor ich ihn in die Pfanne gab. Ich glaube, sie dachte, sie wäre im Himmel, als sie bemerkte, dass ihr Lieblingsgericht mit Speck noch besser war als vorher. Es ist eine fettige, leckere Möglichkeit, um Sie in eine Keton-Verbrennungsmaschine zu verwandeln!

Zutaten:

30 g Weidebutter

6 dicke Scheiben Speck (nicht die dünnen nehmen, das funktioniert nicht)

2 Filets Alaska-Wildlachs

55 g Schmand

Knoblauchsalz

1. Butter bei mittlerer Hitze in einer Pfanne schmelzen. Währenddessen 3 Scheiben Speck um jedes Lachsfilet wickeln, sodass der Lachs vollständig bedeckt ist. Der Speck sollte gut am Lachs haften.

2. Den mit Speck umwickelten Lachs vorsichtig in die Pfanne geben und 7–8 Minuten braten, bis der Speck braun und knusprig ist. Lachs wenden und die Seitenränder mit heißer Butter übergießen, damit Speck und Lachs gleichmäßig gegart werden.

3. Schmand mit Knoblauchsalz abschmecken, in zwei gleichgroße Portionen aufteilen und mit dem Lachs servieren.

Keto-Schokolade nach »Gary the Primal Guy«

Rezept von Gary Collins (www.PrimalPowerMethod.com)

Ergibt 170–220 Gramm ◆ Für 2–4 Personen ◆
Zubereitungszeit: 15 Minuten plus 15–30 Minuten zum Abkühlen

Anmerkung von Gary: Dieses gesunde Schokoladenrezept enthält sehr wenig Zucker im Vergleich zu gekaufter Schokolade und ist viel nahrhafter. Sie steckt voller gesunder Fette und enthält keine Milchbestandteile oder Getreide und ist vollständig glutenfrei. Natürlich ist sie ursprünglich (primal), ketogen, kohlenhydratarm und Paläo-geeignet.

Die Hauptzutaten Kakaobutter und Kakaopulver sind die weniger raffinierten Versionen von Kakaoprodukten. Sie können in den meisten Reformhäusern gekauft werden. Bis Sie die für Ihren Geschmack richtigen Mengen an Kakaobutter und Kakaopulver gefunden haben, müssen Sie etwas experimentieren.

Verwenden Sie einen möglichst kleinen Topf – je kleiner der Topf, desto besser können die Zutaten miteinander vermischt werden.

Zutaten:

30 g Kokosöl	Mandelmilch (optional)
40 g Kakaobutter	5 ml Vanilleextrakt
25 g Kakaopulver	1 TL Zimt
45–60 ml Kokosmilch oder	1 Prise Meersalz
	Stevia

1. Kokosöl und Kakaobutter in einem Topf bei niedriger Hitze schmelzen. Nicht köcheln lassen; je langsamer sie schmelzen, desto besser. Sobald alles geschmolzen ist, die Herdplatte abschalten und das Kakaopulver einrühren. Geschmolzene selbstgemachte Schokolade ist flüssiger als gekaufte, aber sie sollte dunkel und leicht cremig sein.

2. Ist eher der Geschmack von Milchschokolade gewünscht, Kokos- oder Mandelmilch hinzugeben. Vanilleextrakt, Zimt und Salz und nach Geschmack Stevia hinzufügen. Gut miteinander verrühren.

3. Schokoladenmischung im Topf bis auf Zimmertemperatur abkühlen lassen. Sobald die Masse Zimmertemperatur erreicht hat, abschmecken und gegebenenfalls nachwürzen. Noch einmal gut umrühren, abdecken und für 30 Minuten in den Kühlschrank oder für 15 Minuten in den Gefrierschrank stellen, bis die Masse fest wird. Beim Abkühlen im Kühlschrank die Masse alle 5–10 Minuten zwei bis drei Mal mit einem Löffel umrühren, bis sie fest wird, da sich das Öl sonst absetzt. (Beim Abkühlen im Gefrierschrank nicht nötig.)

4. Sobald sie fest ist, die Schokolade in Stücke brechen und in einem Glasbehältnis aufbewahren. Echte Schokolade hat einen niedrigeren Schmelzpunkt als im Laden gekaufte Schokolade, weshalb sie im Kühlschrank aufbewahrt werden sollte.

Keto-Pizza »Skinny«

Rezept von Bob Montgomery (www.NotSoFastFood.com), Eigentümer und Betreiber des »Not So Fast!«-Food-Trucks in San Diego.

Für 4 Personen ♦ Vorbereitungszeit: 15 Minuten ♦ Garzeit: 45 Minuten

Anmerkung von Bob: Als ich von 2006 bis 2008 in Dallas lebte, fing ich so richtig mit dem Bodybuilding an und dem, was ich für eine gesunde Ernährung hielt. In Wirklichkeit aß ich eine furchtbare Ernährung, die zu Gewichtszunahme und Lethargie führte. Meine Suche nach einer Alternative führte mich schließlich zu einer kohlenhydratarmen, fettreichen, ketogenen Art zu essen. Als ich durch diese Ernährung schlanker und stärker wurde, fühlte ich mich fantastisch, musste aber zugeben, dass ich Pizza vermisste. Online fand ich ein keto-freundliches Rezept, in dem Schweineschwarten für den Boden und Frischkäse, Mozzarella und Parmesan als Belag verwendet werden. Da mein Körper nicht gut auf Milchprodukte (mit Ausnahme von etwas Rohmilchkäse aus Weidemilch) reagiert, entschied ich mich zur Umgestaltung des Rezepts, damit es auch für jemanden wie mich passend ist. Dies ist eines meiner absoluten Lieblingsrezepte. Wenn Ihr Körper Käse verträgt, fügen Sie ruhig mehr hinzu, ebenso wie keto-freundlichen Belag – ich mag ungepökelte Peperoniwurst, Hähnchenschenkel oder geröstetes Knochenmark. Guten Appetit!

Zutaten:

- 120 g gemahlene Schweinehaut oder -schwarte
- 200 g gemahlene Hähnchenhaut
- 2 TL italienische Kräuter
- 1 TL Knoblauchpulver
- 4 große Eier
- Butter oder Ghee zum Einfetten des Backblechs
- 120 ml Marinara-Soße, Barbecuesoße oder eine andere Soße
- 60 g Rohmilch-Parmesankäse

1. Backofen auf 165 °C vorheizen.

2. Gemahlene Schweinehaut, gemahlene Hähnchenhaut, italienische Kräuter und Knoblauchpulver in einer mittelgroßen Schüssel vermischen. Die Eier separat in einer großen Schüssel aufschlagen. Die trockenen Zutaten in die Eiermasse rühren, um den Pizzateig herzustellen. Den Teig mit der Hand flachdrücken oder zur gewünschten Größe ausrollen.

3. Backblech mit Butter oder Ghee einfetten, den Pizzateig darauf verteilen und im Ofen 20–25 Minuten backen, bis der Teig goldbraun und knusprig wird. Aus dem Ofen nehmen und 5 Minuten auskühlen lassen.

4. Soße auf dem Teig verteilen und nach Geschmack belegen. Pizza wieder in den Ofen geben und etwa 12–15 Minuten backen, bis der Käse zerlaufen ist. Aufessen.

Hack Stroganoff nach Keto-Art

Rezept von Freda Mooncotch (www.Keto-Coach.com)

Autorin von Defying Age with Food: Reclaim Your Health, Energy & Vitality!

Für 4 Personen ◆ Vorbereitungszeit: 10 Minuten ◆ Garzeit: 20–30 Minuten

Freda, deren inspirierende Geschichte wir in Kapitel 13 erzählen, hat ein nostalgisches, keto-freundliches Rezept für diejenigen von uns, die mit Fertigsoßen aufgewachsen sind. Als ich ein Kind war, habe ich für meine Familie gekocht und eine Stroganoff-Fertigmischung gehörte zu den Grundnahrungsmitteln. Aber da ich meinem Körper keine Pasta oder künstlichen Zusatzstoffe mehr zumuten möchte, ist dieses Rezept aus einer wahren ketogenen Erfolgsgeschichte perfekt – es hat den Geschmack, den ich liebe und an den ich mich erinnere, ohne jegliche Ketonkörper zerstörende Zutaten.

Für eine nährstoffreichere Variante können Sie dem Rinderhack 85 Gramm geriebene, gefrorene Leber aus Weidehaltung hinzufügen. Es wird keiner bemerken!

Zutaten:

15 g Weidebutter

1 mittelgroße Zwiebel, gehackt

2–3 Knoblauchzehen, gehackt

1 Pfund Rinderhack aus Weidehaltung

60–80 g Cheddar oder anderer Hartkäse, gerieben

30 g Sahne

Meersalz und frisch gemahlener schwarzer Pfeffer

500 g frischer Spinat oder anderes Blattgemüse als Beilage

1. Butter bei mittlerer bis großer Hitze in einer gusseisernen Pfanne erhitzen. Zwiebeln und Knoblauch dazugeben und etwa 5–7 Minuten glasig dünsten.

2. Rinderhack hinzufügen und bis zum gewünschten Garpunkt anbraten, dabei immer wieder mit einem Pfannenwender zerteilen. Hitze reduzieren, Käse dazugeben und schmelzen lassen.

3. Herdplatte ausschalten. Sahne hinzufügen, bis die gewünschte Konsistenz erreicht ist. Nach Geschmack salzen und pfeffern und gut umrühren.

4. Auf einem Spinatbett servieren und genießen!

Jimmy Moores hausgemachte, wirklich echte Keto-Mayo

Ergibt: ca. 320 ml ◆ Vorbereitungszeit: 5–10 Minuten

Als ich 2004 mit meiner kohlenhydratarmen, fettreichen, ketogenen Ernährung begann, fing ich damit an, auf die Nährstoffangaben auf den Produkten zu achten, um kohlenhydratarme und fettreiche Nahrungsmittel zu finden. Zu dieser Zeit wusste ich nicht, dass zwischen den gesättigten und einfach ungesättigten Fetten in echten Nahrungsmitteln (wie den gesättigten Fetten in Kokosöl und Butter und den einfach ungesättigten Fetten in Avocados und Olivenöl) und den mehrfach ungesättigten Fetten in Pflanzenölen, einschließlich Soja-, Mais-, Baumwollsamen- und Rapsöl ein gewaltiger Unterschied besteht. Diese mehrfach ungesättigten Fette sind genau die, die stark entzündungsfördernd sind und deshalb eingeschränkt werden sollten.

Leider enthalten fast alle im Handel erhältlichen Mayonnaise-Produkte Sojaöl – auch wenn versucht wird, durch die Bezeichnung »echte« Mayonnaise oder die Angabe »mit Olivenöl« darüber hinwegzutäuschen, dass sie immer noch überwiegend Sojaöl enthalten. Und wenn Sie den Zucker und andere zweifelhafte Zutaten berücksichtigen, die diesem Chemieversuch im Glas hinzugefügt werden, ist es einfach nur folgerichtig, seine eigene Mayonnaise herzustellen. Das ist viel einfacher, als Sie denken. Dieses Rezept gibt Ihnen eine geschmackvolle Fettquelle ohne zusätzlichen Zucker.

Anstelle von Olivenöl können Sie auch dieselbe Menge an Speckfett verwenden. Wer noch keine Speck-Mayo probiert hat, hat einiges verpasst!

Zutaten

2 große Eier

2 Eigelb

½ TL Meersalz

1 EL Senf

2 EL Zitronensaft

1 EL Weißweinessig

120 ml Olivenöl extra vergine

120 ml Kokosöl

1. Bei Verwendung eines Stabmixers alle Zutaten in eine große Schüssel geben, ansonsten die Zutaten in einen Mixer geben. Gut durchmixen, bis die Mayonnaise die gewünschte Konsistenz hat.

2. In einem Schraubglas oder einem verschließbaren Behältnis im Kühlschrank gelagert ist die Mayonnaise bis zu 10 Tage lang haltbar. (Sie wird nur nicht so lange da sein!)

Westafrikanischer Hähnchentopf
Rezept von Melissa Joulwan (www.TheClothesMakeTheGirl.com)

Autorin von Well Fed: Paleo Recipes for People Who Love to Eat *und* Well Fed 2: More Paleo Recipes for People Who Love to Eat

---

Für 4 Personen ◆ Vorbereitungszeit: 10 Minuten ◆ Garzeit: 1 Stunde

---

Anmerkung von Melissa: Ich mag Erdnussbutter, das heißt, ich könnte mich da reinlegen! Ich liebe Erdnussbutter besonders dort, wo man sie nicht erwartet, beispielsweise in Suppen und pikanten Gerichten. Es brach mir das Herz, als ich erfuhr, dass Erdnüsse Hülsenfrüchte sind und mich daher nicht so lieben wie ich sie. Aber Mandelmus ist ein ausgezeichneter Ersatz, und dieser Eintopf wird Sie mit seiner leckeren Mischung aus cremigem Mandelmus, genau dem richtigen Maß an Wärme durch Ingwer und Cayennepfeffer und der Süße durch Vanille und Koriander überzeugen.

Zutaten

1 Pfund Hähnchenschenkel ohne Knochen und ohne Haut

Meersalz und frisch gemahlener schwarzer Pfeffer

1 EL Kokosöl

½ mittelgroße Zwiebel, in Würfel geschnitten (etwa 60 Gramm)

1 Stück frischer Ingwer (ca. 2,5 cm groß), gerieben (etwa 1 EL)

3 Knoblauchzehen, fein gehackt (etwa 1 EL)

½ EL gemahlener Koriander

½ TL Cayennepfeffer

1 Lorbeerblatt

240 g passierte Tomaten

60 ml Wasser

60 g Mandelmus (ohne zusätzlichen Zucker)

¼ TL Vanilleextrakt

gehackte Petersilie zum Garnieren

Butter (optional, für zusätzliches Fett)

1. Hähnchenfleisch großzügig mit Salz und Pfeffer würzen. Kokosöl in einem großen Suppentopf bei mittlerer bis starker Hitze schmelzen. Hähnchenfleisch gleichmäßig auf dem Boden des Topfes verteilen und etwa 10 Minuten lang anbraten, zwischendurch wenden. (Den Topf nicht zu voll füllen, lieber nacheinander anbraten.) Hähnchenfleisch in eine Schüssel geben.

2. Zwiebeln und Ingwer im selben Topf etwa 5–7 Minuten weich dünsten. Knoblauch, Koriander, Cayennepfeffer und Lorbeerblatt hinzufügen und etwa 30 Sekunden anbraten, bis ein schönes Aroma entsteht. Passierte Tomaten und Wasser dazugeben und gut umrühren. Hähnchenfleisch in die Soße geben, mitsamt der in der Schüssel angesammelten Flüssigkeit. Hitze erhöhen und den Topfinhalt zum Kochen bringen, dann die Hitze reduzieren und abgedeckt 25 Minuten köcheln lassen.

3. Das nun sehr zarte Hähnchenfleisch aus dem Topf nehmen. Mit Hilfe eines Pfannenwenders in große Stücke zerteilen. Mandelmus und Vanilleextrakt in den Topf geben und gut unterrühren. Hähnchenstücke wieder in den Topf legen und den Deckel schließen. Für etwa 5 Minuten wieder erhitzen, dann mit Petersilie garniert servieren. Wer mehr Fett wünscht, kann Butter dazugeben.

Eiskaltes Macadamia-Avocado-Fudge

Rezept von Shelby Malaterre (www.CavemanTruck.com)

Eigentümer und Betreiber des Food-Trucks Caveman Truck in Indianapolis

Ergibt: ca. 450 g ♦ Vorbereitungszeit: 15 Minuten ♦
Garzeit: 10 Minuten plus 3 Stunden im Gefrierschrank

Anmerkung von Shelby: Dieses Rezept wurde von meiner Liebe zu Edelbitterschokolade und dem Wunsch, etwas mit einer Toffee-artigen Konsistenz zu erschaffen, inspiriert. Mich ermutigten ähnliche Rezepte, die ich online fand. Das Problem bei vielen dieser Rezepte war jedoch, dass sie für die Konsistenz und Süße auf Honig und Bananen zurückgriffen – und ich wollte etwas, das als Belohnung bei einer kohlenhydratarmen, fettreichen, ketogenen Ernährung genossen werden konnte. Nach einigen Abwandlungen entstand dieses Rezept, und es ist genau das, was ich mir erhofft hatte.

Zutaten

80 g Macadamianüsse

60 g geriebene oder geraspelte Edelbitterschokolade (100 % Kakao)

60 g Ghee

50 g Kokosmus

flüssiges Stevia, nach Geschmack

¼ TL Vanilleextrakt

1/8 TL Meersalz

4 große Eigelb

1 mittelgroße Avocado, geschält, halbiert, ohne Kern

2 EL MCT-Öl

1. Macadamianüsse, Schokolade, Ghee, Kokosmus, Stevia, Vanilleextrakt und Salz im Wasserbad erwärmen. Gelegentlich umrühren, die Schokolade muss vollständig schmelzen.

2. Sobald die Mischung geschmolzen ist, in einen Mixer geben und mixen, bis die Nüsse gemahlen sind. Da sie im Wasserbad erwärmt wurden, geht das relativ schnell. Wenn die Masse glatt gemixt ist, Eigelb, Avocado und MCT-Öl dazugeben. Dann erneut zu einer glatten Masse mixen.

3. Die Masse sollte nun ein ziemlich kompakter, warmer Pudding sein. Sie kann sofort gegessen oder zum Festwerden eingefroren werden. Die Masse dafür in Schalen, Ausstechförmchen für Kekse oder Muffinförmchen aus Silikon füllen und für 3 Stunden in den Gefrierschrank stellen.

4. Im Kühlschrank oder Gefrierschrank lagern (je nach gewünschter Festigkeit und Temperatur) und als nährstoffreiche, fettreiche Kalorienbombe für Zwischendurch verzehren.

Köstliche Zitronenriegel

Rezept von Caitlin Weeks (www.GrassFedGirl.com)

Autorin von Mediterranean Paleo Cookbook: Over 135 Grain-Free Recipes to Tempt Your Palate

Ergibt: 9 Stück ◆ Vorbereitungszeit: 15 Minuten ◆
Garzeit: 5 Minuten plus 2 Stunden zum Abkühlen

Anmerkung von Caitlin: Vielleicht haben Sie noch nichts von Chiasamen gehört, aber sie sind eine sehr gesunde Quelle für Omega-3-Fettsäuren und ein toller Ei-Ersatz. Chiasamen haben eine sehr körnige Struktur, die manche Menschen nicht mögen; deshalb rate ich Ihnen, sie zu zermahlen, damit sie weich werden und leicht verarbeitet werden können. (Sie können auch gemahlene Chiasamen kaufen.) In diesem Rezept sind viele gesunde Fette für die Ketose enthalten.

Zutaten

500 ml Kokosmilch (vollfett)

120 ml Wasser

1 geh. EL gemahlene Gelatine
(von Weidetieren)

1 TL Stevia-Pulverextrakt

2 EL Zitronensaft

2 TL abgeriebene Zitronenschale

2 EL Chiasamen

120 g Mandelmehl

¼ TL Meersalz

60 g Kokosöl, geschmolzen

Butter oder Kokosöl zum Einfetten der Form

1. Kokosmilch und Wasser bei mittlerer Hitze in einem Topf erwärmen. Gelatine dazugeben und verquirlen, bis sie sich aufgelöst hat. Stevia, Zitronensaft und Zitronenschale unterrühren, den Topf vom Herd nehmen und beiseitestellen.

2. Chiasamen in einer Kaffeemühle zu einem feinen Pulver mahlen. Gemahlene Chiasamen, Mandelmehl, Meersalz und das geschmolzene Kokosöl gut miteinander vermengen.

3. Eine 20 x 20 cm große Form einfetten, die Chiamasse einfüllen und gleichmäßig mit den Fingern in der Form verteilen. Die Zitronengelatine über den Teig geben und 2 Stunden in den Kühlschrank stellen. In Stücke schneiden und servieren.

Panierte Schweinekoteletts mit gedünstetem Grünkohl

Rezept von Kelsey Albers (www.IgniteNourishThrive.com)

Für 2 Personen ◆ Vorbereitungszeit: 10 Minuten ◆ Garzeit: 20 Minuten

Anmerkung von Kelsey: Mein Großvater Suma liebte panierte Schweinekoteletts. Er liebte sie so sehr, dass er die Knochen abnagte, bis alles an Fleisch und Knorpeln verschwunden war. Als Kind habe ich meiner Mutter voller Freude und Stolz dabei geholfen, sie für meinen Opa zuzubereiten.

Opa Suma war ein Mann, der von Büchern wie diesem stark profitiert hätte. Er war Diabetiker, und seine Ärzte strichen in Fett gebratene und panierte Speisen wie seine geliebten Schweinekoteletts aus seiner Ernährung und ersetzten sie mit Diät-Getränken, zuckerfreien Süßigkeiten und kohlenhydratarmem, ›gesundem‹ Vollkorn.

Als ich vor Kurzem beim Bauern ein paar Schweinekoteletts kaufte, kamen die Erinnerungen an meinen Opa und wie sehr er panierte Koteletts liebte zurück, und es entstand dieses leckere Wohlfühlrezept. Ich wünschte, mein Opa wäre noch bei uns und ich könnte mein Rezept mit ihm teilen, aber ich freue mich, es ihm widmen zu können. Ich hoffe, es kann Ihnen oder einer lieben Person dabei helfen, zu einem Lebensstil mit echten Nahrungsmitteln zu wechseln.

Zutaten

- 2 EL Kokosmehl
- ¾ TL Zwiebelpulver, aufgeteilt
- ½ TL Knoblauchpulver
- ½ TL Meersalz, aufgeteilt
- ½ TL frisch gemahlener schwarzer Pfeffer, aufgeteilt
- 2 Schweinekoteletts
- 2 EL Kokosöl
- ½ Knoblauchzehe, fein gehackt
- 100 g Grünkohl, gehackt

1. Kokosmehl, ½ TL Zwiebelpulver, Knoblauchpulver, ¼ TL Meersalz und ¼ TL Pfeffer in einer mittelgroßen Schüssel vermischen. Jedes Kotelett in der Mischung wenden, bis es gut damit bedeckt ist.

2. Kokosöl bei mittlerer bis hoher Hitze in einer gusseisernen Pfanne schmelzen lassen. Koteletts dazugeben und 4–6 Minuten pro Seite anbraten, bis sie goldbraun sind. Aus der Pfanne nehmen und vor dem Servieren 5 Minuten ruhen lassen.

3. Während die Koteletts ruhen, den Knoblauch 2 Minuten in derselben Pfanne anbraten. Grünkohl, ¼ TL Zwiebelpulver, ¼ TL Salz und ¼ TL Pfeffer dazugeben. Etwa 5 Minuten dünsten, bis der Grünkohl leicht zusammengefallen ist. Servieren und genießen!

Keto-Schmorbraten

Rezept von Lori Pratt (einer Leserin aus Orland Park)

Für 4 Personen ◆ Vorbereitungszeit: 10 Minuten ◆ Garzeit: 3,5 Stunden

Anmerkung von Lori: Das Kochen liebte ich bereits, als ich mit der ketogenen Ernährung begann und ich war gespannt, was ich nun zaubern könnte. Dieses Rezept hält mich vom Mogeln ab, weil es so gut schmeckt. Es riecht beim Kochen tatsächlich so gut, dass meine Hunde zu jaulen anfangen! Wenn ich eine Mahlzeit wie diese gegessen habe, fühle ich mich immer energiegeladen; sie ist perfekt für jeden, der eine kohlenhydratarme, fettreiche Ernährung einhält.

Zutaten

1,5 kg Rinderschulter, zimmerwarm

Meersalz und frisch gemahlener Pfeffer

2 EL Kokosöl

60 ml Rinderbrühe

2 kleine Zwiebeln, halbiert

1 TL Knoblauch, fein gehackt

1 kg große Champignons, halbiert

60 g Weidebutter

1. Fleisch auf allen Seiten mit Salz und Pfeffer einreiben. Kokosöl in einem Bräter bei hoher Hitze erwärmen und 1 Minute warten, bis das Öl heiß wird. Rinderschulter dazugeben und etwa 4 Minuten von jeder Seite scharf anbraten. Hitze reduzieren und die Rinderbrühe hinzufügen. Abdecken und 2,5 Stunden köcheln lassen.

2. Zwiebelhälften unter den Braten legen, um ihn aus der Flüssigkeit zu heben. Knoblauch, Champignons und Butter dazugeben und 1 Stunde köcheln lassen.

3. Zwiebeln entfernen, Braten in Scheiben schneiden (er sollte praktisch zerfallen) und servieren.

Spaghettikürbis »Alfredo«

Rezept von Jimmy Moore

Für 2 Personen ◆ Vorbereitungszeit: 5 Minuten ◆ Garzeit: 40–55 Minuten

Als ich noch kohlenhydratabhängig war, dachte ich, bei Pasta Alfredo würde mir die Alfredo-Soße die Arterien verstopfen und zum Herzinfarkt führen. Aber jetzt weiß ich, dass die Pasta aus Weizenmehl das Problem war, weshalb ich diese wirklich ungesunde Zutat durch eine köstliche und nahrhafte kohlenhydratarme Alternative ersetzt habe: Spaghettikürbis! Sobald Sie ihn einmal probiert haben, werden Sie die kohlenhydratreiche Version nie wieder vermissen.

Zutaten:

1 Spaghettikürbis

50 g Weidebutter

250 g Konditorsahne oder Kokosmilch

2 Prisen Knoblauchsalz

2 EL geriebener Parmesan

1 Prise getrocknetes Basilikum

1. Backofen auf 190 °C vorheizen.

2. Spaghettikürbis der Länge nach halbieren und die Kerne mit einem Esslöffel herauskratzen. Beide Hälften in Alufolie einwickeln, mit der Schnittfläche nach oben auf ein Backblech legen und 30–40 Minuten im Ofen garen. Abkühlen lassen, das Fruchtfleisch mit einer Gabel herauslösen und beiseite stellen.

3. Butter bei mittlerer Hitze in einer Pfanne schmelzen, Konditorsahne, Knoblauchsalz, Parmesan und Basilikum dazugeben. 10–15 Minuten leicht köcheln lassen, dabei gelegentlich umrühren.

4. Gebackenen Spaghettikürbis dazugeben, gut durchmischen und genießen.

Gebratene Avocado

Rezept von Wendy McCullough (einer Leserin aus Bicknell, Indiana, und Bloggerin auf www.TheLowCarbMom.blogspot.com)

Für 2 Personen ◆ Vorbereitungszeit: 5 Minuten ◆ Garzeit: 5 Minuten

Anmerkung von Wendy: Ich fing damit an, dieses Gericht zu kochen, weil ich einige Avocados zu Hause hatte, die noch nicht reif genug waren, als ich sie verwenden wollte (wer jemals Avocados gekauft hat, weiß, wovon ich spreche). Ein Rezept für gebackene Avocados mit Ei hatte mich inspiriert, aber als ich das Rezept ausprobieren wollte, hatte ich keine Eier mehr zur Hand. Dann kam mir in den Sinn, dass die Hitze die unreifen Avocados vielleicht weicher und essbarer machen würde. Ich probierte es aus, und es funktionierte. Ich serviere sie gerne mit Rührei oder Speck. Ein gutes Keto-Rezept, oder?

Zutaten

1 Avocado, fest und unreif

60 g Butter

Meersalz, nach Geschmack

1. Avocado halbieren und entkernen. Aus der Schale lösen und in 2,5 cm große Stücke schneiden.

2. Butter bei mittlerer Hitze in einer Pfanne schmelzen. Avocadostücke dazugeben und zugedeckt etwa 5 Minuten braten, bis sie gebräunt sind. Gelegentlich umrühren. Nach Geschmack mit Salz würzen.

Keto-Vanilleeis

Rezept von Kent Altena (www.YouTube.com/Bowulf), Mitwirkender bei Low-Carbing Among Friends, Volume 1 und Low-Carbing Among Friends, Volume 3

Ergibt: ca. 120 g ◆ Vorbereitungszeit: 2 Minuten ◆
Garzeit: 5 Minuten zum Schütteln

Anmerkung von Kent: Nachdem ich im Juni 2010 bei Temperaturen um die 27 °C den Minneapolis-Marathon gelaufen war, hatte ich ein riesiges Verlangen nach Eis. Mir war heiß, ich war kaputt, und mir tat alles weh, also erfanden meine Kinder dieses Rezept für ein kohlenhydratarmes, fettreiches Eis für mich, als ich nach Hause kam. Dieses einfache Rezept mit nur wenigen Zutaten hat einen starken Vanilleeisgeschmack, ohne den Zucker und die Chemikalien, die in den meisten Eiscremes aus dem Supermarkt stecken. Die perfekte ketogene Möglichkeit, das Verlangen nach Eiscreme zu befriedigen.

Zutaten

120 g Konditorsahne

6–9 Tropfen flüssiges Stevia (entspricht 1 EL Zucker)

½ TL Vanilleextrakt

700 g Eiswürfel

6 EL Meersalz

1. Konditorsahne, Stevia und Vanilleextrakt in einen Plastikbeutel geben und den verschlossenen Beutel kurz schütteln, um alles zu vermischen.

2. Eiswürfel und Salz in ein luftdicht verschließbares Behältnis geben. Plastikbeutel auf die Eiswürfel legen und das Behältnis verschließen. Behältnis 2–5 Minuten kräftig schütteln, damit die Eiscreme entsteht.

3. Plastikbeutel aus dem Behältnis nehmen und am Beutel haftendes Salz abspülen. Eiskrem sofort servieren.

Jimmy Moores Keto-Schokosoße

Ergibt 60 ml ◆ Vorbereitungszeit: 5–10 Minuten

Im Hause Moore war die Hölle los, als ich diese unglaubliche Schokosoße für Eis erfand. Als ich mit meiner kohlenhydratarmen, fettreichen Ernährung begann, vermisste ich die Magic-Shell-Soße – den Schokoladenüberzug, der auf magische Weise fest wird, wenn man ihn über Eiskrem gibt. Diese faszinierende und köstliche keto-freundliche Version, die mittlerweile auf jedes von mir zubereitete kalte Dessert kommt, entdeckte ich durch puren Zufall. Zunächst wusste ich gar nicht, dass sie auf Eiscreme fest wird; ich machte einfach nur eine Schokosoße. Dann goss ich sie auf das Vanilleeis meiner Frau und gab es ihr, und als ich zurück in die Küche ging, um mein Eis zu machen, hörte ich einen Schrei des Entzückens: »Wo hast du die Magic-Shell-Soße her? Und ist sie wirklich kohlenhydratarm?« Ich hatte keine Ahnung, wovon sie sprach, bis ich bemerkte, dass der Schokoüberzug fest geworden war. Was für eine tolle Entdeckung, und eine ketogene dazu!

Verwenden Sie Edelbitterschokolade mit dem höchsten Kakaoanteil, den Sie vertragen können. Ich liebe die mit 87 % Kakao.

Zutaten

1 TL Wasser

1 EL Kokosöl

80 g Edelbitterschokolade (mindestens 80 % Kakao)

1. Wasser, Kokosöl und Schokolade in eine mikrowellengeeignete Schüssel geben. Mehrmals für 15–20 Sekunden in der Mikrowelle erwärmen, bis die Schokolade fast komplett geschmolzen ist. Zwischendurch immer wieder gut umrühren.

2. Die Schokolade weiterrühren, bis sie völlig flüssig und glatt ist. Sofort auf allem, was kalt ist, servieren.

Einfaches Blumenkohl-Käse-Gratin

Rezept von Nicole Wiese (einer Leserin aus Las Vegas, die auf
www.menusforlife.wordpress.com bloggt)

Für 6 Personen ◆ Vorbereitungszeit: 10 Minuten ◆ Garzeit: 45 Minuten

Anmerkung von Nicole: Der Star dieses Gerichts ist der Käse. Auch wenn Sie je
nach Geschmack und Geldbeutel jeden Käse verwenden können, sorgt eine Mischung aus überwiegend mittelweichem Käse (Havarti, Fontina) oder hartem bis
mittelhartem Käse (Cheddar, Emmentaler, Gouda, Edamer, Colby, Monterey Jack),
ein bisschen Hartkäse mit stärkerem Geschmack (Asiago, Parmesan, Pecorino) und
einer kleinen Menge würzigem Weichkäse (Ziegenkäse, Frischkäse, Mascarpone)
meiner Meinung nach für die beste Konsistenz und Cremigkeit. Ich persönlich
mache das Gericht gerne mit 350 g Cheddar, 80 g in Stücke geschnittenem Zie-
gen- oder Frischkäse und ein wenig frisch geriebenem Pecorino – aber jeder echte
Vollfettkäse, den Sie gerade da haben, tut es auch.

Dieses fantastische Gericht eignet sich gut als Beilage zu einem würzigen
Fleischgericht, besonders Gerichten aus dem Schongarer.

Zutaten

1 großer Blumenkohl

450 g geriebener Käse, jede Kombination möglich

500 g Konditorsahne

¼ TL frisch gemahlener schwarzer
Pfeffer

⅛ TL Meersalz

¼ TL Muskatnuss, gemahlen

1. Backofen auf 200 °C vorheizen.

2. Blumenkohl in mundgerechte Stücke
   schneiden und in einen Dünsteinsatz geben. Einen Topf 2,5–5 cm hoch mit Wasser füllen und das Wasser zum Kochen
   bringen. Dünsteinsatz in den Topf stellen,
   sobald das Wasser kocht, Hitze reduzieren
   und den Topf verschließen. Den Blumenkohl 10–15 Minuten garen, bis er sich mit
   einer Gabel leicht einstechen lässt und
   vom Herd nehmen.

3. Während der Blumenkohl kocht, Käse und Sahne in einer ausreichend großen Auflaufform verrühren. Schwarzen Pfeffer, Salz und Muskatnuss unterrühren.

4. Blumenkohl zum Käsemix dazugeben und umrühren, bis der Blumenkohl gut mit der Soße bedeckt ist. 30 Minuten im Backofen garen, bis das Gratin oben schön gebräunt ist. Nach der Hälfte der Zeit nachsehen, ob es oben schon braun ist; falls ja, die Auflaufform mit einem Deckel oder Aluminiumfolie bis zum Ende der Garzeit abdecken.

5. Form aus dem Ofen nehmen und 5–10 Minuten abkühlen lassen, bis die Soße leicht eingedickt ist.

6. Für die Mikrowellenversion das Gratin 5 Minuten auf hoher Stufe erhitzen, dann 2 Minuten stehenlassen und umrühren. In 5-Minuten-Schritten weitergaren und nach jedem Garen 2 Minuten warten und überprüfen, ob der Blumenkohl weich ist. Falls notwendig, erneut erhitzen. Soll das Gratin oben braun werden, mit der Grillfunktion erhitzen, bis es Blasen wirft. Dabei häufig nachsehen, weil der Käse schnell verbrennt.

Wie finden Sie unsere Rezepte, um Ihre kohlenhydratarme, fettreiche Ernährung mit mäßig Eiweiß mit einem Knall beginnen zu lassen? Jetzt, da Sie mit ein paar unglaublichen ketogenen Rezepten gut ausgestattet sind, finden Sie im Folgenden einen Plan für den Keto-Erfolg, der Ihnen dabei helfen wird, sich Keto-Routinen anzugewöhnen, die ein Leben lang halten werden. Im nächsten Kapitel stellen wir Ihnen unseren Keto-Menüplan für 21 Tage vor, bei dem Sie im null Komma nichts Ketonkörper produzieren werden.

EXPERTENWISSEN – KURZ UND KLAR Der von mir beobachtete wahrscheinlich häufigste Fehler bei Menschen, die versuchen, in die Ketose zu gelangen, ist der Verzehr von »versteckten« Kohlenhydraten (»Soll das heißen, dass Obst zählt?!« oder »Mais ist ein Getreide? Ich dachte es wäre ein Gemüse!«) oder zu viel Eiweiß, gefolgt von zu wenig Fett in der Ernährung. »Kohlenhydrate im Zweifelsfall noch weiter reduzieren, weniger Eiweiß und mehr Fett essen!« Das macht bei vielen Menschen den Unterschied.

Nora Gedgaudas

Kapitel 21

Keto-Menüplan für 21 Tage

EXPERTENWISSEN – KURZ UND KLAR Die Qualität der Makronährstoffe ist ebenso wichtig wie ihr Anteil. Kohlenhydrate sollten aus über der Erde wachsendem Gemüse stammen. Eiweiß sollte (wenn möglich) tierischen Ursprungs sein, und Fett aus gesättigtem und einfach ungesättigtem Fett stammen, idealerweise mit einem 1:1-Verhältnis von Omega-3 zu Omega-6, weniger aus mehrfach ungesättigtem Fett.

Dr. Zeeshan Arain

Jetzt, da Sie alles über ketogene Ernährungsformen erfahren haben und wissen, warum Sie sich kohlenhydratarm, fettreich und mit mäßig Eiweiß ernähren sollten, da Sie die wissenschaftlichen Grundlagen für diese Ernährungsweise zu therapeutischen Zwecken kennen und gesehen haben, wie Rezepte für eine ketogene Ernährung aussehen, lassen Sie uns mit unserem Keto-Menüplan für 21 Tage beginnen, der Sie auf den Weg zum Erfolg bringt.

Denken Sie daran, dass dieser Menüplan nur ein Vorschlag ist. Wenn Sie ein besonderes Gericht wirklich gerne essen und es Ihren Hunger befriedigt, schadet es nicht, es immer und immer wieder zu essen (wird manchmal als *Mono-Essen* bezeichnet). Und denken Sie daran, dass wir alle verschiedene Toleranzschwellen für Kohlenhydrate und Eiweiß haben. Ziel ist es also nicht unbedingt, diese 21 Tagespläne genau nachzubilden. Nutzen Sie sie vielmehr als allgemeine Richtlinie und passen Sie sie an das an, was für Sie am besten funktioniert.

Sie werden feststellen, dass der Menüplan keine Portionsgrößen oder Essenszeiten wie Frühstück, Mittagessen und Abendessen enthält. Das ist gewollt. Manche Menschen mögen die übliche Routine mit drei Mahlzeiten und Zwischenmahlzeiten, andere hingegen sind in der Ketose dazu in der Lage, täglich nur eine oder zwei etwas größere Mahlzeiten zu essen. Vielleicht stellen Sie sogar fest, dass Sie im Laufe der Zeit die Häufigkeit Ihrer Mahlzeiten schrittweise verringern können. Denken

Sie daran, dass Sie vermutlich bei Ihrer letzten Mahlzeit nicht ausreichend Fett und/
oder Nahrung aufgenommen haben, wenn Sie nur wenige Stunden danach schon
wieder hungrig sind.

EXPERTENWISSEN – KURZ UND KLAR Einen dauerhaften Ketosezustand zu erreichen und aufrechtzuerhalten, ist kein einfacher Vorgang. Um das Gehirn dazu zu brin-
gen, diesen Wechsel von Glucose als Treibstoff zu Ketonkörpern zu verstehen, sind viele
größere Veränderungen des Lebensstils notwendig.

Stephanie Person

Hilfreich für den Erfolg auf Ihrem Keto-Weg ist es, wenn Sie wie in Kapitel 11
besprochen lernen, echten Hunger von anderen Gründen, aus denen wir essen, zu
unterscheiden und Ihre tägliche Essensroutine entsprechend anpassen, besonders
wenn Sie Probleme mit der Ketonkörperproduktion haben. Halten Sie sich an Ihr
persönliches Kohlenhydrattoleranz-Level und Ihre individuelle Eiweißgrenze und
essen Sie unbegrenzt Fett bis zur Sättigung; dann werden Sie Ihre Ketonkörper
ansteigen sehen. Manche verzeichnen innerhalb von drei Wochen erste Erfolge,
andere hingegen brauchen sechs Wochen oder länger, bis sie die positiven Auswirkungen der Ketose erleben. Haben Sie Geduld. Sobald Sie in der Ketose sind,
werden sich die gesundheitlichen Vorteile zeigen. Es ist die Anstrengung wert, und
Sie werden froh sein, durchgehalten zu haben.

Lassen Sie uns also einen Blick auf den stufenweisen Keto-Menüplan für 21 Tage
werfen. Er beginnt in der ersten Woche mit drei Mahlzeiten am Tag, wobei die zweite
Mahlzeit optional ist – lassen Sie sie einfach aus, wenn Sie nicht hungrig sind. In der
zweiten Woche reduziert sich der Plan auf zwei Mahlzeiten täglich und in der dritten
Woche auf eine Mahlzeit am Tag. Essen Sie eine fettreiche Zwischenmahlzeit, wenn
Sie zwischendurch Hunger bekommen (und überlegen Sie, Ihrer nächsten Mahlzeit
mehr Fett hinzuzufügen, damit Sie länger satt bleiben). Denken Sie nicht, Sie müssten diesem Menüplan streng folgen; nutzen Sie ihn als Richtlinie, um mit Ihrer ketogenen Ernährung zu beginnen. Nach 21 Tagen können Sie das Essmuster annehmen,
das bei Ihnen am besten funktioniert, um in der Ketose zu bleiben.

EXPERTENWISSEN – KURZ UND KLAR Meistens erreichen die Menschen die Ketose nicht, weil sie Kohlenhydrate aus unerwarteten Quellen aufnehmen. Ein einziges
Glas Orangensaft mit etwa 200 ml liefert unglaubliche 20 g Kohlenhydrate. Die andere Seite

der Medaille ist, dass Sie es beim Eiweißverzehr nicht übertreiben sollten, damit die Ketose funktioniert.

Dr. David Perlmutter

Keto-Menüplan für 21 Tage

Tag 1
- ▸ **1. Mahlzeit:** Jimmy Moores Keto-Eier (S. 275)
- ▸ **2. Mahlzeit:** in Butter gebratener Schweinebraten und mit Cheddar überbackener Brokkoli (optional)
- ▸ **3. Mahlzeit:** perfektes Keto-Brathähnchen (S. 278)
- ▸ **Zwischenmahlzeit:** Macadamianüsse (optional)

Tag 2
- ▸ **1. Mahlzeit:** Champignon-Hack-Auflauf (S. 282)
- ▸ **2. Mahlzeit:** in Kokosöl gebratener Heilbutt mit gebutterten grünen Bohnen (optional)
- ▸ **3. Mahlzeit:** Bratwurst mit Speck-Rosenkohl (S. 284)
- ▸ **Zwischenmahlzeit:** Schweineschwarten mit Frischkäse (optional)

Tag 3
- ▸ **1. Mahlzeit:** Camilles Keto-Energieriegel (S. 280)
- ▸ **2. Mahlzeit:** in Butter gebratene Peperoniwurstscheiben und Mozzarella, mit Knoblauchsalz gewürzt (optional)
- ▸ **3. Mahlzeit:** Jimmy Moores Lachs im Speckmantel (S. 289) mit Jimmy Moores hausgemachter Keto-Sauce béarnaise (S. 281)
- ▸ **Zwischenmahlzeit:** Keto-Schokolade nach »Gary the Primal Guy« (S. 290)

Tag 4
- ▸ **1. Mahlzeit:** Keto-Bomben mit Mandelmus (S. 279)
- ▸ **2. Mahlzeit:** Thunfisch mit Jimmy Moores hausgemachter, wirklich echter Keto-Mayo (S. 293) und Blaubeeren (optional)
- ▸ **3. Mahlzeit:** Hack Stroganoff nach Keto-Art (S. 292)
- ▸ **Zwischenmahlzeit:** Eiskaltes Macadamia-Avocado-Fudge (S. 296) (optional)

Tag 5

- ▶ **1. Mahlzeit:** Frikadellen aus Schweinehack
- ▶ **2. Mahlzeit:** aufgerollte Schinken- und Käsescheiben (z. B. Colby Jack) mit Jimmy Moores hausgemachter, wirklich echter Keto-Mayo als Dip (S. 293)
- ▶ **3. Mahlzeit:** panierte Schweinekoteletts mit gedünstetem Grünkohl (S. 298)
- ▶ **Zwischenmahlzeit:** köstliche Zitronenriegel (S. 297) (optional)

Tag 6

- ▶ **1. Mahlzeit:** Gurkenscheiben mit Keto-Skordalia (S. 288)
- ▶ **2. Mahlzeit:** Mandelmus und Edelbitterschokolade (87 % Kakao) optional
- ▶ **3. Mahlzeit:** Keto-Schmorbraten (S. 299)
- ▶ **Zwischenmahlzeit:** Keto-Vanilleeis (S. 302) mit Jimmy Moores Keto-Schokosoße (S. 303) (optional)

Tag 7

- ▶ **1. Mahlzeit:** Stangensellerie und gesundes »Bohnenpüree« nach Keto-Art (S. 286)
- ▶ **2. Mahlzeit:** Rinderrippchen mit in Butter gebratenen Zuckerschoten (optional)
- ▶ **3. Mahlzeit:** in Butter gebratenes Sirloin-Steak (170 g) und sahniger Spinatauflauf (S. 285)
- ▶ **Zwischenmahlzeit:** Trockenfleisch

Nach der ersten Woche sollten Sie eine spürbare Verbesserung von Hunger und Gelüsten bemerken. Es kann durchaus sein, dass Sie bereits eine Mahlzeit »vergessen« haben. Ist das der Fall, geraten Sie nicht in Panik. Das ist bei der Umstellung Ihres Körpers von der Zucker- auf die Fettverbrennung völlig normal.

Die zweite Woche enthält wie die erste Woche Zwischenmahlzeiten, falls Sie zwischen den Mahlzeiten Hunger bekommen. (Denken Sie aber daran, dass es Ihr Stichwort dafür ist, Ihren Mahlzeiten mehr Fett hinzuzufügen, wenn Sie zwischendurch Hunger bekommen.) Es besteht kein Zwang, alle aufgeführten Mahlzeiten und Snacks zu essen, aber sie stehen dort, falls Sie sie brauchen. Denken Sie daran, dass Ihre erste Mahlzeit des Tages erst gegen Mittag oder sogar später sein kann.

EXPERTENWISSEN – KURZ UND KLAR Um einen gewissen Grad an Ketonen aufrechtzuerhalten, müssen wir die Kohlenhydratzufuhr auf nicht mehr als etwa 50 Gramm einschränken. Es ist wichtig, nicht nur die Menge der Kohlenhydrate, sondern auch deren Qualität zu überprüfen. Wenn nur Kohlenhydrate mit niedriger glykämischer Last erlaubt sind, sind Nahrungsmittel mit zusätzlichem Zucker und stark raffinierte, verarbeitete Dinge ausgeschlossen. Dies kommt der vollwertigen Ernährung von vor Jahrzehnten nahe, als die USA eine viel schlankere und gesündere Nation waren.

Jackie Eberstein

Tag 8
- ► **1. Mahlzeit:** Keto-Pizza-Frittata (S. 276)
- ► **2. Mahlzeit:** in Butter gebratene Frikadelle belegt mit Speck, Emmentaler und Schmand mit Knoblauchsalz (optional)
- ► **Zwischenmahlzeit:** rohe Mandeln (optional)

Tag 9
- ► **1. Mahlzeit:** gebratene Ente mit Kokos-Mandel-Porridge (S. 283)
- ► **2. Mahlzeit:** Salami und Käse (optional)
- ► **Zwischenmahlzeit:** Russische Eier mit Jimmy Moores hausgemachter, wirklich echter Keto-Mayo (S. 293) (optional)

Tag 10
- ► **1. Mahlzeit:** in Kokosöl gebratene Eier mit Speck und Avocado
- ► **2. Mahlzeit:** in Schweineschmalz gebratene Jakobsmuscheln und roher Spinatsalat mit Olivenöl und Zitronensaft (optional)
- ► **Zwischenmahlzeit:** mit Frischkäse vermengtes Cashewmus mit einem Hauch Zimt und ein paar Tropfen Ihrer Lieblingsflüssigsüße (optional)

Tag 11
- ► **1. Mahlzeit:** westafrikanischer Hähnchentopf (S. 294)
- ► **2. Mahlzeit:** in Ghee gebratenes Kalbfleisch mit Parmesan und Paprika (optional)
- ► **Zwischenmahlzeit:** Schweineschwarten mit Schmand (optional)

Tag 12

- ▶ **1. Mahlzeit:** Hähnchenkeulen mit Spaghettikürbis »Alfredo« (S. 300)
- ▶ **2. Mahlzeit:** in Macadamiaöl gebratene Scampi mit Jimmy Moores hausgemachter Keto-Sauce béarnaise (S. 281) und in Rindertalg gebratenem Spargel (optional)
- ▶ **Zwischenmahlzeit:** Konditorsahne mit ungesüßtem Kakaopulver und einigen Tropfen Ihrer Lieblingsflüssigsüße (optional)

Tag 13

- ▶ **1. Mahlzeit:** 2 in Butter gebratene Hotdog-Würstchen mit geschmolzenem Provolone und gebratener Avocado (S. 301)
- ▶ **2. Mahlzeit:** Pute (dunkles Fleisch) und Grünkohlsalat mit zerkrümeltem Blauschimmelkäse und Avocadoöl (optional)
- ▶ **Zwischenmahlzeit:** Käse am Stiel oder Cheestrings mit Frischkäse (optional)

Tag 14

- ▶ **1. Mahlzeit:** am Spieß gebratenes Hähnchen (dunkles Fleisch) mit einfachem Blumenkohl-Käse-Gratin (S. 305)
- ▶ **2. Mahlzeit:** Keto-Pizza »Skinny« (S. 291)
- ▶ **Zwischenmahlzeit:** Erdbeeren und selbstgeschlagene Schlagsahne (optional)

Nach zwei Wochen bemerken Sie vielleicht schon Verbesserungen in Sachen Gewicht und Gesundheit, insbesondere bei Blutzucker und Ketonkörpern.

Lassen Sie uns die Ketose in der dritten Woche auf den Prüfstand stellen und sehen, wie sie Ihren Hunger mit nur einer Mahlzeit am Tag völlig befriedigt. Für diese Woche habe ich keine Zwischenmahlzeiten aufgelistet, denn ich denke, Sie werden sie nicht brauchen. Ein gutes Zeichen für das, was wir Ihr »Keto-Fitness-Level« nennen, ist die Fähigkeit, leicht 18–24 Stunden zwischen den Mahlzeiten verstreichen lassen zu können, wie wir in Kapitel 11 erklärt haben. An diesem Punkt hat Ihr Körper vermutlich auf die effiziente Verbrennung von Fett und Ketonen umgeschaltet, und Sie sind bereit für den Test. Sollten Sie irgendwann in der Woche zwischendrin jedoch Hunger bekommen, wissen Sie natürlich, was Sie tun sollten – essen!

Um mit nur einer Mahlzeit am Tag satt zu bleiben, müssen Sie darauf achten, mit dieser Mahlzeit ausreichend Nahrung aufzunehmen, um Sie zu stärken. Das ist nicht der richtige Zeitpunkt, um bei der Portionsgröße zu knausern. Es mag Ihnen vorkommen, als wenn jede Mahlzeit sehr viel Nahrung für eine Portion enthält, aber sie liefert die gleiche Menge an Kalorien, die normalerweise auf drei Mahlzeiten und Zwischenmahlzeiten aufgeteilt werden würde. Das soll nicht heißen, dass Sie versuchen sollen, sich vollzufressen oder sich das Essen hineinzuzwängen, wenn Sie eigentlich nicht mehr essen können. Essen Sie einfach genügend Nahrung, um Ihren Hunger zu stillen, halten Sie sich an Ihre Kohlenhydrattoleranz und Eiweißgrenze und erhöhen Sie das Fett in der Ernährung, damit Sie bis zu 24 Stunden zwischen den Mahlzeiten verstreichen lassen können. Sollten Sie ein bestimmtes Gericht gern mögen und es unter der Woche immer wieder essen wollen, dann tun Sie es einfach!

EXPERTENWISSEN – KURZ UND KLAR Denken Sie daran, dass eine ketogene Ernährung nicht notwendigerweise gesund ist, wenn nicht qualitativ hochwertige Nahrungsmittel und Fette ein bedeutender Bestandteil der Gleichung sind. Die von Krankenhäusern empfohlenen ketogenen vorgefertigten »nahrungsmittelähnlichen Substanzen« enthalten teilweise gehärtete Fette und Öle, Fructose-Glucose-Sirup und stark verarbeitete denaturierte Eiweißpulver. »Ketogen« kann alles Mögliche bedeuten. Ich achte sehr darauf, mich auf Nahrungsmittel zu konzentrieren, die dem am ähnlichsten sind, was wir als Jäger und Sammler gegessen haben.

Nora Gedgaudas

Mein übliches Essmuster ist eine einzige Mahlzeit am Tag, und ich genieße die Freiheit, die damit einhergeht, dass ich mir nicht darüber Gedanken machen muss, was ich mir als Nächstes in den Mund stecken will. Denken Sie daran, dass Sie nicht lange auf diese Weise essen werden – nur eine weitere Woche mit dem Menüplan – also geben Sie Ihr Bestes. Wenn Sie innerhalb von vier bis zwölf Stunden nach dem Essen Hunger bekommen, haben Sie nicht genügend Lebensmittel und/oder Fett gegessen. Legen Sie bei der nächsten Mahlzeit eine Schippe drauf, indem Sie mehr Butter oder Ihr Lieblingsfett hinzufügen, und schauen Sie, wie es Ihnen bekommt.

Es ist nicht unmöglich, sich mit nur einer Mahlzeit am Tag satt zu fühlen und ich glaube, dass Sie überrascht sein werden, wie gut Sie das intermittierende Fasten in dieser Woche aushalten können. Und verlieren Sie nicht aus den Augen, warum Sie das tun: Diese Fastenzeiten werden Ihnen dabei helfen, mehr therapeutische Ketonkörper zu produzieren.

EXPERTENWISSEN – Die ernährungsbedingte Ketose ist die natürliche Konsequenz **KURZ UND KLAR** des Einhaltens einer ketogenen Ernährung, die aus vollwertigen Nahrungsmitteln wie Fleisch, Geflügel, Fisch und Eiern, nichtstärkehaltigem Gemüse, Obst mit wenig Zuckergehalt einschließlich Oliven, Avocados und Beeren, Nüssen und Samen und zugefügten natürlichen Fetten einschließlich Talg, Schmalz, Butter, Sahne, gereiftem Käse und Kokos- und Olivenöl besteht.

Dr. Keith Runyan

Tag 15

▶ **1. Mahlzeit:** Jimmy Moores Keto-Eier (S. 275) und eiskaltes Macadamia-Avocado-Fudge (S. 296)

Tag 16

▶ **1. Mahlzeit:** in Kokosöl gebratene Frikadelle aus Rinderhack, Käse, Speck, Jimmy Moores hausgemachte, wirklich echte Keto-Mayo (S. 293) und Keto-Bomben mit Mandelmus (S. 279)

Tag 17

▶ **1. Mahlzeit:** Jimmy Moores Lachs im Speckmantel (S. 289) mit Jimmy Moores hausgemachter Keto-Sauce béarnaise (S. 281) und köstlichen Zitronenriegeln (S. 297)

Tag 18

▶ **1. Mahlzeit:** in Butter gebratenes Sirloin-Steak (170 g) und Gurkenscheiben mit Keto-Skordalia (S. 288)

Tag 19

▶ **1. Mahlzeit:** in Butter gebratene Peperoniwurstscheiben und Mozzarella und Keto-Schokolade nach »Gary the Primal Guy« (S. 290)

Tag 20

▶ **1. Mahlzeit:** ein ganzes am Spieß gebratenes Hähnchen und Keto-Vanilleeis (S. 302) mit Jimmy Moores Keto-Schokosoße (S. 303)

Tag 21

▶ **1. Mahlzeit:** Keto-Schmorbraten (S. 299) und Speck-Rosenkohl (S. 284)

Das Keto-Essen mag am Anfang einschüchternd sein, aber es ist wirklich nicht so schwer, wie Sie glauben; und sobald Sie sich völlig dem widmen, ketogen zu werden, um Ihre Gesundheit zu verbessern (und vielleicht auch um abzunehmen), wird es noch einfacher. Finden Sie das Essmuster, das am besten zu Ihnen passt, und genießen Sie Ihren Weg zur ernährungsbedingten Ketose.

Ich freue mich, von Ihrer Keto-Reise zu hören – also schreiben Sie mir an die Adresse *livinlowcarbman@charter.net*, wie Sie vorankommen. Es ist immer wieder spannend zu hören, was ein kohlenhydratarmer, fettreicher, ketogener Lebensstil mit mäßig Eiweiß mit anderen macht. Sobald Sie angekommen sind, ist nach oben alles offen.

EXPERTENWISSEN – KURZ UND KLAR Definitionsgemäß ist eine Kohlenhydrateinschränkung ein entscheidender Bestandteil der Ernährung, wenn Fett, Eiweiß und Kohlenhydrate umgestellt werden, um in die Ketose zu gelangen. Für Diabetiker bedeutet das eine Verringerung des Insulinausstoßes und einen niedrigeren Insulinspiegel.

Dr. Mary Newport

Nachwort

Was passiert nun, nachdem Sie aufgeklärt sind?

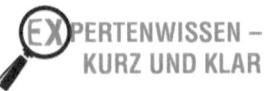 **EXPERTENWISSEN – KURZ UND KLAR** Ich habe festgestellt, dass ich in der Ketose mehr Energie habe und fokussierter bin. Meine mentale Klarheit und Produktivität sind größer.

Bryan Barksdale

Einer der entscheidendsten Momente meines ganzen Lebens war vermutlich, als ich aufhörte, daran zu glauben, dass ich eine fettarme, kohlenhydratreiche Ernährung verfolgen müsste, um abzunehmen und gesund zu werden. Danach sah ich Ernährung und ihre Auswirkungen auf die Gesundheit nie wieder mit gleichen Augen. Ich hoffe, dass das Lesen dieses Buches für Sie eine ähnlich transformierende Erfahrung war und dass das Wissen und die Informationen dieser Seiten Sie zu den gesundheitlichen Vorteilen führen werden, die die Ketose mit sich bringt.

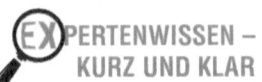 **EXPERTENWISSEN – KURZ UND KLAR** Viele Kulturen haben schon immer langfristig die ernährungsbedingte Ketose gelebt.

Dr. Zeeshan Arain

Viele Menschen, die von einer kohlenhydratarmen, fettreichen, ketogenen Ernährung mit mäßig Eiweiß profitieren würden, haben noch nicht von ihr gehört, da sie in den Mainstream-Medien nicht verständlich nachvollzogen oder dargestellt wird. Das ist meiner Meinung nach eine riesige Farce. Wie viele Menschen in Ihrem Umfeld leiden unter einer der vielen Erkrankungen, die sich mit einer ketogenen Ernährung nachweislich verbessern, wie Diabetes Typ 2, Fettleibigkeit, Epilepsie,

Herz-Kreislauf-Erkrankungen, metabolisches Syndrom, Reizdarmsyndrom oder
anderem? Verdienen sie es nicht, von einer völlig natürlichen Ernährungstherapie
zu erfahren, die wirksamer als Medikamente und andere Behandlungen sein könnte? Natürlich verdienen sie es! Und das hat mich dazu inspiriert, dieses Buch zu
schreiben: um ehrliche, praktische Informationen über die Ketose in Alltagssprache
zu liefern. Ich wollte Sie mit den Informationen, dem Wissen und der Erfahrung
versorgen, damit Sie die Ketose als gangbaren Weg für große Verbesserungen Ihrer
Gesundheit überzeugt verfolgen können.

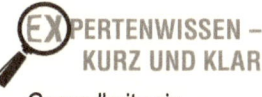 **EXPERTENWISSEN –** Die Menschen leben heute länger, sind aber kränker, was sie zu
KURZ UND KLAR Jahrzehnten schlechter Gesundheit verdammt, bevor sie schließlich
den Löffel abgeben. Und das nur, weil sie die Verbindung zu den Ketonkörpern verloren haben.
Fast jede chronische Krankheit, mit der Ärzte jeden Tag zu tun haben, wird durch eine Ernährung
mit viel Einfachzucker und verarbeiteten Nahrungsmitteln verursacht.

Dr. Bill Wilson

Jetzt liegt es an Ihnen. Ihre Freunde, Ihre Familie und selbst Ihr Arzt werden sich
vielleicht wundern, warum in aller Welt Sie auf diese Weise essen. Aber Sie sollten nun
selbstsicher genug sein, um ein lebendes, wandelndes Beispiel für die großartigen Dinge
zu werden, die geschehen können, wenn man es wagt, ketogenes Essen auszuprobieren.

EXPERTENWISSEN – Die Ketose bewirkt einen physiologischen Wechsel von einem zucker-
KURZ UND KLAR basierten Stoffwechsel zu einem fettsäure- und ketonbasierten Stoffwechsel. Die ernährungsbedingte Ketose unterdrückt Insulin und erzwingt einen ›Fett-angepass-
ten Zustand‹, der eine Vielzahl an gesundheitlichen Vorteilen zur Folge hat. Insbesondere in der
Kombination mit Krafttraining führt die ernährungsbedingte Ketose zu drastischen Veränderungen
der Körperzusammensetzung und zu Verbesserungen des Stoffwechselprofils insgesamt.

Dr. Dominic D'Agostino

Ihre Keto-Reise beginnt hier und jetzt.

EXPERTENWISSEN – Für die allgemeine Gesundheit mag die ernährungsbedingte Ketose
KURZ UND KLAR nicht erforderlich sein, aber sie kann sehr wohl ein Weg zu optimaler
Gesundheit sein.

Dr. Bill Lagakos

Quellenangaben

Wissenschaftliche Studien

Allgemein

Boling, C. L., E. C. Westman, W. S. Yancy Jr. (2008). »Carbohydrate-Restricted Diets for Obesity and Related Diseases: An Update«. *Current Atherosclerosis Reports*, 11.6, 462–469.

Cahill, G. F., Jr. (2006). »Fuel Metabolism in Starvation«. *Annual Review of Nutrition*, 26, 1–22.

Feinman, R. D., M. Makowske (2003). »Metabolic Syndrome and Low-Carbohydrate Ketogenic Diets in the Medical School Biochemistry Curriculum«. *Metabolic Syndrome and Related Disorders*, 1.3, 189–197.

Liu, Y. M. (2008). »Medium-Chain Triglyceride (MCT) Ketogenic Therapy«. *Epilepsia*, 49, Suppl. 8, 33–36.

Manninen, A. H. (2004). »Is a Calorie Really A Calorie? Metabolic Advantage of Low-Carbohydrate Diets«. *Journal of The International Society of Sports Nutrition*, 1.2, 21–26.

McClernon, F. J. et al. (2007). »The Effects of a Low-Carbohydrate Ketogenic Diet and a Low-Fat Diet on Mood, Hunger, and Other Self-Reported Symptoms«. *Obesity* (Silver Spring), 15.1, 182–187.

Paoli, A., A. Rubini, J. S. Volek, K. Al, Grimaldi (2013). »Beyond Weight Loss: A Review of the Therapeutic Uses of Very-Low-Carbohydrate (Ketogenic) Diets«. *European Journal of Clinical Nutrition*, 67, 789–796.

Veech, R. L. (2004). »The Therapeutic Implications of Ketone Bodies: The Effects of Ketone Bodies in Pathological Conditions: Ketosis, Ketogenic Diet, Redox States, Insulin Resistance, and Mitochondrial Metabolism«. *Prostaglandins, Leukotrienes and Essential Fatty Acids*, 70.3, 309–319.

Veech, R. L. et al. (2001). »Ketone Bodies, Potential Therapeutic Uses«. *IUBMB Life*, 51, 241–247.

Volek, J. S., C. E. Forsythe (2005). »The Case for Not Restricting Saturated Fat on a Low Carbohydrate Diet«. *Nutrition & Metabolism*, 2, 21.

Volek, J. S., C. E. Forsythe (2008). »Very-Low-Carbohydrate Diets«. In *Essentials of Sports Nutrition and Supplements*, herausgegeben von Jose Antonio, Douglas Kalman, Jeffrey R. Stout, Mike Greenwood, Darryn S. Willoughby und G. Gregory Haff, 581–604. Humana Press, Totowa/New Jersey.

Westman, E. C. (1999). »A Review of Very Low Carbohydrate Diets for Weight Loss«. *Journal of Clinical Outcomes Management*, 6.7, 36–40.

Westman, E. C. (2002). »Is Dietary Carbohydrate Essential for Human Nutrition?«. *American Journal of Clinical Nutrition*, 75.5, 951–953. Schlusswort 953–954.

Westman, E. C. et al. (2002). »Effect of 6-Month Adherence to a Very Low Carbo-hydrate Diet Program«. *American Journal of Medicine*, 113.1, 30–36.

Westman, E. C. et al. (2007). »Low-Carbohydrate Nutrition and Metabolism«. *American Journal of Clinical Nutrition*, 86, 276–284.

Westman, E. C., J. Mavropoulos, W. S. Yancy Jr., J. S. Volek (2003). »A Review of Low-carbohydrate Ketogenic Diets«. *Current Atherosclerosis Reports*, 5.6, 476–483.

Westman, E. C., W. S. Yancy Jr., M. C. Vernon (2005). »Is a Low-Carb, Low-Fat Diet Optimal?«. *Archives of Internal Medicine*, 165.9, 1071–1072.

Abnehmen / metabolisches Syndrom / Insulinresistenz

Al-Sarraj, T., H. Saadi, J. S. Volek, M.L. Fernandez (2010). »Carbohydrate Restric-tion Favorably Alters Lipoprotein Metabolism in Emirati Subjects Classified with the Metabolic Syndrome«. *Nutrition, Metabolism & Cardiovascular Disease*, 20, 720–726.

Al-Sarraj, T., H. Saadi, J. S. Volek, M. L. Fernandez (2010). »Metabolic Syndrome Prevalence, Dietary Intake, and Cardiovascular Risk Profile Among Overweight and Obese Adults 18-50 Years Old from the United Arab Emirates«. *Metabolic Syndrome and Related Disorders*, 8.1, 39–46.

Bailey, W. A., E. C. Westman, M. L. Marquart, J. R. Guyton (2010). »Low Glycemic Diet for Weight Loss in Hypertriglyceridemic Patients Attending a Lipid Clinic«. *Journal of Clinical Lipidology*, 4.6, 508–514.

Foster, G. D. et al. (2003). »A Randomized Trial of a Low-Carbohydrate Diet for Obesity«. *New England Journal of Medicine*, 348.21, 2082–2090.

LeCheminant, J. D. et al. (2007). »Comparison of a Low Carbohydrate and Low Fat Diet for Weight Maintenance in Overweight or Obese Adults Enrolled in a Clinical Weight Management Program«. *Nutritional Journal*, 6, 36.

Noakes, M., P. Foster, J. Keogh, P. Clifton (2004). »Very Low Carbohydrate Diets for Weight Loss And Cardiovascular Risk«. *Asia Pacific Journal of Clinical Nutrition*, 13. Suppl., S64.

Phelan, S. et al.(2007). »Three-Year Weight Change in Successful Weight Losers Who Lost Weight on a Low-Carbohydrate Diet«. *Obesity (Silver Spring)*, 15, 2470–2477.

Ruano, G. et al. (2006). »Physiogenomic Analysis of Weight Loss Induced by Dietary Carbohydrate Restriction«. *Nutrition & Metabolism*, 3, 20.

Shai, I. et al. (2008). »Weight Loss with a Low-Carbohydrate, Mediterranean, or Low-Fat Diet«. *New England Journal of Medicine*, 359, 229–241.

Sharman, M. J., J. S. Volek (2004). »Weight Loss Leads to Reductions in Inflammatory Biomarkers after a Very-Low Carbohydrate Diet and a Low-Fat Diet in Overweight Men«. *Clinical Science*, 107.4, 365–369.

Sumithran, P. et al. (2013). »Ketosis and Appetite-Mediating Nutrients and Hormones after Weight Loss«. *European Journal of Clinical Nutrition*, 67.7, 759–764.

Tay, J. et al. (2008). »Metabolic Effects of Weight Loss on a Very-Low-Carbohydrate Diet Compared with and Isocaloric High-Carbohydrate Diet in Abdominally Obese Subjects«. *Journal of the American College of Cardiology*, 51.1, 59–67.

Vernon, M. C. et al. (2004). »Clinical Experience of a Carbohydrate-Restricted Diet for the Metabolic Syndrome«. *Metabolic Syndrome and Related Disorders*, 2.3, 180–186.

Volek, J. S., E. C. Westman. (2002). »Very-Low-Carbohydrate Weight-Loss Diets Revisited«. *Cleveland Clinic Journal of Medicine*, 39.11, 849, 853, 856–884 passim.

Volek, J. S. et al. (2002). »Body Composition and Hormonal Responses to a Carbohydrate-Restricted Diet«. *Metabolism*, 51.7, 864–870.

Volek, J. S. et al. (2009). »Carbohydrate Restriction Has a More Favorable Impact on the Metabolic Syndrome than a Low Fat Diet«. *Lipids*, 44.4, 297–309.

Volek, J. S. et al. (2004). »Comparison of Energy-Restricted Very Low-Carbohydrate and Low-Fat Diets on Weight Loss and Body Composition in Overweight Men and Women«. *Nutrition & Metabolism*, 1.1, 13.

Volek, J. S., R. D. Feinman (2005). »Carbohydrate Restriction Improves the Features of Metabolic Syndrome. Metabolic Syndrome May Be Defined by the Response to Carbohydrate Restriction«. *Nutrition & Metabolism*, 2, 31.

Westman, E. C. (1999). »A Review of Very Low Carbohydrate Diets for Weight Loss«. *Journal of Clinical Outcomes Management,* 6.7, 36–40.

Westman, E. C. et al. (2002). »Effect of 6-month Adherence to a Very Low Carbohydrate Diet Program«. *American Journal of Medicine,* 113.1, 30–36.

Westman, E. C., W. S. Yancy Jr., M. D. Haub, J. S. Volek (2005). »Insulin Resistance from a Low Carbohydrate, High Fat Diet Perspective«. *Metabolic Syndrome and Related Disorders,* 3.1, 14–18.

Yancy, W. S., Jr. et al. (2009). »Effects of Two Weight-Loss Diets on Health-Related Quality of Life«. *Quality of Life Research,* 18.3, 281–289.

Yancy, W. S., Jr. et al. (2010). »A Randomized Trial of Low-Carbohydrate Diet vs Orlistat Plus a Low-Fat Diet for Weight Loss«. *Archives of Internal Medicine,* 170.2, 136–145.

Magen-Darm-Erkrankungen/RDS/GERD/ nichtalkoholische Fettleber

Austin, G. L. et al. (2006). »A Very Low Carbohydrate Diet Improves Gastroesophageal Reflux and its Symptoms«. *Digestive Diseases and Sciences,* 51.8, 1307–1312.

Austin, G. L. et al. (2009). »A Very-Low-Carbohydrate Diet Improves Symptoms and Quality of Life in Diarrhea-Predominant Irritable Bowel Syndrome«. *Clinical Gastroenterology and Hepatology,* 7.6, 706–708.

Tendler, D. et al. (2007). »The Effect of a Low-Carbohydrate, Ketogenic Diet on Nonalcoholic Fatty Liver Disease: A Pilot Study«. *Digestive Diseases and Sciences,* 55.2, 589–593.

Yancy, W. S., Jr., D., Provenzale, E. C. Westman (2001). »Improvement of Gastroesophageal Reflux Disease after Initiation of a Low-Carbohydrate Diet: Five Brief Case Reports«. *Alternative Therapies in Health and Medicine,* 7.6, 116–120.

Polyzystisches Ovarsyndrom (PCOS)

Mavropoulos, J., W. S. Yancy Jr., J. Hepburn, E. C. Westman (2005). »The Effects of a Low-Carbohydrate, Ketogenic Diet on the Polycystic Ovary Syndrome: A Pilot Study«. *Nutrition & Metabolism,* 2, 35.

Epilepsie

Barañano, K. W., A. L. Hartman (2008). »The Ketogenic Diet: Uses in Epilepsy and Other Neurologic Illnesses«. *Current Treatment Options in Neurology,* 10.6, 410–419.

Dressler, A. et al. (2010). »Type 1 Diabetes and Epilepsy: Efficacy and Safety of the Ketogenic Diet«. *Epilepsia,* 51.6, 1086–1089.

Greene, A. E., M. T. Todorova, T. N. Seyfried (2003). »Perspectives on the Metabolic Management of Epilepsy through Dietary Reduction of Glucose and Elevation of Ketone Bodies«. *Journal of Neurochemistry,* 86.3, 529–537.

Peterson, S. J. et al. (2005). »Changes in Growth and Seizure Reduction in Children on the Ketogenic Diet as a Treatment for Intractable Epilepsy«. *Journal of the American Diabetes Association,* 105.5, 718–725.

Diabetes

Accurso, A. et al. (2008*).* »Dietary Carbohydrate Restriction in Type 2 Diabetes Mellitus and Metabolic Syndrome: Time for a Critical Appraisal«. *Nutrition & Metabolism,* 5, 9.

Allen, F. M. (1914). »Studies Concerning Diabetes«. *Journal of the American Medical Association,* 63.11, 939–943.

Boden, G. et al. (2005). »Effect of a Low-Carbohydrate Diet on Appetite, Blood Glucose Levels, and Insulin Resistance in Obese Patients with Type 2 Diabetes«. *Annals of Internal Medicine,* 142.6, 403–411.

Brand-Miller, J., S. Hayne, P. Petocz, S. Colagiuri (2003). »Low-Glycemic Index Diets in the Management of Diabetes: A Meta-Analysis of Randomized Controlled Trials«. *Diabetes Care,* 26.8, 2261–2267.

Dashti, H. M. et al. (2007). »Beneficial Effects of Ketogenic Diet in Obese Diabetic Subjects«. *Molecular and Cellular Biochemistry,* 302.1, 249–256.

Feinman, R. D., J. S. Volek (2008). »Carbohydrate Restriction as the Default Treatment for Type 2 Diabetes and Metabolic Syndrome«. *Scandinavian Cardiovascular Journal,* 42.4, 256–263.

Feinman, R. D., J. S. Volek, E. Westman (2008). »Dietary Carbohydrate Restriction in the Treatment of Diabetes and Metabolic Syndrome«. *Clinical Nutrition Insight,* 34.12, 1–5.

Gannon, M. C., F. Q. Nuttall (2004). »Effect of a High-Protein, Low-Carbohydrate Diet on Blood Glucose Control in People with Type 2 Diabetes«. *Diabetes*, 53.9, 2375–2382.

Hussain, T. A. et al. (2012). »Effect of Low-Calorie Versus Low-Carbohydrate Ketogenic Diet in Type 2 Diabetes«. *Nutrition*, 28.10, 1016–1021.

Mobbs, C. V., J. Mastaitis, F. Isoda, M. Poplawski (2013). »Treatment of Diabetes and Diabetic Complications with a Ketogenic Diet«. *Journal of Child Neurology*, 28.8, 1009–1014.

Nielsen, J. V., E. Jönsson (2008). »Low-Carbohydrate Diet in Type 2 Diabetes: Stable Improvement of Bodyweight and Glycemic Control During 44 Months Follow-Up«. *Nutrition & Metabolism*, 5, 14.

Nielsen, J. V., E. Jönsson, A. Ivarsson (2005). »A Low Carbohydrate Diet in Type 1 Diabetes: Clinical Experience–A Brief Report«. *Upsala Journal of Medical Sciences*, 110.3, 267–273.

Nielsen, J. V., E. Jönsson, A. K. Nielsson (2005). »Lasting Improvement of Hyperglycaemia and Bodyweight: Low-Carbohydrate Diet in Type 2 Diabetes. A Brief Report«. *Upsala Journal of Medical Sciences*, 110.2, 179–183.

Nielsen, J. V., P. Westerlund, P. Bygren (2006). »A Low-Carbohydrate Diet May Prevent End-Stage Renal Failure in Type 2 Diabetes. A Case Report«. *Nutrition & Metabolism*, 3, 23.

Vernon, M. C. et al. (2008). »Clinical Experience of a Carbohydrate-Restricted Diet: Effect on Diabetes Mellitus«. *Metabolic Syndrome and Related Disorders*, 1.3, 233–238.

Westman, E. C. et al. (2008). »The Effect of a Low-Carbohydrate, Ketogenic Diet Versus a Low-Glycemic Index Diet on Glycemic Control in Type 2 Diabetes Mellitus«. *Nutrition & Metabolism*, 5, 36.

Westman, E. C., W. S. Yancy Jr., M. Humphreys (2006). »Dietary Treatment of Diabetes Mellitus in the Pre-Insulin Era (1914-1922)«. *Perspectives in Biology and Medicine*, 49.1, 77–83.

Yancy, W. S., Jr., M. C. Vernon, E. C. Westman (2003). »A Pilot Trial of a Low-Carbohydrate, Ketogenic Diet in Patients with Type 2 Diabetes«. *Metabolic Syndrome and Related Disorders*, 1.3, 239–243.

Yancy, W. S., Jr., M. Foy, M. C. Vernon, E. C. Westman (2005). »A Low-Carbohydrate Ketogenic Diet to Treat Type 2 Diabetes«. *Nutrition & Metabolism*, 2, 34.

Psychische Erkrankungen

Kraft, B. D., E. C. Westman (2009). »Schizophrenia, Gluten, and Low-Carbohydrate, Ketogenic Diets: A Case Report and Review of the Literature«. *Nutrition & Metabolism*, 6, 10.

McClernon, F. J. et al. (2007). »The Effects of a Low-Carbohydrate Ketogenic Diet and a Low-Fat Diet on Mood, Hunger, and Other Self-Reported Symptoms«. *Obesity (Silver Spring)*, 15.1, 182–187.

Pacheco, A., W. S. Easterling, M. W. Pryer (1965). »A Pilot Study of the Ketogenic Diet in Schizophrenia«. *American Journal of Psychiatry*, 212, 1110–1111.

Phelps, J. R., S. V. Siemers, R. S. El-Mallakh (2013). »The Ketogenic Diet for Type II Bipolar Disorder«. *Neurocase* 19.5, 423–426.

Yancy, W. S., Jr. et al. (2009). »Effects of Two Weight-Loss Diets on Health-Related Quality of Life«. *Quality of Life Research*, 18.3, 281–289.

Herz-Kreislauf-Erkrankungen/Cholesterin

Austin, M. A., J. E. Hokanson, K. L. Edwards (1998). »Hypertriglyceridemia as a Cardiovascular Risk Factor«. *American Journal of Cardiology*, 81.4A, 7B–12B.

Dashti, H. M. et al. (2003). »Ketogenic Diet Modifies the Risk Factors of Heart Disease in Obese Patients«. *Nutrition*, 19.10, 901–902.

Dashti, H. M. et al. (2006). »Long Term Effects of Ketogenic Diet in Obese Subjects with High Cholesterol Level«. *Molecular and Cellular Biochemistry*, 286.1-2, 1–9.

deOgburn, R. et al. (2012). »Effects of Increased Dietary Cholesterol with Carbohydrate Restriction on Hepatic Lipid Metabolism in Guinea Pigs«. *Comparative Medicine*, 62.2, 109–115.

Feinman, R. D., J. S. Volek (2006). »Low Carbohydrate Diets Improve Atherogenic Dyslipidemia Even in the Absence of Weight Loss«. *Nutrition & Metabolism*, 3, 24.

Hickey, J. T. et al. (2003). »Clinical Use of a Carbohydrate-Restricted Diet to Treat the Dyslipidemia of the Metabolic Syndrome«. *Metabolic Syndrome and Related Disorders*, 1.3, 227–232.

Karam, J., F. Nessim, S. McFarlane, R. Feinman (2008). »Carbohydrate Restriction and Cardiovascular Risk«. *Current Cardiovascular Risk Reports*, 2.2, 88–94.

LeCheminant, J. D. et al. (2010). »Comparison of a Reduced Carbohydrate and Reduced Fat Diet for LDL, HDL, and VLDL Subclasses during 9 Months of Weight Maintenance Subsequent to Weight Loss«. *Lipids in Health and Disease*, 9, 54.

Lofgren, I. et al. (2005). »Weight Loss Associated with Reduced Intake of Carbohydrate Reduces the Atherogenicity of LDL in Premenopausal Women«. *Metabolism*, 54.9, 1133–1141.

Mutungi, G. et al. (2007). »Carbohydrate Restriction and Dietary Cholesterol Modulate the Expression of HMG-CoA Reductase and the LDL Receptor in Mononuclear Cells from Adult Men«. *Lipids in Health and Disease*, 6, 34.

Noakes, M. et al. (2006). »Comparison of Isocaloric Very Low Carbohydrate/High Saturated Fat and High Carbohydrate/Low Saturated Fat Diets on Body Composition and Cardiovascular Risk«. *Nutrition & Metabolism*, 3, 7.

Nordmann, A. J. et al. (2006). »Effects of Low-Carbohydrate Vs Low-Fat Diets on Weight Loss and Cardiovascular Risk Factors«. *Archives of Internal Medicine*, 166.3, 285–293.

Samaha, F. F., G. D. Foster, A. P. Makris (2007). »Low-Carbohydrate Diets, Obesity and Metabolic Risk Factors for Cardiovascular Disease«. *Current Atherosclerosis Reports*, 9.6, 441–447.

Sharman, M. J., A. L. Gomez, W. J. Kraemer, J. S. Volek (2004). »Very Low-Carbohydrate and Low-Fat Diets Affect Fasting Lipids and Postprandial Lipemia Differently in Overweight Men«. *Journal of Nutrition*, 134.4, 880–885.

Sharman, M. J. et al. (2002). »A Ketogenic Diet Favorably Affects Serum Biomarkers for Cardiovascular Disease in Normal-Weight Men«. *Journal of Nutrition*, 132.7, 1879–1885.

Sharman, M. J. et al. (2008). »Replacing Dietary Carbohydrate with Protein and Fat Decreases the Concentration of Small LDL and the Inflammatory Response Induced by Atherogenic Diets in the Guinea Pig«. *Journal of Nutritional Biochemistry*, 19.11, 732–738.

Siri-Tarino, P. W., Q. Sun, F. B. Hu, R. M. Krauss (2010). »Meta-Analysis of Prospective Cohort Studies Evaluating the Association of Saturated Fat with Cardiovascular Disease«. *American Journal of Clinical Nutrition*, 91.3, 535–546.

Torres-Gonzalez, M. et al. (2008). »Carbohydrate Restriction and Dietary Cholesterol Distinctly Affect Plasma Lipids and Lipoprotein Subfractions in Adult Guinea Pigs«. *Journal of Nutritional Biochemistry*, 19.12, 856–863.

Volek, J. S. et al. (2004). »Comparison of a Very Low-Carbohydrate and Low-Fat Diet on Fasting Lipids, LDL Subclasses, Insulin Resistance, and Postprandial Lipemic Responses in Overweight Women«. *Journal of the American College of Nutrition*, 23.2, 177–184.

Volek, J. S. et al. (2006). »A Hypocaloric Very Low Carbohydrate Ketogenic Diet Results in a Greater Reduction in the Percent and Absolute Amount of Plasma Triglyceride Saturated Fatty Acids Compared to a Low Fat Diet«. Fachvortrag beim Annual

Scientific Meeting der North American Association for the Study of Obesity, Boston/ Massachusetts, 20.–24. Oktober 2006.

Volek, J. S. et al. (2003). »An Isoenergetic Very Low-Carbohydrate Diet Is Associated with Improved Serum High-Density Lipoprotein Cholesterol (HDL-C), Total Cholesterol to HDL-C Ratio, Triacylglycerols, and Postprandial Lipemic Responses Compared to a Low-Fat Diet in Normal Weight, Normolipidemic Women«. *Journal of Nutrition*, 133.9, 2756–2761.

Volek, J. S., M. J. Sharman, C. E. Forsythe (2005). »Modification of Lipoproteins by Very Low-Carbohydrate Diets«. *Journal of Nutrition*, 135.6, 1339–1342.

Volek, J. S., M. L. Fernandez, R. D. Feinman, S. D. Phinney (2008). »Dietary Carbohydrate Restriction Induces a Unique Metabolic State Positively Affecting Atherogenic Dyslipidemia, Fatty Acid Partitioning, and Metabolic Syndrome«. *Progress in Lipid Research*, 47.5, 307–318.

Westman, E. C. et al. (2006). »Effect of a Low-Carbohydrate, Ketogenic Diet Program Compared to a Low-Fat Diet on Fasting Lipoprotein Subclasses«. *International Journal of Cardiology*, 110.2, 212–216.

Westman, E. C., J. S. Volek (2004). »Postprandial Triglycerides in Response to High Fat: Role of Dietary Carbohydrate«. *European Journal of Clinical Investigation*, 34.1, 74. Schlusswort 75.

Westman, E. C., J. S. Volek, R. D. Feinman (2006). »Carbohydrate Restriction Is Effective in Improving Atherogenic Dyslipidemia Even in the Absence of Weight Loss«. *American Journal of Clinical Nutrition*, 84.6, 1549; Schlusswort 1550.

Wood, R. J. et al. (2006). »Carbohydrate Restriction Alters Lipoprotein Metabolism by Modifying VLDL, LDL, and HDL Subfraction Distribution and Size in Overweight Men«. *Journal of Nutrition*, 136.2, 384–389.

Wood, R. J. et al. (2006). »Effects of a Carbohydrate-Restricted Diet on Emerging Plasma Markers for Cardiovascular Disease«. *Nutrition & Metabolism*, 3.1, 19.

Yancy, W. S., Jr. et al. (2004). »A Low-Carbohydrate, Ketogenic Diet Versus a Low-Fat Diet to Treat Obesity and Hyperlipidemia: A Randomized, Controlled Trial«. *Annals of Internal Medicine*, 140.10, 769–777.

Krebs

Fine, E. J. et al. (2012). »Targeting Insulin Inhibition as a Metabolic Therapy in Advanced Cancer: A Pilot Safety and Feasibility Dietary Trial in 10 Patients«. *Nutrition*, 28.10, 1028–1035.

Mavropoulos, J. C. et al. (2009). »The Effects of Varying Dietary Carbohydrate and Fat Content on Survival in a Murine LNCaP Prostate Cancer Xenograft Model«. *Cancer Prevention Research,* 2, 557–565.

Schmidt, M. et al. (2011). »Effects of a Ketogenic Diet on the Quality of Life in 16 Patients with Advanced Cancer: A Pilot Trial«. *Nutrition & Metabolism,* 8.1, 54.

Seyfried, T. N. et al. (2011). »Metabolic Management of Brain Cancer«. *Biochimica et Biophysica Acta (BBA)–Bioenergetics,* 1807.6, 577–594.

Simone, B. A. et al. (2013). »Selectively Starving Cancer Cells through Dietary Manipulation: Methods and Clinical Implications«. *Future Oncology,* 9.7, 959–976.

Zhou, W. et al. (2007). »The Calorically Restricted Ketogenic Diet, an Effective Alternative Therapy for Malignant Brain Cancer«. *Nutrition & Metabolism,* 4, 5.

Nierenerkrankungen

Poplawski, M. M. et al. (2011). »Reversal of Diabetic Nephropathy by a Ketogenic Diet«. *PLOS ONE,* 6.4, e18604.

Anti-Aging

Rosedale, R., E. C. Westman, P. Konhilas (2009). »Clinical Experience of a Diet Designed to Reduce Aging«. *Journal of Applied Research,* 9, 159–165.

Hirnleistungsstörungen/Alzheimer/Parkinson/ALS

Gasior, M., M. A. Rogawski, A. L. Hartman (2006). »Neuroprotective and Disease-Modifying Effects of the Ketogenic Diet«. *Behavioural Pharmacology,* 17.5–6, 431–439.

Henderson, S. T. (2008). »Ketone Bodies as a Therapeutic for Alzheimer's Disease«. *Neurotherapeutics,* 5.3, 470–480.

Henderson, S. T. et al. (2009). »Study of the Ketogenic Agent AC-1202 in Mild to Moderate Alzheimer's Disease: A Randomized, Double-Blind, Placebo-Controlled, Multicenter Trial«. *Nutrition & Metabolism,* 6, 31.

Husain, A. M. et al. (2004). »Diet Therapy for Narcolepsy«. *Neurology,* 62, 2300–2302.

Maalouf, M., J. M. Rho, M. P. Mattson (2009). »The Neuroprotective Properties of Calorie Restriction, the Ketogenic Diet, and Ketone Bodies«. *Brain Research Reviews,* 59.2, 293–315.

Stafstrom, C. E., J. M. Rho (2012). »The Ketogenic Diet as a Treatment Paradigm for Diverse Neurological Disorders«. *Frontiers in Pharmacology*, 3, 59.

VanItallie, T. B. et al. (2005). »Treatment of Parkinson's Disease with Diet-Induced Hyperketonemia: A Feasibility Study«. *Neurology*, 64, 728–730.

Yang, X., B. Cheng (2010). »Neuroprotective and Anti-inflammatory Activities of Ketogenic Diet on MPTP-induced Neurotoxicity«. *Journal of Molecular Neuroscience*, 42.2, 145–153.

Zhao, Z. et al. (2006). »A Ketogenic Diet as a Potential Novel Therapeutic Intervention in Amyotrophic Lateral Sclerosis«. *BMC Neuroscience*, 7, 29.

Autismus

Evangeliou, A. et al. (2003). »Application of a Ketogenic Diet in Children with Autistic Behaviour: Pilot Study«. *Journal of Child Neurology*, 18.2, 113–118.

Akne

Paoli, A. et al. (2012). »Nutrition and Acne: Therapeutic Potential of Ketogenic Diets«. *Skin Pharmacology and Physiology*, 25.3, 111–117.

Sportliche Leistungsfähigkeit

Paoli, A. et al. (2012). »Ketogenic Diet Does Not Affect Strength Performance in Elite Artistic Gymnasts«. *Journal of the International Society of Sports Nutrition*, 9, 34.

Phinney, S. D. (2004). »Ketogenic Diets and Physical Performance«. *Nutrition & Metabolism*, 1.1, 2.

Phinney, S. D. et al. (1983). »The Human Metabolic Response to Chronic Ketosis without Caloric Restriction: Preservation of Submaximal Exercise Capability with Reduced Carbohydrate Oxidation«. *Metabolism*, 32.8, 769–776.

Andere empfehlenswerte Quellen

Bücher

Atkins, Dr. Robert C. (1972). *Dr. Atkins' Diet Revolution*. Bantam, New York; dt. Titel: *Diät-Revolution*. Fischer, 1978.

Atkins, Dr. Robert C. (2002). *Dr. Atkins' New Diet Revolution*. Harper, New York; dt. Titel: *Die neue Atkins-Diät*. Goldmann Verlag, 2004.

Briffa, Dr. John (2011). *Waist Disposal: The Ultimate Fat-Loss Manual for Men*. Hay House, New York.

Cantin, Elaine *(2012). The Cantin Ketogenic Diet: For Cancer, Type 1 Diabetes & Other Ailments.* Elaine Cantin, Williston/Vermont.

Carlson, Dr. James (2007). *Genocide: How Your Doctor's Dietary Ignorance Will Kill You*. James Carlson.

Carpender, Dana (2014). *200 Low-Carb, High-Fat Recipes: Easy Recipes to Jumpstart Your Low-Carb Weight Loss*. Fair Winds Press, Minneapolis/Minnesota.

Carpender, Dana, Amy Dungan, Rebecca Latham (2013). *Fat Fast Cookbook: 50 Easy Recipes to Jump Start Your Low Carb Weight*. CarbSmart Press, Las Vegas/Nevada.

Davis, Ellen (2014). *Fight Cancer with a Ketogenic Diet: A New Method for Fighting Cancer*, 2. Ausgabe. E-Book.

Emmerich, Maria (2013). *Keto-Adapted: Your Guide to Accelerated Weight Loss and Healthy Healing*. Maria und Craig Emmerich, Kindle Edition.

Groves, Dr. Barry (2007). *Natural Health & Weight Loss*. Hammersmith Press, London.

Kiefer, John (2005). *The Carb Nite Solution: The Physicist's Guide to Power Dieting*. Kiefer Productions.

Kossoff, Dr. Eric H., Dr. John M. Freeman, Zahava Turner und Dr. James E. Rubenstein (2011). *Ketogenic Diets: Treatments for Epilepsy and Other Disorders*. 5. Ausgabe, Demos Health, New York.

McCleary, Dr. Larry (2007). *The Brain Trust Program: A Scientifically Based Three-Part Plan to Improve Memory, Elevate Mood, Enhance Attention, Alleviate Migraine and Menopausal Symptoms, and Boost Mental Energy*. Penguin, New York.

McDonald, Lyle (1998). *The Ketogenic Diet: A Complete Guide for the Dieter and Practitioner*. Lyle McDonald.

Moore, Jimmy und Dr. Eric Westman (2013). *Cholesterol Clarity: What the HDL Is Wrong with My Numbers?* Victory Belt Publishing, Las Vegas/Nevada.

Newport, Dr. Mary (2011). *Alzheimer's Disease: What If There Was a Cure?: The Story of Ketones.* Basic Health Publications, Laguna Beach/Kalifornien; dt.Titel: *Alzheimer vorbeugen und behandeln.* VAK-Verlag, 2014.

Ottoboni, Dr. Fred und Dr. Alice Ottoboni (2013). *The Modern Nutritional Diseases: and How to Prevent Them.* 2. Ausgabe, Vincente Books, Femly/Nevada.

Perlmutter, Dr. David (2013). *Grain Brain: The Surprising Truth About Wheat, Carbs and Sugar – Your Brain's Silent Killers.* Little, Brown, New York dt. Titel: *Dumm wie Brot: Wie Weizen schleichend Ihr Gehirn zerstört.* Mosaik, 2014.

Phinney, Dr. Stephen und Dr. Jeff Volek (2011). *The Art and Science of Low Carbohydrate Living.* Beyond Obesity.

Phinney, Dr. Stephen und Dr. Jeff Volek (2012). *The Art and Science of Low Carbohydrate Performance.* Beyond Obesity.

Seyfried, Dr. Thomas (2012). *Cancer as a Metabolic Disease: On the Origin, Management, and Prevention of Cancer.* John Wiley & Sons, Hoboken/New Jersey.

Skaldeman, Sten Sture (2013). *The Low Carb High Fat Cookbook: 100 Recipes to Lose Weight and Feel Great.* Skyhorse Publishing, New York.

Snyder, Dr. Deborah (2006). *Keto Kid: Helping Your Child Succeed on the Ketogenic Diet.* Demos Medical Publishing, New York.

Taubes, Gary (2007). *Good Calories, Bad Calories: Challenging the Conventional Wisdom on Diet, Weight Control, and Disease.* Anchor Books, New York.

Taubes, Gary (2011). *Why We Get Fat: And What to Do About It.* Anchor Books, New York.

Teicholz, Nina (2014). *The Big Fat Surprise: Why Butter, Meat, and Cheese Belong to a Healthy Diet.* Simon & Schuster, New York.

Volek, Dr. Jeff und Adam Campbell (2008). *Men's Health TNT Diet: The Explosive New Plan to Blast Fat, Build Muscle, and Get Healthy in 12 Weeks.* Rodale, New York.

Wahls, Dr. Terry und Eve Adamson (2014). *The Wahls Protocol: How I Beat Progressive MS Using Paleo Principles and Functional Medicine.* Penguin, New York; dt. Titel: *Multiple Sklerose erfolgreich behandeln – mit dem Paläo-Programm.* VAK-Verlag, 2015.

Westman, Dr. Eric (2013). *A Low Carbohydrate, Ketogenic Diet Manual: No Sugar, No Starch Diet.* Dr. Eric Westman.

Westman, Dr. Eric, Dr. Stephen D. Phinney und Dr. Jeff S. Volek (2010). *The New Atkins for a New You*. Fireside, New York; dt. Titel: *Die aktuelle Atkins-Diät*. Goldmann Verlag, 2011.

Keto-Blogs und -Internetseiten

Everything About Keto, Reddit: www.reddit.com/r/keto

Ketogenic Diet Resource: www.ketogenic-diet-resource.com

Die Charlie Foundation für ketogene Therapien: www.charliefoundation.org

The Ketogenic Diet for Health: www.ketotic.org

KetoNutrition: ketonutrition.org

Ketopia: ketopia.com

KetoCook: ketocook.com

Ketastic: ketastic.com

RunKeto: www.runketo.com

Eat Keto: eatketo.com

Kickin' Into Keto: www.ketoblog.net

CavemanKeto: cavemanketo.com

KetoDiet: Real Food & Healthy Living: ketodietapp.com/Blog

Dr. Dave Unleashed: drdaveunleashed.wordpress.com

Matthew's Friends: www.matthewsfriends.org

Dietary Therapies, LLC: Ketogene Ernährung gegen Krebs: dietarytherapies.com

Fat for Fuel, My Ketogenic Diet Experiment While Endurance Training: www.sftrails.com/2013/08/fat-for-fuel-my-ketogenic-diet.html

The Ketogenic Diet: www.theketogenicdiet.org

The Eating Academy: eatingacademy.com

A Game of Keto: jennynotketo.tumblr.com

WickedStuffed: Whole Food Recipes in 10 Carbs or Less: www.wickedstuffed.com

Defying Age with Food: defyingagewithfood.com

Diet Doctor: www.dietdoctor.com

Second Opinions: www.second-opinions.co.uk

Eat Low Carb High Fat: www.eatlowcarbhighfat.com

Filme und Dokumentationen über ketogene Ernährungsformen

Carb-Loaded: A Culture Dying to Eat (2014). Produziert von Lathe Poland und Eric Carlsen.
http://carbloaded.com

Cereal Killers (2013). Regie: Yolanda Barker. www.cerealkillersmovie.com

Fat Head (2009). Regie: Tom Naughton. www.fathead-movie.com

Solange es noch Hoffnung gibt (1997). Regie: Jim Abrahams. Walt Disney Home Video (2002).
www.amazon.com/First-Do-No-Harm/dp/B000068MBW

My Big Fat Diet (2008). Regie: Mary Bissell. mybigfatdiet.net

Keto-Rechner

The Low Carb Flexi Diet: www.flexibleketogenic.com

Keto-Rechner: keto-calculator.ankerl.com

Umrechnungstabellen

Cholesterin-Umrechnung: www.onlineconversion.com/cholesterol.htm

Blutzucker-Umrechung: www.onlineconversion.com/blood_sugar.htm

Ketogene Ernährung – Forscher und Berater

Carl E. Stafstrom, MD, PhD, Forscher an der University of Wisconsin-Madison

Colin Champ, MD, Forscher am Cancer Institute der University of Pittsburgh

David Perlmutter, MD, weltbekannter Neurologe und Autor

Dominic D'Agostino, PhD, Forscher an der University of South Florida

Emma Williams, CEO/Gründerin von Matthew's Friends

Eric Westman, MD, Forscher an der Duke University

Erik Kossoff, MD, Adam Hartman, MD, Eileen Vining, MD, John Freeman, MD (im Ruhestand), Forscher am Johns Hopkins Epilepsy Center

Eugene Fine, MD, Forscher am Albert Einstein College of Medicine

Henri Brunengraber, MD, PhD, Forscher an der Case Western Reserve University

Jeff S. Volek, PhD, Forscher an der University of Connecticut

Jim Abrahams, Geschäftsführer der Charlie Foundation

Jong Rho, MD, Forscher am Barrow Neurological Institute

Kieran Clarke, PhD, Forscher an der Oxford University

Larry McCleary, MD, ehemaliger Kinderneurochirurg am Denver Children's Hospital

Miriam Kalamian, geprüfte Spezialistin für ketogene Ernährung

Peter Attia, MD, Arzt, Blogger und Forscher

Richard Feinman, PhD, Professor und Forscher an der SUNY Downstate (New York)

Richard L. Veech, MD, Forscher bei National Institutes of Health

Sami Hashim, MD, Forscher am St. Luke's–Roosevelt Hospital

Samuel Henderson, PhD, Geschäftsführer Bereich Forschung bei Accera (medizinische Nahrung)

Stephen Cunnane, PhD, Forscher an der Université de Sherbrooke

Stephen D. Phinney, MD, Arzt und Forscher

Terry Maratos-Flier, Forscherin am Beth Israel Deaconnes Medical Center

Theodore VanItallie, MD, Forscher am St. Luke's–Roosevelt Hospital

Thomas Seyfried, PhD, Forscher am Boston College

Timothy Noakes, MD, Forscher an der University of Cape Town

Ulrike Kämmerer, Forscherin an der Universität Würzburg

William Davis, MD, weltbekannter Kardiologe und Autor

Glossar

Acetoacetat: der Hauptketonkörper im Urin

Aceton: der Hauptketonkörper in der Atemluft

amerikanische Standardernährung: die typische Ernährung der Amerikaner heutzutage, bestehend aus etwa 50 Prozent Kohlenhydraten, 15 Prozent Eiweiß und 35 Prozent Fett. In Deutschland setzt sich die verzehrte Nahrung durchschnittlich aus 41 bis 42 Prozent Kohlenhydrate, zwischen 35 und 40 Prozent Fett und 24 bis 18 Prozent Eiweiß zusammen.

Antioxidantien: helfen dabei, gesunde Zellen vor der Schädigung durch freie Radikale zu schützen, und kommen überwiegend in den Vitaminen C und E und Carotinoiden vor, darunter Beta-Carotin, Lycopin und Lutein

ATP (Adenosintriphosphat): die molekulare, von Zellen verwendete Energieform

Autoimmunität: eine atypische Immunantwort, bei der der Körper seine eigenen Zellen und Gewebe angreift. Dies führt zu Autoimmunerkrankungen wie Zöliakie, Diabetes Typ 1, Hashimoto-Thyreoiditis, Morbus Basedow und anderen.

Beta-Hydroxybutyrat (β-Hydroxybutyrat): der Hauptketonkörper im Blut

Cortisol: ein als Antwort auf Stress abgegebenes Hormon, das unter anderem den Blutzuckerspiegel erhöht und das Immunsystem unterdrückt

C-reaktives Protein (hsCRP): ein Test, der geringe Mengen an C-reaktivem Protein (einem Entzündungsmarker) im Blut feststellen kann

Diabetes Typ 1: die Autoimmunzerstörung der insulinproduzierenden Beta-Zellen in der Bauchspeicheldrüse, die zu einem Anstieg des Blutzuckerspiegels führt

Diabetes Typ 2: die häufigste Form der Diabetes, bei der aufgrund einer schweren Insulinresistenz ein hoher Blutzuckerspiegel mit einer verringerten Insulinwirkung auftritt. Sie kann normalerweise gut durch das Verzehren einer kohlenhydratarmen, fettreichen Ernährung mit mäßig Eiweiß behandelt werden.

Diabetes Typ 3: eine andere, von Forschern verwendete Bezeichnung für die Alzheimer-Krankheit. Bei Menschen mit Alzheimer reagiert das Gehirn nicht angemessen auf Insulin.

Dyslipidämie: anormale Mengen an Cholesterin oder Fett im Blut

einfach ungesättigtes Fett: Fette mit einer Doppelbindung an ihrer Kohlenstoffkette, häufig als »MUFA« (Monounsaturated Fatty Acids) bezeichnet. Als eines der gesunden Fette (neben gesättigtem Fett) befindet es sich in Nahrungsmitteln wie Avocados, Olivenöl, rotem Fleisch und Vollfett-Milchprodukten.

Epigenetik: Veränderungen in der Genfunktion, die keine Veränderungen in der DNA-Sequenz beinhalten. Änderungen des Lebensstils können beispielsweise trotz genetischer Tendenzen für Ihre Gesundheit eine Rolle spielen.

Fettsäuren: wichtige Treibstoffquellen für den Körper, die für große Produktionsmengen an ATP sorgen, was der Körper und das Gehirn anstelle von Glucose nutzen kann

gesättigtes Fett: Fettsäuren, die keine Doppelbindungen in ihrer Kohlenstoffkette haben; das bevorzugte Fett, wenn man in die Ketose kommen möchte

Gluconeogenese: die Produktion von Glucose durch Eiweiß in der Ernährung. Sie findet überwiegend in der Leber statt.

Glucose: eine der Hauptenergiequellen, wenn der Körper ein Zuckerverbrenner ist

Glykogen: wird in den Leberzellen produziert und überwiegend in den Muskeln gespeichert. Es ist ein Sicherungsenergiespeicher, der einfach in Glucose umgewandelt werden kann.

Glykolyse: das Verbrennen von Glucose innerhalb der Zellen

HDL-Cholesterin: High-Density Lipoprotein – ein Blutpartikel, das Cholesterin von den Arterien in die Leber transportiert

Hyperglykämie: hoher Blutzuckerspiegel, der durch den Verzehr von zu viel Kohlenhydraten oder einem Mangel an ausreichend Insulin entsteht

Hypoglykämie: ein Zustand zu niedrigen Blutzuckers, der zu Symptomen wie Zittrigkeit, Schwindel und Veränderungen in Stimmung und Verhalten führt

Hypothyreose: ein Zustand, bei dem die Schilddrüse nicht ausreichend Schilddrüsenhormon produziert

Insulinresistenz: ein Zustand, bei dem der Körper Insulin produziert, es aber nicht sehr effizient nutzt

Insulinsensitivität: die Fähigkeit des Körpers, Insulin so zu verwenden, wie es vorgesehen ist

Keto-Adaption: eine Veränderung im Stoffwechsel, bei der der Körper Fett und Ketonkörper anstelle von Glucose als Treibstoff verwendet. Dieser Prozess kann bei Beginn einer kohlenhydratarmen, fettreichen Ernährung mit mäßig Eiweiß je nach Person einige Tage bis zu mehreren Wochen dauern.

Ketoazidose: ein sehr ernster, lebensbedrohlicher medizinischer Zustand, der überwiegend bei Typ-1-Diabetikern und einigen Typ-2-Diabetikern auftritt, die ihre Beta-Zellfunktion verloren haben. Hierbei treten im Körper gleichzeitig ein hoher Blutzuckerspiegel und sehr hohe Blutketonwerte auf. Wird häufig mit der Ketose verwechselt, ist aber nicht dasselbe.

ketogene Ernährung: eine kohlenhydratarme, fettreiche Ernährung mit mäßig Eiweiß, bei der Ketonkörper als alternativer Treibstoff zum Antrieb des Körpers produziert werden; wird therapeutisch für verschiedene Erkrankungen angewendet

Ketogenese: die Bildung von Ketonkörpern aus Fett und Eiweiß in der Leber

Ketonkörper: die beim Wechsel des Körpers zur Verbrennung von Fett als Treibstoff entstehenden Energienebenprodukte. Sie werden typischerweise durch den Verzehr einer kohlenhydratarmen, fettreichen Ernährung mit mäßig Eiweiß produziert.

Ketose: der Zustand, in dem der Körper im Rahmen einer kohlenhydratarmen, fettreichen Ernährung mit mäßig Eiweiß Fett als Treibstoff verbrennt

LDL-Cholesterin: Low-Density Lipoprotein – ein von der Leber produziertes Partikel, das Cholesterin und fettlösliche Vitamine von der Leber in die Zellen transportiert; bezieht sich auch auf die in den Low-Density-Lipoprotein-Partikeln vorhandene Menge an Cholesterin im Blut

Leptin: ein von Fettzellen hergestelltes Hormon, das steuert, wie viel Fett im Körper gespeichert wird. Wegen seiner Rolle bei der Kontrolle der Hungersignale wird es gemeinhin als das »Sättigungshormon« bezeichnet.

Lipogenese: die Erzeugung von Fett im Körper. Sie geschieht in der Leber, in den Muskeln und in den Fettzellen.

Lipolyse: die Aufspaltung von Fett, die auch zur Bildung von Ketonkörpern führt

Lipoprotein: Molekül im Blut, das Cholesterin, Triglyceride und fettlösliche Substanzen durch den Körper transportiert

Makronährstoff: einer der drei Hauptnahrungsbestandteile, die der menschliche Körper zur angemessenen Funktion benötigt: Kohlenhydrate, Eiweiße und Fette

mehrfach ungesättigtes Fett: Fette mit mehr als einer Doppelbindung an ihren Kohlenstoffketten, häufig als »PUFA« (Polyunsaturated Fatty Acids) bezeichnet. Sie sind chemisch instabil und anfällig für Oxidation, was zur Produktion von freien Radikalen und Entzündungen im Körper führen kann. Sie befinden sich überwiegend in pflanzlichen Ölen wie Rapsöl, Maisöl und Sojaöl.

Metaanalyse: eine Analyse, bei der die Ergebnisse vieler wissenschaftlicher Studien zusammengefasst werden, um nach Mustern in den Daten zu sehen und neue

Beziehungen zu untersuchen, die für weitere Studien wissenschaftlich relevant sein könnten

metabolisches Syndrom: eine Gruppe von Faktoren, einschließlich Bluthochdruck, hohem Blutzucker, erhöhtem Körperfettgehalt am Bauch und hohen Cholesterinwerten, die alle zusammen Ihr Risiko für Herzerkrankungen, Schlaganfall und Diabetes vorhersagen können

Mikronährstoff: jeder Nährstoff, der vom menschlichen Körper in geeigneten minimalen Mengen zur optimalen physischen Funktion verwendet wird

Mitochondrien: sie sind als die Kraftwerke der Zellen bekannt und erzeugen ATP für Energie. Ist dieser Prozess beeinträchtigt, hat dies verschiedene Erkrankungen zur Folge, am häufigsten neurologische Erkrankungen.

mittelkettige Triglyceride: auch als MCT bezeichnet, helfen bei der Fettoxidation und erhöhen vorübergehend die Ketonkörperproduktion

Myopathie: eine Muskelerkrankung, bei der die Muskelfasern nicht richtig funktionieren, was zu Muskelschwäche führt

Nebennierenschwäche: eine Ansammlung von Anzeichen und Symptomen, die auftreten, wenn die Funktion der Nebennieren unterhalb des notwendigen Niveaus liegt und die zu erhöhtem Stress, Erschöpfung und Depression führen. Menschen mit Nebennierenschwäche neigen zum Konsum von koffeinhaltigen Getränken und Produkten, um zu funktionieren.

Triglyceride: die Hauptart des gespeicherten Fetts. Das Aufspalten von Triglyceriden in der Leber führt zur Erzeugung von Ketonkörpern.

VO2max: die maximale Sauerstoffmenge in Millilitern, die eine Person in einer Minute pro Kilogramm Körpergewicht aufnimmt

Zytokine: Moleküle, die bei der Kommunikation zwischen den Zellen bei den Immunreaktionen des Körpers eine Rolle spielen und dabei helfen, durch Entzündungen, Infektionen und Traumata geschädigte Zellen zu reparieren

Dank

Jimmy Moore: Mein zweites Buch etwa ein Jahr nach dem ersten zu schreiben, beschert mir ein Déjà-vu. Aber dieses Mal lief der Prozess dank der Erfahrungen, die ich beim Schreiben von *Cholesterol Clarity* im Jahr 2013 gesammelt hatte, sehr viel glatter ab. Es wäre nachlässig von mir, wenn ich nicht meinen tiefsten Dank denen gegenüber ausdrücken würde, die mir dabei halfen, dieses Buch Wirklichkeit werden zu lassen.

Dank an meine Frau Christine, die jeden Tag zu mir hält, mich auf jedem Schritt des Weges ermutigt und liebevoll unterstützt: Ich kann mir nicht vorstellen, ohne dich durch das Leben zu gehen. Also, ohne dich und Edelbitterschokolade.

Dank an meinen brillanten Mitautor Dr. Eric Westman, der seine Zeit so großzügig mit mir teilte und seine in der Forschung und im klinischen Bereich mit Patienten gesammelten unglaublichen Erfahrungen mit ketogenen Ernährungsweisen weitergab: »Dankeschön« scheint einfach nicht ausreichend zu sein. Ich weiß, dass du vermutlich genug davon hattest, dass ich dir monatelang jeden Tag Dutzende E-Mails schickte und dich anrief; aber ich denke, dass das Endprodukt etwas Besonderes ist, und hoffe, dass du darauf so stolz bist wie ich. Für die Keto-Botschaft ist es eine spannende Zeit, und ich freue mich auf eine weitere Zusammenarbeit mit dir bei zukünftigen Büchern und Projekten, um die Botschaft noch weiter zu verbreiten.

An die Ketose-Experten der »Expertenwissen – kurz & klar«-Rubriken: Ihr habt dem Inhalt noch mehr Tiefe gegeben, und ich schätze eure Beiträge zu diesem Buch ungemein.

An mein Verlagsteam Erich, Michele, Erin, Holly und alle, die bei Victory Belt hinter den Kulissen gearbeitet haben: vielen Dank für die Ehre, dass ich dieses Buch schreiben durfte. Es werden sich Leben zum Besseren verändern, weil Menschen dieses Buch lesen und ihre Gesundheit verbessern. Ich freue mich darauf, in Zukunft noch mehr Bücher für euch zu schreiben.

Dr. Eric Westman: Ich bin dankbar für die Fortbildung durch meine formellen laufenden Treffen (der American Society of Bariatric Physicians, die Nutrition and Metabolism Society) und dem Training »an vorderster Front«, das nur durch den Umgang mit Patienten erreicht werden kann. Ohne die Lektionen meiner Patienten (die die Low Carb Support Group gegründet haben) und meine Ketose-Kollegen Stephen D. Phinney und Jeff S. Volek wäre dieses Buch nicht möglich gewesen. Am meisten danke ich meiner Familie und meinen Freunden für ihre Unterstützung.

Register

Über die Autoren

Jimmy Moore wurde 2004 in die Gesundheitsszene katapultiert, nachdem ein überragender Gewichtsverlust von über 80 kg es ihm ermöglicht hatte, seine Medikamente gegen hohes Cholesterin, hohen Blutdruck und Atemwegserkrankungen abzusetzen. Er ist Mitautor von *Cholesterol Clarity: What the HDL Is Wrong with My Numbers?*, die energiegeladene Person hinter dem äußerst beliebten Blog »Livin' La Vida Low-Carb« und Moderator eines der führenden iTunes-Gesundheitspodcasts: »The Livin' La Vida Low-Carb Show«. Er hat über 900 Gesundheitsexperten weltweit interviewt und es sich zur Aufgabe gemacht, den Menschen dabei zu helfen, die bestmöglichen Informationen zu bekommen, damit sie die richtigen Entscheidungen für ihre Gesundheit treffen können. Mit seiner Frau Christine lebt er in Spartanburg, South Carolina, USA, wo man ihn häufig beim Discgolf-Spielen im Vorgarten antreffen kann. Mehr über Jimmy Moore und seine Arbeit erfahren Sie auf *www.livinlavidalowcarb.com*.

Eric C. Westman, MD, MHS (Master of Health Science), ist Professor für Medizin bei Duke Health Enterprise und Leiter der Duke Lifestyle Medicine Clinic in Durham, North Carolina, USA. Der Internist, der klinische Forschung und klinische Behandlung als Lebensstil-Intervention bei Fettleibigkeit, Diabetes und Tabakabhängigkeit miteinander kombiniert, ist derzeit Präsident der American Society of Bariatric Physicians und Mitglied der Obesity Society und der Society of General Internal Medicine. Er ist Mitautor von *Cholesterol Clarity: What the HDL Is Wrong with My Numbers?*, Mitherausgeber von *Obesity: Evaluation and Treatment Essentials* und Mitautor von *Die aktuelle Atkins-Diät*. Wenn er nicht in der Klinik arbeitet, nimmt er gerne Unterricht: Seine Leidenschaft sind Standardtänze.

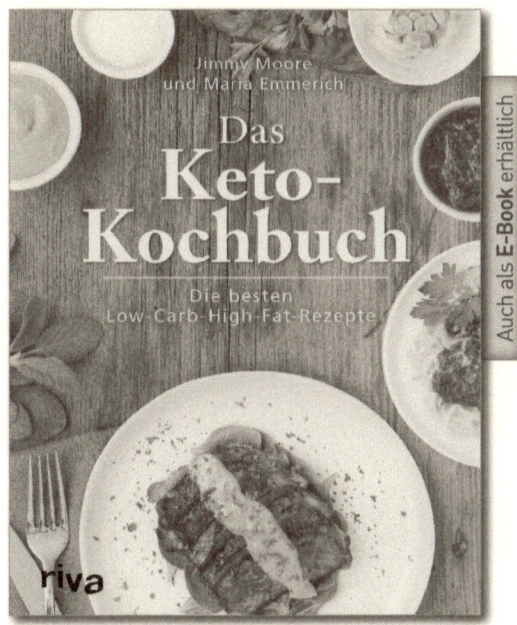

Auch als **E-Book** erhältlich

400 Seiten
29,99 € [D] | 30,90 € [A]
ISBN 978-3-86883-851-0

Jimmy Moore,
Maria Emmerich

Das Keto-Kochbuch

Die besten Low-Carb/High-Fat-Rezepte

Um den Schaden, den jahrelanger übermäßiger Zucker- und Kohlenhydratkonsum im Körper anrichtet, rückgängig zu machen, muss man nicht auf Genuss verzichten – *Das Keto-Kochbuch* zeigt, wie man Gesund mit Lecker kombiniert!

Der Low-Carb-Blogger und Bestsellerautor Jimmy Moore und die Ernährungsspezialistin und Keto-Expertin Maria Emmerich erklären, wie man sich ernähren muss, um dauerhaft in der Ketose zu bleiben, und geben praktische Ratschläge, mit denen mann seinen Körper regenerieren kann. Herzstück des Buches sind die über 150 Keto-Rezepte jeden Schwierigkeitsgrads, von einfachen Frühstücksideen über raffinierte Sushis bis hin zum köstlichen Schokokuchen. Jedes Gericht ist mit einem wunderschönen ganzseitigen Foto bebildert und enthält sowohl Nährwerte als auch die Angabe, wie ketogen es ist. Zusätzlich liefert *Das Keto-Kochbuch* vier einwöchige Mahlzeitenpläne, darunter einen Diätplan und einen vegetarischen Plan.

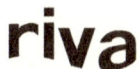

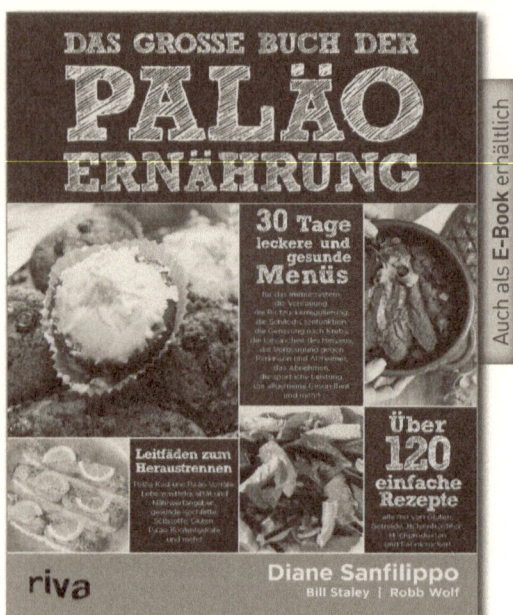

432 Seiten
24,99 € [D] | 25,70 € [A]
ISBN 978-3-86883-480-2

Diane Sanfilippo, Bill Staley,
Robb Wolf

Das große Buch der Paläo-Ernährung

Nie war es leichter, sich ohne Kalorienzählen, Diätkost oder Hungergefühl gesund zu ernähren und dabei abzunehmen, ohne das Gefühl zu haben, etwas entbehren zu müssen. Dieses Buch erklärt den Zusammenhang zwischen gesundem Aussehen und dauerhaftem Gewichtsverlust und wie man beides ganz leicht erreichen kann. Das Rezept ist einfach: Man vermeidet industriell verarbeitete Nahrungsmittel und Produkte wie Getreide, Hülsenfrüchte und pasteurisierte Milch. Mehr noch: Dadurch erhöht man die Chance, Symptome häufiger Krankheiten zu lindern oder ganz zu beseitigen! Nichts anderes ist die Paläo-Ernährung, die auch oft als Steinzeiternährung bezeichnet wird. *Das große Buch der Paläo-Ernährung* enthält viele leckere Rezepte und alle Antworten auf Fragen zur Paläo-Ernährung und ist die Bibel für alle, die diese Ernährungsform für sich entdeckt haben.

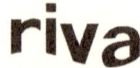

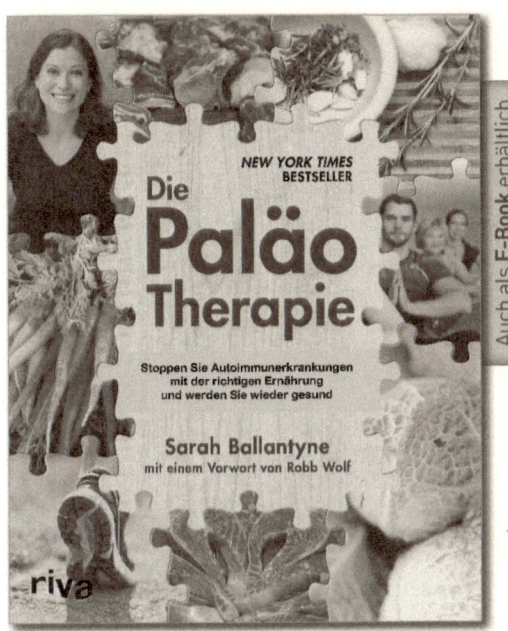

432 Seiten
29,99 € [D] | 30,90 € [A]
ISBN 978-3-86883-665-3

Sarah Ballantyne

Die Paläo-Therapie

Stoppen Sie Autoimmuner-
krankungen mit der richtigen
Ernährung und werden Sie
wieder gesund

Mehr als vier Millionen Deutsche leiden an einer
Autoimmunkrankheit und die Zahl nimmt stetig
zu. Bis heute weiß man weder, was genau der Aus-
löser für diese Erkrankung ist, noch kann man den
genauen Verlauf vorhersagen. Nur eines ist sicher,
geheilt werden kann sie nicht. Bestenfalls kann die
Medizin zur Linderung der Symptome beitragen.
Aber genau dies hat auch Sarah Ballantyne mit der
Paläo-Therapie geschafft. Angeregt durch ihre eigene Autoimmunkrankheit hat sie sich intensiv mit
dem Thema beschäftigt und zeigt, wie man mithilfe einer ausgewogenen Ernährung die Symptome
dauerhaft lindern und nahezu beschwerdefrei leben kann.

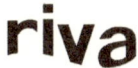